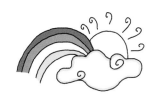

汉竹·亲亲乐读系列

# 图解胎儿发育
# 280天

王琪　主编
汉竹　编著

汉竹图书微博
http://weibo.com/hanzhutushu

读者热线
400-010-8811

江苏凤凰科学技术出版社 | 凤凰汉竹
全国百佳图书出版单位

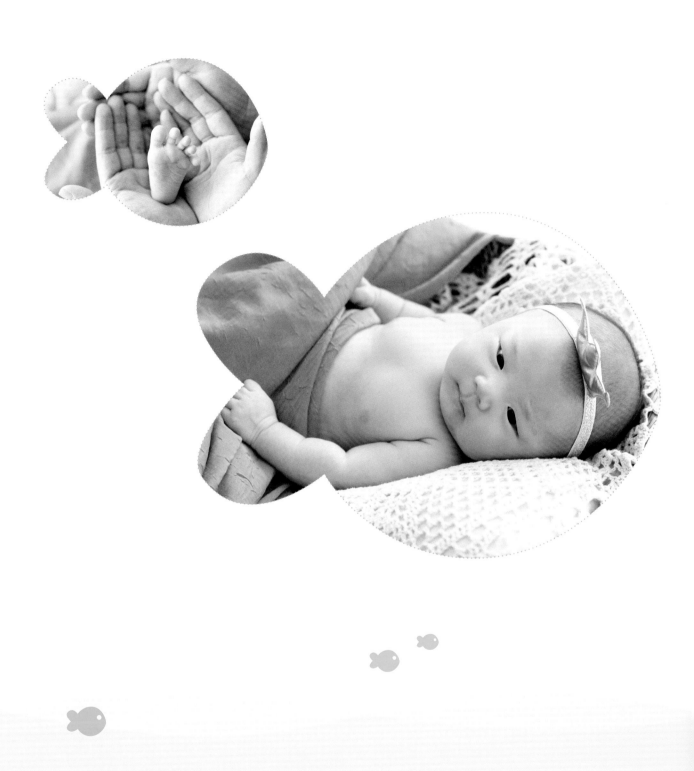

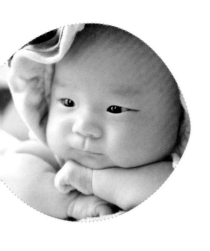

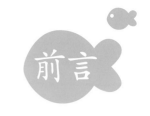

# 280 天，幸福甜蜜的旅程

得知怀孕的那一刻，你是不是感到无比的幸福、紧张和激动？没错，任何一位女性得知自己将要升级为妈妈的时候，都是这样复杂的心情。当你看到自己的身体慢慢发生变化，腹部一点点隆起，一个生动、活泼的小生命在体内慢慢生根、发芽、成长的时候，你一定很想知道，这短暂而漫长的 280 天，宝宝每天都在发生什么变化？

别急，翻开这本书，你就能看到宝宝每一天的生长历程。一天一幅清晰彩色图片告诉你宝宝可爱的样子，一天一篇图文并茂的指南告诉你今天该做什么、不该做什么，该吃什么、不该吃什么，该如何照顾自己和腹中的宝宝，该如何避免疏忽和意外……当各种不适状况开始困扰你的时候，当呕吐、嗜睡、健忘、便秘……让你有点寝食难安的时候，你都会在这里找到应对和解决的办法。

每天只要 10 分钟，看看宝宝的小模样，听听专家的科学指导，不需太多精力，便能让你拥有一个快乐、科学、健康的孕期。

# 目录

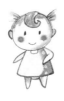

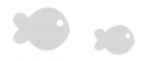

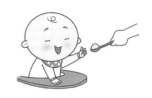

孕 9 月
胎动特别有力

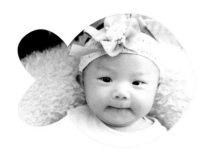

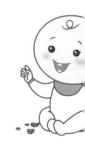

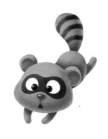

孕 10 月
等不及了

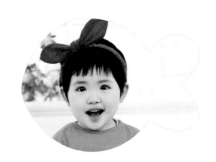

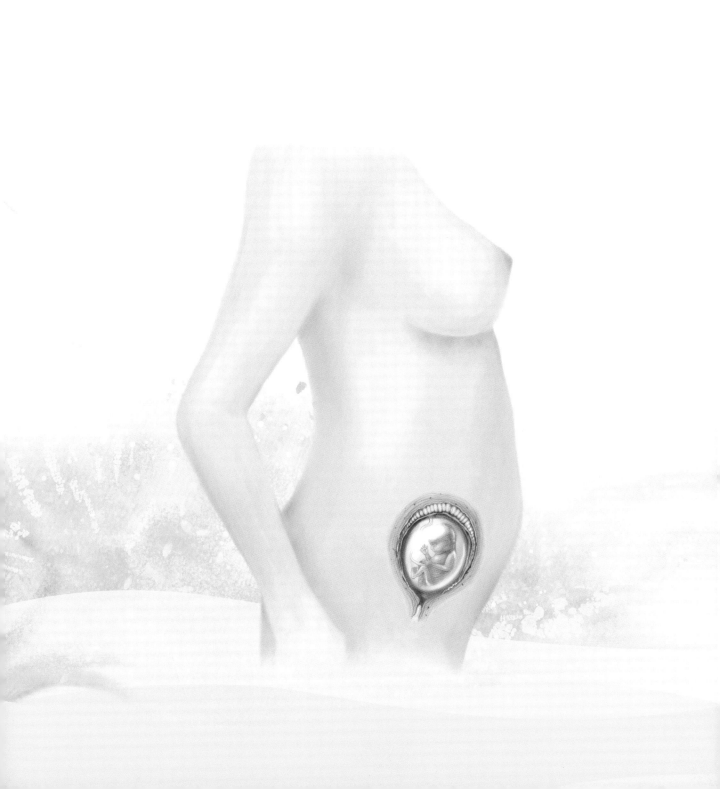

# 孕1月
## 妈妈，我来啦

这个月，在你的腹中一个奇迹诞生了，小生命经历了从无到有的过程，最终在你的子宫安营扎寨！

胎宝宝以惊人的速度生根发芽，到本月末，他（她）将有苹果籽那么大，重量大约有1克。而在怀孕初期，孕妈妈总是会有各种不适的症状出现，这个时候最主要的是放平心态，不要过分紧张，许多孕妈妈在孕初期都会遇到各种小状况。为了腹中的胎宝宝，再辛苦也是甜蜜！

# 第1周 （1~7天）

**迎接生命中最珍贵、娇嫩的小天使，你准备好了吗？**

第1周的第1天是指最后一次月经的第1天。我们通常所说的280天，就是从这天开始算起的。实际上，这周备孕女性处于月经期，并未受孕，而到下一周的周末排卵开始，卵子和精子相遇形成受精卵，才真正拉开了生命的序幕。所以第1周和接下来的第2周可以看成是怀孕前的最后准备阶段。

现在，从严格意义上说，胎宝宝还连个影儿都没有呢，仍是分别以卵子和精子的形式寄存在妈妈和爸爸的身体内。末次月经结束后，备孕女性体内新的卵子开始发育成熟。

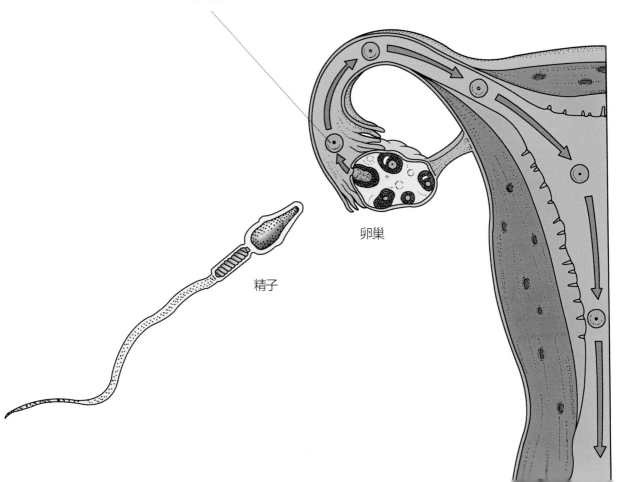

卵巢

精子

# 第1~2天 在日历上画下一个圈

第1周 第1~2天

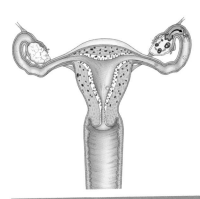

### 🐟 胎宝宝还没有影儿呢

今天，从严格意义上说，胎宝宝仍分别以卵子和精子的形式寄存在妈妈和爸爸的身体内。这是因为，怀孕280天是从孕妈妈最后一次月经的第1天算起。在末次月经到来的第1天，孕妈妈一定要在日历上画下一个圈，记录下这个重要的日子。

开始备孕了，有些备孕夫妻全副武装，坚决避免一切不利因素，因此对日常的环境、饮食都持有怀疑态度，这无疑让生活失去了原有的乐趣。其实备孕、怀孕是一件很简单的事，一切顺其自然，好孕自然来。

## 怀孕是件简单、快乐的事

别太将怀孕当回事：为了备孕，不少女性选择了辞职，或者找个闲职，让自己有更多的时间跑医院，做检查，积极备孕。但是据调查显示，专门赋闲在家准备要宝宝的备孕女性，怀孕率远不如那些正常工作的女性。这是因为如果将注意力过分集中在要宝宝这件事情上，容易让备孕女性患得患失，顾虑重重，自然不利于怀孕。

学会休息与放松：对于以脑力劳动为主的备孕夫妻来说，下班后去游泳半小时，或者慢跑，更容易缓解疲劳。变换一下放松方式，就可以得到比睡眠还好的休息效果。

还有的备孕女性脑子里总想着生完宝宝就再也回不到现在的苗条身材了，即使身体放松了，大脑也没有真正放松，其实这种担心完全是多余的，大多数女性在产后一两年的时间都可以恢复原有的身材。所以，请卸下所有负担，以最佳的心理状态迎接宝宝吧。

### 🐟 主动寻找快乐，做开心备孕女性

心情紧张时，备孕女性要主动寻找能让自己开心起来的方式。

❀ 和过来人聊一聊。大多数备孕女性都有紧张的时候，过来人的经验和看法能让你看开不少问题，她们的经验往往是最有效的。

❀ 在运动中寻找乐趣。这周胎宝宝还没有到来，备孕女性完全可以照常运动，大汗淋漓地运动一场，然后冲个热水澡，美美地睡一觉，你会发现醒来时心情轻松了很多。

❀ 试试深呼吸。深深吸气，排空杂念，缓慢呼气，只一心专注于一呼一吸间，几个呼吸下来就会发现心里安静不少。

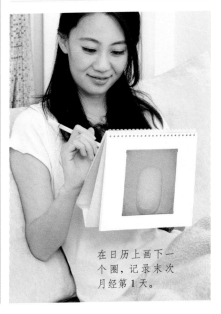

在日历上画下一个圈，记录末次月经第1天。

孕1月 妈妈，我来啦

15

# 第3~4天 做宝贝的好榜样

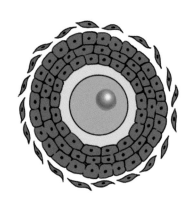

第1周 第3~4天

### 🐟 备孕女性仍处于经期

现在，备孕女性还处于最后一次月经时期，身体还没有开始排卵，这周和下周仍旧属于备孕阶段，胎宝宝还没有真正到来。

备孕女性要照顾好自己的身体，为接下来的受孕工作做好充分的准备。平时不要太劳累，要适当运动。之前没有孕育经验的妈妈还可以多了解一些怀孕、分娩、育儿方面的知识。

**不熬夜，多运动**

现代人都有熬夜的习惯，而且运动极少，每天坐在办公室中，一坐就是一整天。晚上回家后又习惯晚睡，生活极其不规律。睡眠不足、全身酸痛、无力是年轻人的通病，这种亚健康的身体状态不利于孕育健康宝宝。所以备孕期，要彻底改变不规律的生活作息，让身体和心情都得到很好的休养。

多做健康运动：慢跑、散步、游泳、乒乓球等运动项目都很方便，也是比较舒缓的运动，适合备孕夫妻一起做。每周做一两次30分钟以上的这类运动，会使体力大增。此时不宜做冲撞力大的运动，如足球、篮球、网球、骑马等，以免受伤。

保持良好的睡眠：长期睡眠不足可导致免疫功能下降，而且还会损伤心、肝，不利于孕育。所以备孕前的几个月，甚至是一年时间，需要调整睡眠，使身体状态得到良好恢复。

固定的时间入睡：每晚大约10点，最晚11点入睡，在早上6点左右便会自然醒来。

要做到劳逸结合：这关乎一整天的工作和生活安排。工作时要提高效率、张弛有度。下班后要懂得用正确的方式放松，增加活动量，让身体动起来，不要一味地坐在电脑、电视机前。

### 🐟 改掉晚睡坏习惯的好方法

晚睡是大多数年轻人的通病，由于天长日久，更改起来没有那么容易，可能需要一段时间，这时候用对方法就显得很重要。

**早上起床时这样做**

❀ 告诉自己早起没那么难。

❀ 闹钟响了马上起来。

❀ 醒来后用温水洗脸。

**白天这样做**

❀ 尽量不把工作带回家。

❀ 午睡时间不超过1小时。

**晚上回家后这样做**

❀ 有条件的可以步行回家。

❀ 晚饭不要吃得太饱。

❀ 饭后一定抽点时间运动。

**临睡前这样做**

❀ 喝一杯热牛奶。

❀ 用热水泡脚。

❀ 10点钟一定上床睡觉。

❀ 躺下后清空杂念。

❀ 专注于自己的呼吸。

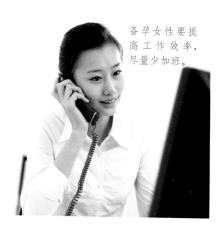

备孕女性要提高工作效率，尽量少加班。

# 第5~7天 补充叶酸

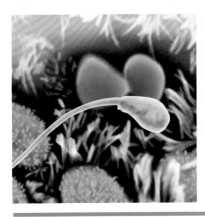

第1周第5~7天

### 🐟 备孕女性月经结束

到这周的第7天，备孕女性的月经基本已经结束，身体开始为下周末的排卵工作做准备。这个时期仍旧处于备孕时期，饮食上要科学安排，另外不要忘了吃叶酸。

此时储备营养，一来可满足怀孕时短时间内发生的营养需求量的增加，二来可在孕早期发生孕吐不能进食时，动用储备而不致影响胎宝宝的成长，而补充叶酸正是此时的重头戏。

### 怎么补叶酸

叶酸，大家不会陌生吧，但是真正知道叶酸是做什么用的人就不多了。其实，叶酸是一种水溶性维生素，是蛋白质和核酸合成的必需因子，具有辅助DNA合成的作用。它还是胎宝宝神经发育的关键营养素，对预防胎宝宝神经管畸形有重要意义。如果孕妈妈缺乏叶酸，胎宝宝可能会发育异常，生出低体重儿的概率也会增加。

任何营养素过量摄入都会"过犹不及"，反而对身体造成伤害，叶酸也是如此。营养专家提示，每天摄入0.4毫克的叶酸，从孕前3个月补到孕期3个月就可以了。如果自认营养均衡，孕前身体检查没有显示营养素缺乏或营养不良，即使某天忘记吃叶酸，也不必过于担心。

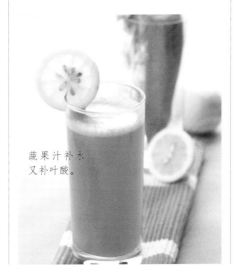

蔬果汁补水又补叶酸。

### 食补叶酸的注意事项

❀ 叶酸广泛存在于食物中，如绿叶蔬菜、新鲜水果、动物类食物。但叶酸具有不稳定性，遇光、遇热易失去活性，蔬菜中的叶酸在储藏两三天后就会流失50%~70%，而不当的烹饪方法会使食物中的叶酸损失50%~95%。因此，想要通过食物补充叶酸的备孕夫妻，应该注意尽量多吃新鲜蔬菜，以提高叶酸的获取率。

❀ 在进行烹饪时，不要将蔬菜长时间高温炒、煮，或用食用油烹炸，以免使叶酸大量流失。

❀ 备孕夫妻要多摄取含有维生素C的新鲜蔬菜和水果，因为有维生素C相伴，叶酸会比较稳定，且维生素C还有助于增加体内叶酸的储存量。另外，每天喝上一些牛奶、酸奶等乳制品，也能有效提高叶酸的生物利用度。

❀ 富含叶酸的食物：莴苣、菠菜、西红柿、胡萝卜、青菜、油菜、小白菜、扁豆、豆荚、蘑菇等。

孕1月 妈妈，我来啦

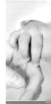

17

# 第2周（8~14天）

**了解排卵期，等待好"孕"降临！**

现在已经进入了医学上所说的孕期第2周，月经规律的孕妈妈在这个周末，就会开始排卵。也就是说，这一周末或这一周之后，卵子排出时如果成功与精子相遇，你就会成为真正的孕妈妈。在这一周里，夫妻之间不可频繁行房事，以免疲累体虚，使受孕质量下降。最好的办法是在排卵日前后每隔一天进行一次性生活，受孕率会较高。

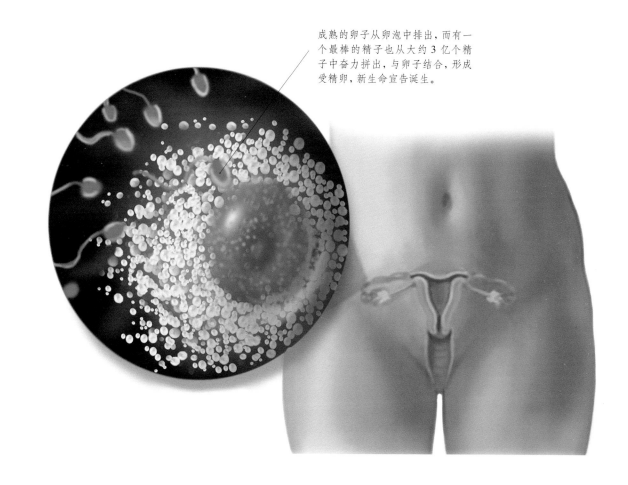

成熟的卵子从卵泡中排出，而有一个最棒的精子也从大约3亿个精子中奋力拼出，与卵子结合，形成受精卵，新生命宣告诞生。

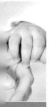

# 第8~9天 王子 or 公主，猜猜猜

第2周 第1~2天

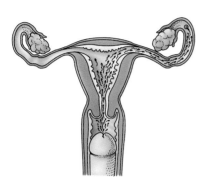

## 🐟 本周末胎宝宝会到来

备孕女性的月经结束了，胎宝宝在本周末就会到来。在这最后的短短几天内，备孕女性要继续保持健康的生活状态，为即将到来的胎宝宝创造一个最棒的"居住"环境。

**怀胎十月，无论是男宝宝还是女宝宝，都是父母的心头肉，我们能做的，是感谢上天赐给了我们一个健康的宝宝。**

**天赐的宝贝，无关性别**

正常人有23对（46条）带有独特的基因信息的染色体，23对染色体中有1对是决定性别的性染色体，女性是2条X染色体，而男性只有1条X染色体，另一条是Y染色体。

精子和卵子是生殖细胞经过减数分裂而来的，也就是说各自只带了一半（23条）的遗传信息（正常人有23对染色体）。因此，卵子带了22条常染色体和1条X染色体，精子则带了22条常染色体和1条X染色体或1条Y染色体，也就是说，女性只产生1种类型的卵子（X），而男性产生2种类型的精子（X、Y）。

卵子与精子结合受精时，可以出现以下两种情况：卵子与带X染色体的精子结合，产生XX型受精卵，发育成女宝宝；卵子与带Y染色体的精子结合，产生XY型受精卵，发育成男宝宝。

从表面来看，生男生女由男性决定，但是哪种类型的精子能与卵子结合完全是随机的，并不受人们意志的支配。从理论上来讲，出现男婴和女婴的概率没有什么差异，胎宝宝的性别应该是男女各半，但实际情况中男孩的出生率比女孩略高一些。

无论是男宝还是女宝，都是上天给你们的恩赐。

## 🐟 关于生男生女要理性对待

❀ 精子和卵子结合的那一刻，宝宝性别就已经被决定。妈妈和爸爸可以对胎儿的性别有所期待，但不要过分执著，一切顺其自然就好。

❀ 男宝宝女宝宝都同样可爱。不管是男宝宝还是女宝宝，都是爸爸妈妈爱情的结晶，外貌、性格和脾气秉性都会有跟夫妻二人相似的地方，都是上天赐予爸爸妈妈的礼物。

❀ 不要过分相信民间偏方。有的爸爸妈妈为了能拥有自己心目中性别的宝宝，会听信一些民间流传的偏方，比如饮食上如何做，吃些什么或者避免吃什么。这样反而不利于优生优育，备孕期饮食应营养均衡。

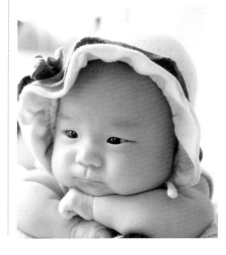

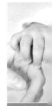

孕1月 妈妈，我来啦

19

# 第 10~11 天 相遇在最美的时光

第 2 周 第 3~4 天

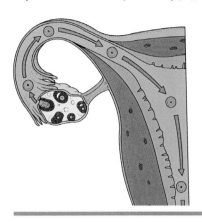

## 胎宝宝即将到来

备孕女性的排卵期很快就会到来，这正是要宝宝的好时机。在这几天，备孕女性要休息好，保持充沛的精力，还要放松心情，不要过度紧张，把受孕当成一件自然而然的事。

从某种意义上讲，找准排卵期受孕就成功了一半。备孕女性要多关注自己的月经期和排卵期，学会如何找到自己的排卵期，抓住要宝宝的最好时机。

## 排卵期是什么

处于育龄阶段的女性，月经周期平均为 28 天，其中包括月经期、排卵期和安全期。月经期即通常所说的出血期，一般为 7 天左右。排卵日则是指下次来月经的前 14~16 天。排卵日的前 5 天和排卵日的后 4 天，加上排卵日，共 10 天为排卵期。

计划怀孕时，掌握准确的排卵日期是至关重要的。如果在排卵日当天或提前 1 天同房，那么受孕的概率最高。精子在女性生殖道内可存活两三天，而卵子在排出约 24 小时后就开始老化。所以，掌握排卵期的规律至关重要。

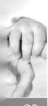
## 也许你还不知道

### 排卵期如何同房

很多备孕夫妻为了能尽早要上宝宝，会在排卵期频繁同房。其实如果性生活过于频繁，反而会降低受孕概率。最好的办法是找出"排卵期"后，从"排卵期"第一天开始，每隔一天同房一次，怀孕的概率会较高。在排卵前一周每两天性交一次，这样可使精子提前或准时到达输卵管和卵子会合。已经有研究报道这种性交方式比排卵后性交的受孕率有显著提高。

## 如何推算排卵期

一般情况下，女性会在下次来月经前 2 周左右（14~16 天）排卵，这样就可以根据自己以前月经周期的规律推算出排卵期。

排卵期第一天 = 最短一次月经周期天数 -18 天

排卵期最后一天 = 最长一次月经周期天数 -11 天

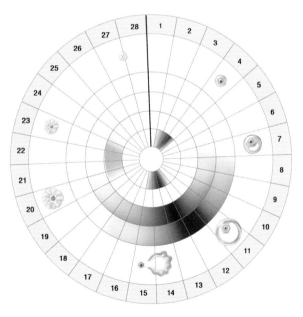

月经期为 28 天的排卵过程

# 第12~14天 要是双胞胎该多好啊

第2周 第5~7天

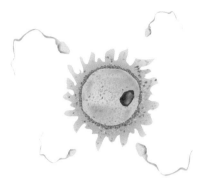

### 卵子正准备与精子结合

孕妈妈体内的卵子正在等待完成自己的使命，与精子结合发育成受精卵，生命的序幕即将拉开。孕妈妈不要着急，胎宝宝就要来了，你准备好了吗？

很多孕妈妈都希望自己能怀上一对可爱的双胞胎，的确，怀双胞胎是件令人羡慕的事。可是什么样的妈妈会怀上双胞胎呢？怀了双胞胎又有什么要注意的呢？我们一起来看一下吧。

### 双胞胎是怎样形成的

通常情况下，成熟女性每月排卵1次，有时因某种原因同时排出2个卵细胞并同时受精，就产生了2个不同的受精卵。但这种情况在实际情况中出现的概率较低，这就是为什么大多数孕妈妈怀的是单胎的原因。

### 双胞胎孕妈妈要注意啥

怀了双胞胎或多胞胎是件让人羡慕的事情，不过也需要提醒双胞胎和多胞胎的孕妈妈多加注意，因为这意味着你要比单胎妊娠承担更多的责任和风险。

对怀有双胞胎或者多胞胎的孕妈妈来说，你需要更多的热量来满足宝宝的需要。尤其是胎宝宝在孕中期及孕晚期发育迅速，不仅营养物质需求多，而且要全面合理，否则孕妈妈很容易出现贫血，也会导致胎宝宝发育不良。因此孕妈妈要摄入足够的蛋白质、维生素和矿物质，多吃鱼、鸡蛋、牛奶、瘦肉及豆制品、水果、蔬菜等，必要时可加服铁剂、钙剂等。

### 特别提醒——双胞胎孕妈妈怎么做运动

孕期提倡运动，孕妈妈运动时需要注意运动量和运动强度，对于双胞胎孕妈妈而言，运动的注意要点就更多。运动时间要短一些、强度也要小一些，最推荐的还是散步。到了孕晚期要根据实际情况减少或避免运动。

### 也许你还不知道

双胞胎孕妈妈产检有说法：怀有双胞胎或多胎胎的孕妈妈产检的时间和次数可能跟单胎孕妈妈不太一样，这是因为子宫内孕育两个或多个胎宝宝，羊水、胎盘的音量也特别大，孕期也较单胎易发生流产、早产、胎膜早破或其他妊娠意外情况，所以检查频率较单胎高，需根据医生的嘱咐按时检查，以便及时发现异常，增加安全性。

### 孕妈妈的小疑问

**双胞胎孕妈妈是否一定要剖宫产？**

怀双胞胎和怀单胎一样，如果胎儿和母体条件合适是可以顺产的，如果不符合顺产条件则要进行剖宫产。

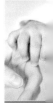

# 第3周（15~21天）

**最珍贵的小天使，已经轻轻落入你的腹中！**

尽管此时你还没有怀孕的感觉，但一个小小的天使却已经实实在在地落入了你的腹中。可能你还感觉不到当妈妈带给你的变化，别急，这颗小种子每分每秒都在成长，再过一段时间你就能真实地体验到当妈妈的滋味啦！

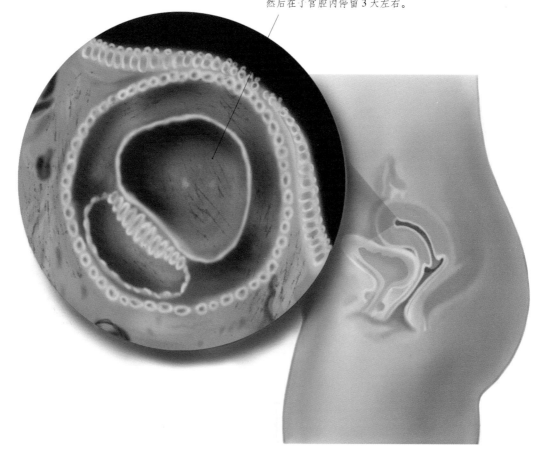

受精卵经过不断的细胞分裂，变成一个球形细胞团（这时的受精卵就叫胚泡），游进子宫腔，然后在子宫腔内停留3天左右。

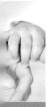

# 第 15~16 天  小天使到来了

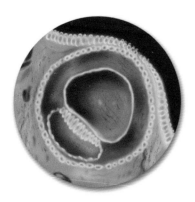

### 第 3 周 第 1~2 天

#### 🐟 胎宝宝终于来了

生命的序幕在精子与卵子结合后，才真正拉开。精子与卵子结合后的数小时，这个细胞复制了 DNA 的物质，并一分为二。从这一刻起，你已经是个真正的孕妈妈了。

此时受精卵刚刚形成，孕妈妈要在生活中多加注意，细心呵护好腹中的小嫩芽。孕早期属于流产的高发期，孕妈妈要避免危险动作，同时要休息好，不可过度劳累。

**注重细节，给胎宝宝温柔的呵护**

胎宝宝悄悄地到来，此时你也许还感觉不到他的存在。但是他却在你的体内不断地生长，再过一段时间，你就会真实地体验到做妈妈的感受了。从现在开始，你就要以一个孕妈妈的标准来要求自己，饮食、休息、情绪上都要考虑到胎宝宝的健康，给小家伙最温柔的呵护、关照。

三餐按时，适当加餐：此时你需要更多的营养和能量来保证胎宝宝接下来的生长发育。所以每日三餐一定要按时，孕妈妈可以多吃一些富含叶酸的食物，如菠菜、油菜等绿色蔬菜。为了给胎宝宝提供更

健康的生长环境，除了三餐要定时定量，还可以在上午、下午加餐，以保证充足的营养。

按时作息，适当午睡：充足的睡眠是体力充沛的保证，要知道孕育一个小生命需要消耗大量的能量，虽然现在你可能还感觉不到，但过不久你就可能出现嗜睡、困倦、乏力等症状，这都是身体内能量被大量消耗的证明。所以为了保证胎宝宝的健康，孕妈妈要早睡，不要熬夜，有条件的话最好再午睡半小时到 1 小时，及时缓解身体的劳累。

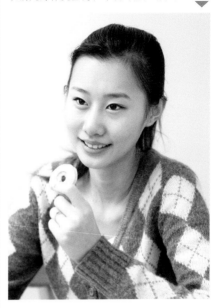

怀孕后，孕妈妈的身体需要更多的能量和营养，在孕早期就要有意识地多补充一些能量，以满足身体发生变化导致的能量消耗。

#### 🐟 孕妈妈动一动，胎宝宝更健康

很多孕妈妈注重饮食和休息，却不注重日常运动，这其实是个大误区。

孕期固然要保证身体的安全，但并不意味着过度静养。相反，越是在孕期越是要注意日常的运动。运动有利于增强孕妈妈的体力和身体免疫力，能让胎宝宝发育得更健康。运动时需要注意的是避免危险的发生，如果实在担心，每天散散步就是最好的选择。

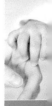

孕 1 月  妈妈，我来啦

# 第 17~18 天 受精卵是什么东东

第 2 周第 3~4 天

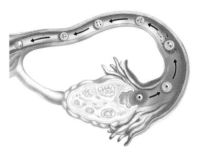

### 🐟 受精卵不断分裂

在卵子受精后 12~20 小时，受精卵以一分为二的方式进行细胞分裂，并进行 DNA 复制，同时在输卵管纤毛的帮助下沿输卵管向子宫移动。胎宝宝已经在妈妈的身体里住下了，但是爸爸妈妈还浑然不知，这种捉迷藏的游戏真好玩。

每一个新生命都是一枚精子与一枚卵子相遇而成的，受精卵是新生命的第一个细胞，这个细胞既有父亲的基因，又有母亲的基因，这就决定了我们是独一无二的。

### 受孕是一场浪漫的约会

受孕的瞬间完全依靠时间的选择。当健康的精子到达输卵管时，输卵管内必须有一个成熟的卵子才能受孕。精子在女性体内最多只能存活两三天，而 48 小时后就已经开始老化了。如果卵子在 4 天后才姗姗来到输卵管，精子已经死了。也就是说，在女性排卵前一天或在排卵的当天进行性生活，怀孕的可能性就非常大。因此，女性要多留意自己的排卵时间，这样受孕的概率会大大提高。

要想快速怀上最棒的宝宝，不仅要掌握性生活的最佳时间，还要提高性生活质量，备孕夫妻可以提前做些精心的准备，比如放一首唯美的乐曲或者来个浪漫的烛光晚餐。

### 🐟 也许你还不知道

✿ 精子间的冲刺竞赛：性交后，精子们会争先恐后地往前冲向卵子。几亿名的队伍到达卵子周围时已不足 200 名。当获得第 1 名的精子穿透卵细胞外层的透明带时，卵子立即就会释放一种化学物质，把其他精子全部阻隔在外面。

✿ 卵子只给精子 24 小时的等待时间：成熟的卵泡破裂后，排出卵子。卵子从卵巢排出后能存活 16~24 个小时，只有在排卵期内进行性生活才能受孕。

✿ 女性每一个月经周期只有 24 小时的受孕期：若卵子排出后由于各种原因不能与精子相遇形成受精卵，便会在 48~72 小时之间自然死亡。所以受孕时机是最重要的，备孕夫妻要把握好。

### 🐟 卵泡的发育和排卵过程

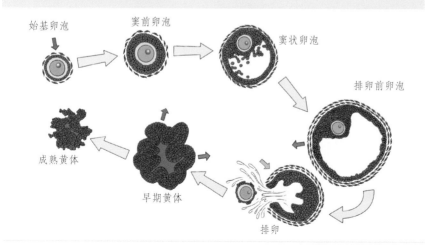

始基卵泡　　窦前卵泡　　窦状卵泡　　排卵前卵泡　　排卵　　早期黄体　　成熟黄体

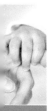

# 第19~21天 孕早期应科学饮食

第2周 第5~7天

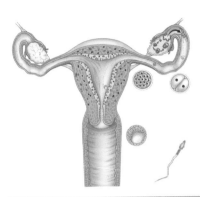

### 受精卵着床

就在这几天，胎宝宝将会爬上自己的"小床"美美地睡一觉。此时细胞球大小为0.1毫米。孕妈妈可能会有类似经血的污物排出，这是着床导致的轻微出血，它暗示宝宝的到来。当然，也不是所有的宝宝着床时都会令孕妈妈出血，孕妈妈请不要太担心。

虽然现在尚未确定自己已经怀孕，也要从心理上开始转变，把自己当作孕妇来看待，在日常生活中，要不断提醒自己："我现在是一个妈妈了，有些事不能做，别惹宝宝不高兴。"

**孕早期的饮食和孕前基本保持一致就可以，没有必要刻意大补**

饮食规律的孕妈妈孕后不用刻意在意饮食，适当注意就可以。孕妈妈别忘了继续补充叶酸，这有助于预防胎宝宝神经管缺陷，也可以多吃一些富含叶酸的食物，如菠菜、油菜等绿叶蔬菜以及动物肝脏。在刚怀孕的第一个月，孕妈妈要形成良好的饮食习惯，荤素搭配，才是最佳的饮食之道。

另外，还要增加蛋白质和维生素的摄入，帮助孕妈妈尽快适应怀孕的需要，这些都依赖于天然的五谷杂粮、新鲜果蔬。孕妈妈在孕期的饮食习惯可能会影响到宝宝哦！

如果孕妈妈在孕期饮食很有规律的话，那么宝宝出生后也很少会出现偏食或挑食的现象。所以，孕妈妈要从怀孕开始培养有规律的饮食习惯。

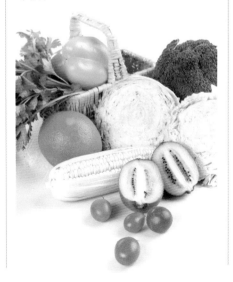

### 孕妈妈的小疑问

**我是意外怀孕，还没来得及补充叶酸，孩子会不会有问题啊？**

孕前没有补充叶酸，但是从发现怀孕时再开始补充仍然可以降低胎宝宝发育异常的风险。

### 特别提醒——不吃路边摊

少在外面就餐，尤其是路边摊，最好别光顾。街边的麻辣烫、铁板烧、烤串在制作时，为了更方便、快速，往往不会把食物烹制得太熟，如果吃了不太熟的肉类，容易感染弓形虫，而且变质的肉类会引起腹痛。

### 也许你还不知道

**孕妈妈不宜这样吃**

不当的饮食习惯对母子都不好，所以，管住自己的嘴很重要。

❀ 少喝或不喝绿茶、咖啡：靠喝绿茶和咖啡提神的习惯要改改了，尝试喝鲜榨果汁来补充体力。

❀ 这些不能吃：芦荟、螃蟹、甲鱼、薏米等寒凉的食物要避免食用。

❀ 别自行吃药：如果出现类似感冒的症状，不要草率地去吃药，因为这可能是小宝宝到来的前兆。

孕1月 妈妈，我来啦

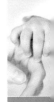

25

# 第4周（22~28天）

**呵护好娇嫩的胎宝宝，生活细节多谨慎！**

现在，孕妈妈自己可能感觉不到什么变化，因为还不到下一次的月经时间，所以很少有人会知道自己已经怀孕，但是胎宝宝却已经在孕妈妈的子宫内安营扎寨、悄悄发育了。这时候孕妈妈要注意照顾好自己的饮食起居，呵护好刚刚到来的胎宝宝，避免发生意外。

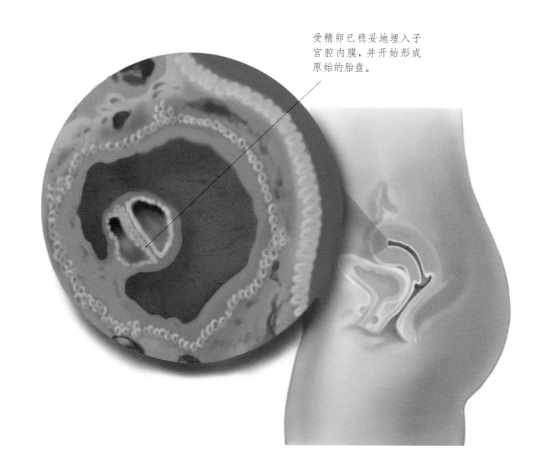

受精卵已稳妥地埋入子宫腔内膜，并开始形成原始的胎盘。

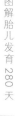

# 第 22~23 天 避免家中的安全隐患

第 4 周 第 1~2 天

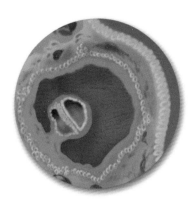

### 🐟 子宫内膜中的小囊泡

胎宝宝此时还没有人的模样，仅仅是孕妈妈子宫内膜中埋着的一粒绿豆大小的囊泡，囊泡分化成两部分，一部分附着在宫壁上成为了原始的胎盘，另一部分发育成了胎儿。

娇柔的胎宝宝在妈妈温暖的呵护中渐渐长大，孕妈妈每日居住的家中也可能存在安全隐患，细心的孕妈妈可不要忽略哦。

## 家中的安全隐患，你知道吗？

自来水：你饮用的大部分自来水是安全的，但如果你所居住的地区水质有问题，最好饮用瓶装水或者过滤之后的水。现在的过滤器功能相当完善，可以有效地过滤自来水中的铅及其他有害化学物质。

清洁用品：请避免使用所有的液化气体喷雾器，烤箱和炉子的清洁剂，特别是有强烈气味的产品，如含氯和氨的产品。千万不要把漂白剂和氨、醋或者其他清洁剂混用，因为这将会产生化学反应释放有毒气体。其实，你可以使用"绿色"清洁剂来解决问题，如苏打粉、醋、柠檬、食盐等。

杀虫剂：如果化学药剂强到可以杀死一群虫子，那么对胎宝宝可能就不太安全了。如果你一定得解决家中的虫害，最好离家几天。如果邻近公寓或者上风处的房子正在喷杀虫剂，也应先离开一段时间，直到你再也闻不到味道时再回来住。

餐具：如果家中的陶瓷餐具不是无铅制品，请不要用来盛食物。

### 🐟 远离电脑和微波炉的危害

微波炉和电脑是我们常用的，对孕妈妈和胎宝宝却有危害，最好不要使用或少使用。

❀ 微波炉：对于怀孕早期的孕妈妈，微波炉可能是一个敏感的刺激源。高强度的微波可致胎宝宝畸形、流产或死胎。所以孕妈妈尽量不要用微波炉。

❀ 电脑：孕早期，最好冷落电脑，与它保持距离。如果必须用的话，与屏幕保持一臂的距离。孕 3 月后，胎宝宝的基本发育已经完成，你就可以恢复使用电脑了，但也不要整日坐在电脑前。

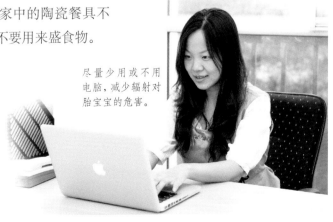

尽量少用或不用电脑，减少辐射对胎宝宝的危害。

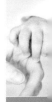

孕 1 月 妈妈，我来啦

# 第 24~25 天 怀孕的症状

第 4 周 第 3~4 天

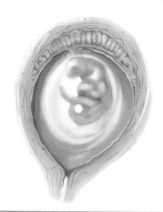

### 🐟 胎盘开始慢慢形成

为胎宝宝提供营养的胎盘开始慢慢形成，血液也已经开始在胎盘内循环。胚胎现在的长度为 0.15~ 0.2 毫米，而你的身体可能对这一切毫无所知。

怀孕了，孕妈妈的身体会出现各种征兆，仔细观察身体向你发出的各种怀孕信号，第一时间了解并掌握怀孕的讯息，才能做好充分的怀孕准备。

## 怀孕的第一个信号——停经

怀孕的第一信号是月经停止来潮。结婚或有性生活的女性，平时月经规律，一旦月经过期 10~15 天，就有可能是怀孕。所以有性生活的女性都应该记住自己的月经日期，可用日历做记号。

停经是怀孕后最早，也是最重要的症状，但不是特有的症状。其他原因也可引起停经，如经期不规律的女性，推迟来月经也是常有的事；由于疾病、疲劳、精神刺激、环境变化等因素，也可能发生月经迟来的现象。

不过，当该来月经时，月经未来，但是有少量浅褐色的血流出，这是子宫在少量出血，是怀孕初期的一种可能出现的现象。

## 🐟 困倦、口渴、乳房变化等也可能是怀孕了

✿ 困倦：昏昏沉沉，好像总是睡不醒的样子，做什么事都没有精力。出现这种情况的原因是，此时体内的变化正在消耗你身体的能量。困倦嗜睡的孕妈妈可以多休息、多睡觉，过一段时间这种症状就好了。

✿ 口渴：口渴是你身体的正常信号，表示你和胎宝宝需要更多的水分。一天内水分的摄取量约 8 大杯为宜（1 杯约 250 毫升）。饮料首选白开水和鲜榨果蔬汁。

✿ 乳房变化：乳房发胀，好像变大了，有点刺痛的感觉，乳头颜色也会变深，出现小结块。这是随着受精卵的着床，体内激素发生改变，乳房也做出相应反应，为以后的哺乳做好准备。

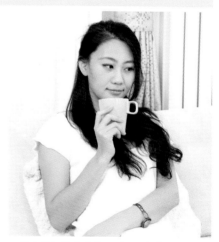

口渴也是怀孕症状的一种，证明你和胎宝宝需要更多的水分。

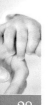

# 第26~28天 妈妈，我讨厌药的味道

第4周5~7天

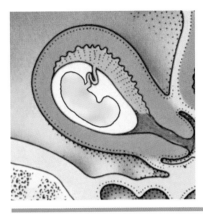

### 羊膜绒毛形成

胚胎继续生长。羊膜绒毛（位于子宫的组织）已完全形成。羊膜囊、羊膜腔和卵黄囊也已发育完毕。通过早孕试纸，他正式通知你——"妈妈，我来了。"

有些孕妈妈在不知道自己怀孕的情况下，误服了一些药物，因此担心对胎宝宝产生影响。其实，怀孕期间的用药安全，除了考虑药物安全性之外，也要注意服用药物的时间点。

## 药物对胚胎的影响

高度敏感期：孕2~8周内。此时胚胎对药物的影响最为敏感，致畸药物可产生致畸作用，但不一定引起自然流产。此时应根据药物毒副作用的大小及有关症状加以判断，若出现因此导致的阴道出血，不宜盲目保胎。

中度敏感期：孕8周至孕3个月。此时胎宝宝对于药物的毒副作用较为敏感，但多数不会引起自然流产，致畸程度也难以预测。此时是否终止妊娠应根据药物的毒副作用大小等因素全面考虑，权衡利弊后再做决定。

低度敏感期：孕4个月以上。胎宝宝各脏器基本已发育，对药物敏感性降低，用药后一般不会出现明显畸形，但可出现程度不一的发育异常或局限性损害。

安全期：孕2周（停经2周）以内。此时服药不必为生畸形儿担忧，但还需了解药物的性质。若无任何流产征象，一般表示药物未对胚胎造成影响，可以继续妊娠。

### 孕期为啥要避免用药

胎宝宝对药物的反应在很大程度上取决于药物作用的器官或组织，以及胎宝宝发育的成熟度，与孕妈妈所用药物的作用、剂量、给药时间、胎盘通透性也密切相关。孕妈妈用药以后，有些药物可以通过影响母体的内分泌、代谢等间接影响胚胎，也可以透过胎盘屏障直接影响胎儿，最严重的是药物毒性影响胚胎分化和发育，造成胎儿畸形与功能障碍。因此孕期用药应该十分慎重，非到必须不能轻易用药。如果必须要用药，也一定要在医生的指导下进行。

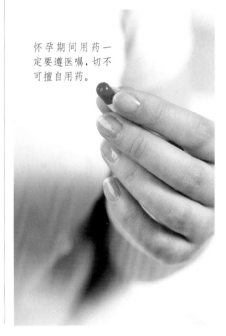

怀孕期间用药一定要遵医嘱，切不可擅自用药。

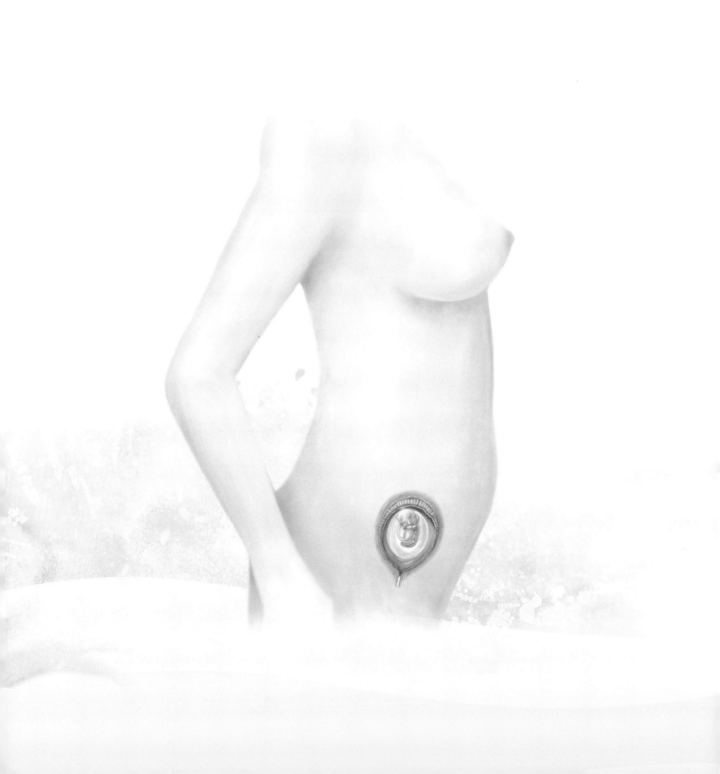

# 孕 2 月

## 有模有样的"小人儿"

孕 2 月，伴随着身体的变化，孕妈妈终于感受到"妈妈"的喜悦与惊奇了。很多孕妈妈其实都是从这个月开始有"妈妈"的感觉的。一些孕期反应会从这个月逐渐出现，比如孕吐、尿频、饮食口味的变化等，这都是正常的生理变化，不用过于担心。这个月，孕妈妈要做的还是放松心情、注意营养的摄入，从容地面对身体和心理的变化。

# 第5周（29~35天）

**迎接属于你的最幸福时刻——当孕妈妈了！**

这周本是孕妈妈该来月经的时期，如果"你的好朋友"迟迟没有到来，那么恭喜你，你已经升级为孕妈妈了！为了进一步确认胎宝宝的到来，你可以到医院进行检查确认受孕情况，同时向医生咨询孕期的注意事项以及接下来产检的时间，为自己和胎宝宝的十月之旅做好充分准备。

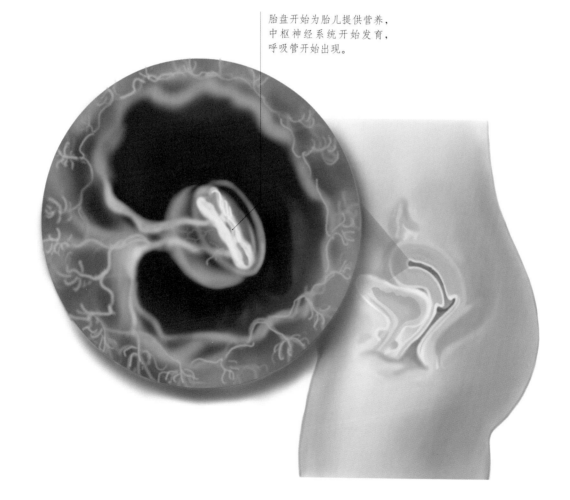

胎盘开始为胎儿提供营养，
中枢神经系统开始发育，
呼吸管开始出现。

# 第29天 我有苹果籽那么大了

第5周第1天

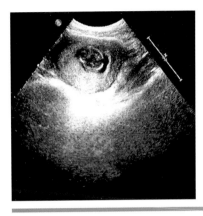

## 🐟 苹果籽大小的胚胎

胎宝宝经过上两周的发育，已经从一个肉眼看不到的受精卵发育成了一个苹果籽般大小的胚胎。现在，胎盘和脐带也在发挥大作用，它们正把你体内的营养源源不断地输送给胎宝宝。

这个月孕妈妈的腹部仍然很平坦，但子宫会逐渐增大，并变得柔软，有的孕妈妈有时会感到下腹部突然地拉伸感或疼痛，这是正常的生理反应，不必过于担心。

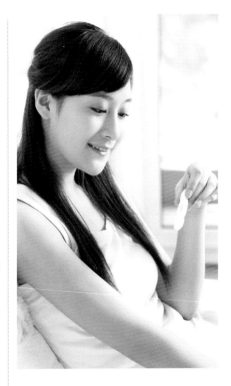

**在家如何验孕**

　　尿检法可在家进行，也可去医院检查。用验孕试纸、验孕笔、验孕棒等，使用方法大同小异，下面详细介绍一下验孕试纸的使用方法。

　　打开锡纸的密封包装，用手持住纸条的上端，不要用手触摸试纸实验区。取一杯尿液(有的试纸包装内附有专用尿杯)，最好是晨尿。将试纸带有箭头标志的一端浸入尿杯(尿样不允许超过 MAX 线)，约3秒钟后取出平放。在反应区内出现一条红线为"阴性"，出现平行的两条红线为"阳性"。尿 HCG"阳性"多表示已经怀孕。10 分钟之后仍为一条红线时才能判定为"阴性"。

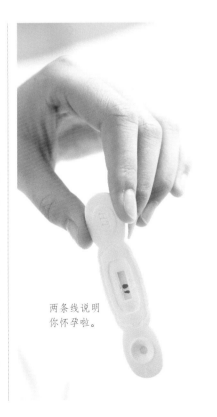

两条线说明你怀孕啦。

## 🐟 医院使用的血液检测

通常情况下，抽血验孕以查血 HCG 为主，通过血液的分析化验，从而判断是否已经怀孕。需要注意的是，在做血液检测时应该空腹，千万不能喝水、吃饭，否则的话将会导致血液中的孕激素水平降低以及淡化，从而导致检查结果错误。同时在做这项检查之前还应该注意，前一天晚上必须要保证充足的睡眠。

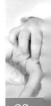

# 第30~31天 推算预产期

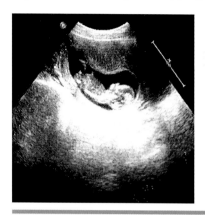

第5周 第2~3天

### 🐟 轮廓还不清晰

小宝贝持续发育，虽然现在还不是一个轮廓清晰的小人，但是他正在向着这个模样努力着。孕妈妈要继续保持营养的丰富、均衡，为胎宝宝努力的生长提供养料支持。

一旦确诊你已怀孕，下一个问题肯定是："我的宝宝什么时候出生？"宝宝的预产期是什么时候？这个问题很简单，可以用公式推算，也可以查预产期估算表格。

## 预产期推算方法

预产期月份：末次月经月份减3（或加9）。如果末次月经是在3月份以后，那么就在这个月份上减去3（相当于第2年的月份）；如果最后一次月经是在3月份之前，那么就在这个月份上加9（相当于当年的月份）。

预产期日期：末次月经日期加上7，如果得数大于30，那么将它减去30后，得到的数就是预产期的日期，同时预产期月份应加1。

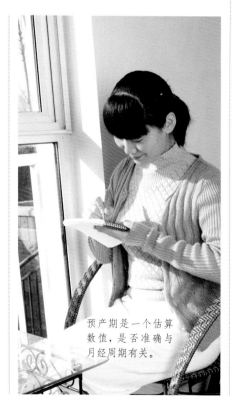

预产期是一个估算数值，是否准确与月经周期有关。

### 🐟 预产期速算表

宝宝出生的预产期是从末次月经第一天算起，共280天（40周）。这个日期是否准确，要看你的月经周期是否遵守28天一个周期的规律。如果月经周期较短或较长，那么你分娩的日期就可能提前或者推后。

如记不清末次月经日期，可根据胎动日期作大概计算。一般胎动日期在怀孕后的18~20周，再加上20周就能推算出大约的预产期。还可以做超声检查，测胎儿身体的一些径线进行测算，即可测出胎龄，并以此推算出预产期。

以上预产期的算法与实际的分娩日期常相差一两周，若平时月经周期长短变化较大者，预产期可能相差更多。

推算出的预产期，只是参考数据，事实证明只有部分宝宝在这一天出生，大部分的宝宝都是在预产期的前2周或后2周出生的。

下面给出一个预产期表格，可以很方便地协助孕妈妈推算预产期。首先，在下页的表中找出你末次月经的第一天，先按左边粗体字的月份找出末次月经的月份，然后再沿着横列找出你末次月经第一天的日期，再看它下面的数字，就是估算出胎宝宝的出生日期。

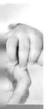

# 预产期速算表（第一行为末次月经的月份和日期；第二行对应的即为预产期的月份和日期）

例如：如果末次月经为 2 月 25 日，则预产期为 12 月 2 日。

| 末次月经／预产期 | 1 | 2 | 3 | 4 | 5 | 6 | 7 | 8 | 9 | 10 | 11 | 12 | 13 | 14 | 15 | 16 | 17 | 18 | 19 | 20 | 21 | 22 | 23 | 24 | 25 | 26 | 27 | 28 | 29 | 30 | 31 |
|---|---|---|---|---|---|---|---|---|---|---|---|---|---|---|---|---|---|---|---|---|---|---|---|---|---|---|---|---|---|---|---|
| **1月** | 1 | 2 | 3 | 4 | 5 | 6 | 7 | 8 | 9 | 10 | 11 | 12 | 13 | 14 | 15 | 16 | 17 | 18 | 19 | 20 | 21 | 22 | 23 | 24 | 25 | 26 | 27 | 28 | 29 | 30 | 31 |
| **10月** | 8 | 9 | 10 | 11 | 12 | 13 | 14 | 15 | 16 | 17 | 18 | 19 | 20 | 21 | 22 | 23 | 24 | 25 | 26 | 27 | 28 | 29 | 30 | 31 | 1 | 2 | 3 | 4 | 5 | 6 | 7 |
| **2月** | 1 | 2 | 3 | 4 | 5 | 6 | 7 | 8 | 9 | 10 | 11 | 12 | 13 | 14 | 15 | 16 | 17 | 18 | 19 | 20 | 21 | 22 | 23 | 24 | 25 | 26 | 27 | 28 | | | |
| **11月** | 8 | 9 | 10 | 11 | 12 | 13 | 14 | 15 | 16 | 17 | 18 | 19 | 20 | 21 | 22 | 23 | 24 | 25 | 26 | 27 | 28 | 29 | 30 | 1 | 2 | 3 | 4 | 5 | | | |
| **3月** | 1 | 2 | 3 | 4 | 5 | 6 | 7 | 8 | 9 | 10 | 11 | 12 | 13 | 14 | 15 | 16 | 17 | 18 | 19 | 20 | 21 | 22 | 23 | 24 | 25 | 26 | 27 | 28 | 29 | 30 | 31 |
| **12月** | 8 | 9 | 10 | 11 | 12 | 13 | 14 | 15 | 16 | 17 | 18 | 19 | 20 | 21 | 22 | 23 | 24 | 25 | 26 | 27 | 28 | 29 | 30 | 31 | 1 | 2 | 3 | 4 | 5 | 6 | 7 |
| **4月** | 1 | 2 | 3 | 4 | 5 | 6 | 7 | 8 | 9 | 10 | 11 | 12 | 13 | 14 | 15 | 16 | 17 | 18 | 19 | 20 | 21 | 22 | 23 | 24 | 25 | 26 | 27 | 28 | 29 | 30 | |
| **1月** | 8 | 9 | 10 | 11 | 12 | 13 | 14 | 15 | 16 | 17 | 18 | 19 | 20 | 21 | 22 | 23 | 24 | 25 | 26 | 27 | 28 | 29 | 30 | 31 | 1 | 2 | 3 | 4 | 5 | 6 | |
| **5月** | 1 | 2 | 3 | 4 | 5 | 6 | 7 | 8 | 9 | 10 | 11 | 12 | 13 | 14 | 15 | 16 | 17 | 18 | 19 | 20 | 21 | 22 | 23 | 24 | 25 | 26 | 27 | 28 | 29 | 30 | 31 |
| **2月** | 8 | 9 | 10 | 11 | 12 | 13 | 14 | 15 | 16 | 17 | 18 | 19 | 20 | 21 | 22 | 23 | 24 | 25 | 26 | 27 | 28 | 1 | 2 | 3 | 4 | 5 | 6 | 7 | 8 | 9 | 10 |
| **6月** | 1 | 2 | 3 | 4 | 5 | 6 | 7 | 8 | 9 | 10 | 11 | 12 | 13 | 14 | 15 | 16 | 17 | 18 | 19 | 20 | 21 | 22 | 23 | 24 | 25 | 26 | 27 | 28 | 29 | 30 | |
| **3月** | 8 | 9 | 10 | 11 | 12 | 13 | 14 | 15 | 16 | 17 | 18 | 19 | 20 | 21 | 22 | 23 | 24 | 25 | 26 | 27 | 28 | 29 | 30 | 31 | 1 | 2 | 3 | 4 | 5 | 6 | |
| **7月** | 1 | 2 | 3 | 4 | 5 | 6 | 7 | 8 | 9 | 10 | 11 | 12 | 13 | 14 | 15 | 16 | 17 | 18 | 19 | 20 | 21 | 22 | 23 | 24 | 25 | 26 | 27 | 28 | 29 | 30 | 31 |
| **4月** | 8 | 9 | 10 | 11 | 12 | 13 | 14 | 15 | 16 | 17 | 18 | 19 | 20 | 21 | 22 | 23 | 24 | 25 | 26 | 27 | 28 | 29 | 30 | 1 | 2 | 3 | 4 | 5 | 6 | 7 | 8 |
| **8月** | 1 | 2 | 3 | 4 | 5 | 6 | 7 | 8 | 9 | 10 | 11 | 12 | 13 | 14 | 15 | 16 | 17 | 18 | 19 | 20 | 21 | 22 | 23 | 24 | 25 | 26 | 27 | 28 | 29 | 30 | 31 |
| **5月** | 8 | 9 | 10 | 11 | 12 | 13 | 14 | 15 | 16 | 17 | 18 | 19 | 20 | 21 | 22 | 23 | 24 | 25 | 26 | 27 | 28 | 29 | 30 | 31 | 1 | 2 | 3 | 4 | 5 | 6 | 7 |
| **9月** | 1 | 2 | 3 | 4 | 5 | 6 | 7 | 8 | 9 | 10 | 11 | 12 | 13 | 14 | 15 | 16 | 17 | 18 | 19 | 20 | 21 | 22 | 23 | 24 | 25 | 26 | 27 | 28 | 29 | 30 | |
| **6月** | 8 | 9 | 10 | 11 | 12 | 13 | 14 | 15 | 16 | 17 | 18 | 19 | 20 | 21 | 22 | 23 | 24 | 25 | 26 | 27 | 28 | 29 | 30 | 1 | 2 | 3 | 4 | 5 | 6 | 7 | |
| **10月** | 1 | 2 | 3 | 4 | 5 | 6 | 7 | 8 | 9 | 10 | 11 | 12 | 13 | 14 | 15 | 16 | 17 | 18 | 19 | 20 | 21 | 22 | 23 | 24 | 25 | 26 | 27 | 28 | 29 | 30 | 31 |
| **7月** | 8 | 9 | 10 | 11 | 12 | 13 | 14 | 15 | 16 | 17 | 18 | 19 | 20 | 21 | 22 | 23 | 24 | 25 | 26 | 27 | 28 | 29 | 30 | 31 | 1 | 2 | 3 | 4 | 5 | 6 | 7 |
| **11月** | 1 | 2 | 3 | 4 | 5 | 6 | 7 | 8 | 9 | 10 | 11 | 12 | 13 | 14 | 15 | 16 | 17 | 18 | 19 | 20 | 21 | 22 | 23 | 24 | 25 | 26 | 27 | 28 | 29 | 30 | |
| **8月** | 8 | 9 | 10 | 11 | 12 | 13 | 14 | 15 | 16 | 17 | 18 | 19 | 20 | 21 | 22 | 23 | 24 | 25 | 26 | 27 | 28 | 29 | 30 | 31 | 1 | 2 | 3 | 4 | 5 | 6 | |
| **12月** | 1 | 2 | 3 | 4 | 5 | 6 | 7 | 8 | 9 | 10 | 11 | 12 | 13 | 14 | 15 | 16 | 17 | 18 | 19 | 20 | 21 | 22 | 23 | 24 | 25 | 26 | 27 | 28 | 29 | 30 | 31 |
| **9月** | 8 | 9 | 10 | 11 | 12 | 13 | 14 | 15 | 16 | 17 | 18 | 19 | 20 | 21 | 22 | 23 | 24 | 25 | 26 | 27 | 28 | 29 | 30 | 1 | 2 | 3 | 4 | 5 | 6 | 7 | 8 |

孕 2 月　有模有样的「小人儿」

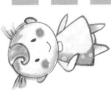

# 第 32~33 天 运动让宝宝更健康

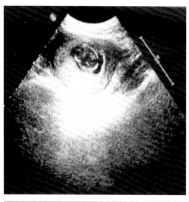

第 5 周 第 4~5 天

### 🐟 重量不断增加

胎宝宝持续发育着，重量不断增加，身体也在变长。这个时期他会直接从孕妈妈的血液里获得营养，所以即便孕妈妈发生孕吐也不会影响胎宝宝的营养吸收。

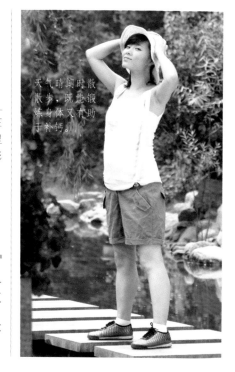

天气晴朗时时散步，既能锻炼身体又有助于补钙。

小宝贝在妈妈腹中固然需要一个稳定、安全的大环境，但是也需要"动"起来。这主要是让孕妈妈不要整天休息，要适当运动，到室外呼吸新鲜空气。运动对胎宝宝的发育是非常有好处的。

## 运动让妈妈宝宝都受益

当怀上宝宝后，许多孕妈妈为了保胎，整天卧床休息，极少运动，这是不对的。孕期运动可以使孕妈妈身体强壮，而且能增强对自己身体的控制感，还可以使孕妈妈精力充沛。适当的运动还可以加强肠蠕动，从而减少便秘的发生，利于安胎保胎。

孕妈妈在孕期也要运动起来，为自己和胎宝宝制作一个小小的运动计划，和他一起感受运动给身心带来的好处。

### 🐟 运动时要注意啥

孕 2 月的运动关键词：慢。

**适宜运动：散步、慢跑、台球**

✿ 运动时间：每次不超过 30 分钟。以上这些运动，动作都较缓慢，所以非常适合孕早期的妈妈。前 3 个月，孕妈妈的子宫增大不明显，几乎感觉不到胎宝宝的重量，因此运动起来不会太辛苦。

散步和慢跑可以帮助消化，促进血液循环，增强心肺功能，而打台球是有效调节心情的运动。

**注意运动安全**

✿ 孕早期是自然流产的相对高发期，胎盘发育不完善，跳跃、扭曲或快速旋转这样的运动千万不能做，以免发生危险。在进行运动的时候，还要注意衣服要宽松，穿合脚的平跟鞋。

**运动前先热身**

✿ 运动前应慢慢地活动肌肉和关节，等身体适应后再开始运动。

图解胎儿发育 280 天

# 第34~35天 职场孕育两不误

第5周 第6~7天

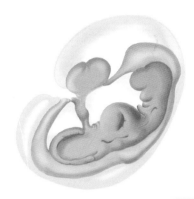

小小的胚胎正不断伸长，头尾可辨。神经系统开始发育，脑与脊髓开始形成。肌肉与骨骼也开始发育。宝宝的心壁正在形成，心脏即将开始跳动。

有了胎宝宝后，孕妈妈无论是生活还是工作都要注意细节，另外也要将自己已经怀孕的消息用合理的方式向老板汇报，不要等到瞒不住的时候再说。

## 怀孕了，该怎么向老板说

怀孕后，并不想就此终止工作的孕妈妈该怎样安全度过职业生涯的这个"危险期"呢？孕妈妈要找一个恰当的时机，尽早将这件事情告诉上司，让上司有一个接受和考虑实际情况的时间，为接下来的工作以及一系列安排做好铺垫。

孕妈妈把"孕事"告诉老板需要技巧，不要拿着医院检查报告径直走进他的办公室，或者是在一起吃饭的时候装作漫不经心地"透露"出来，最好提前跟老板约个日子。最佳的时机是在一项工作圆满完成后，因为这样做本身就传达了一个很有说服力的信息："我虽然怀孕了，但是工作表现丝毫没有受到影响。"在你公布自己怀孕了这一令人兴奋的消息之前，你应该提前考虑好宣布之后上司将会有什么反应。并不是所有的上司都很开明，可以容忍你丢下工作或者离开公司。在你向上司提出休产假之前，你必须先跟他沟通好即将面临的各种问题。

### 🐟 孕产专家贴心提醒

## 站在上司的立场多想一想

在准备和老板谈话之前，站在他的立场多想一想。你的怀孕是否会影响到什么重要的工作计划？你最近是否在工作中有不专心或者是失误？孕妈妈还需要在谈话中向上司说明，告诉他即使怀孕了，你依旧会尽职尽责。

只说现在，少提将来。你可以说清楚自己的现在和稍长一段时间以后的身体状况，但不要急于讨论生育期间的工资待遇以及你生孩子以后的工作。

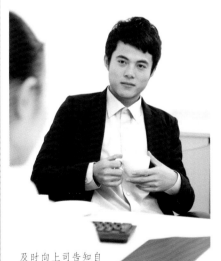

及时向上司告知自己已怀孕，不要等瞒不住了再说。

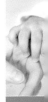

孕2月 有模有样的「小人儿」

# 第6周（36~42天）

**不少孕妈妈这周会"害喜"，这是胎宝宝一种特别的打招呼方式呢！**

在本周你的外表依然看不出有什么改变，别人还很难看出你已经怀孕了，但在你的体内却发生着翻天覆地的变化。在你的子宫里，胎宝宝正以惊人的速度发育着……多数孕妈妈开始"害喜"了，而有的孕妈妈却几乎没有任何反应，这是由个体差异决定的，孕妈妈们不要有任何心理负担。恶心、呕吐、尿频、疲劳、困倦、急躁、烦闷等都是正常的早孕反应，保持一颗从容淡定的心就好。

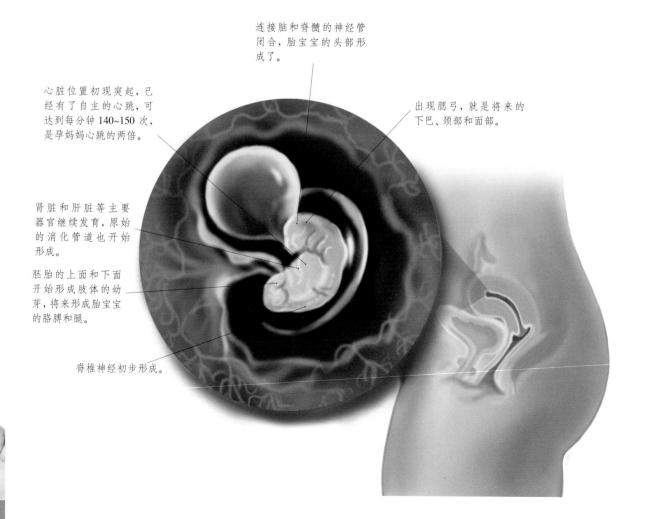

连接脑和脊髓的神经管闭合，胎宝宝的头部形成了。

心脏位置初现突起，已经有了自主的心跳，可达到每分钟140~150次，是孕妈妈心跳的两倍。

出现腮弓，就是将来的下巴、颈部和面部。

肾脏和肝脏等主要器官继续发育，原始的消化管道也开始形成。

胚胎的上面和下面开始形成肢体的幼芽，将来形成胎宝宝的胳膊和腿。

脊椎神经初步形成。

# 第36天 这些事，胎宝宝不喜欢

第6周第1天

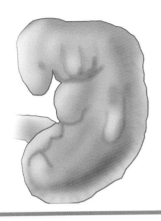

### 🐟 面部线条发育

胎宝宝面部的线条开始发育，下巴、双颊、上颚和耳朵的原型开始出现，宝贝马上就要成为一个"有头有脸"的大人物了，快来猜猜胎宝宝的脸型像谁吧？爸爸，还是妈妈？

藏在孕妈妈肚子里的胎宝宝虽然很安全，但是有些东西如果不注意还是有可能影响胎宝宝的健康和安全，让我们看看胎宝宝到底不喜欢什么吧！

### 胎宝宝不喜欢的事

除了孕妈妈关注度极高的手机、电脑、微波炉等电磁辐射外，还有一些极易忽视的日常生活细节，也是胎宝宝最不喜欢的。

孕妈妈一定要注意控制外出用餐次数。因大部分餐厅提供的食物，都是多油、多盐、多糖、多味精，不太符合孕妈妈进食的要求。如不得不在外面就餐时，饭前应喝些清淡的汤，减少红色肉类的摄入，用餐时间控制在1小时之内。

桑拿和热水澡：孕妈妈是不能洗桑拿的，特别是怀孕早期胚芽发育成胎儿时，是很忌讳高温和缺氧的。孕早期是胎儿四肢发育的重要阶段，同时也是脑部成形的阶段，高温容易造成四肢畸形，缺氧容易造成胎儿脑部发育不完整，所以孕早期应特别注意，洗澡时要避免水温过热。

孕妈妈洗澡时，只要水温不超过38℃，接近体温，就是很安全的。不过，即使是安全的温度，孕妈妈也不要洗很长时间。

### 🐟 远离香烟和二手烟

✿ 有烟瘾的孕妈妈一定要戒烟，制订一个戒烟计划，戒烟势在必行。

✿ 二手烟的危害也很大，尽可能地远离任何吸烟场所，以防被动吸烟。

✿ 如果在单位，可以请吸烟的同事不要在与你同一个空间的地方抽。

✿ 家人坚决不要在家抽烟，尤其是准爸爸，一定要做好这方面的工作。还要监督其他家人别抽烟。

✿ 来家串门的客人也不要抽烟，这没有什么不好意思说的，母子的健康是最重要的，相信别人会理解你的。

香烟对胎宝宝发育危害很大，孕妈妈一定不要吸烟。

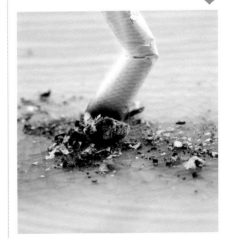

孕2月 有模有样的『小人儿』

39

# 第37天 有关孕吐那些事儿

第6周第2天

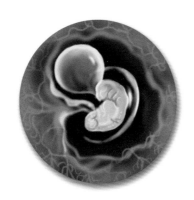

### 小心脏开始跳动

胎宝宝的小心脏已经开始"扑通扑通"地跳动了，小心脏里的4个心腔已经有了最初的模样，看起来好像一个心形的巧克力盒子呦，太神奇了。两颗心一起跳动，胎宝宝是不是也像妈妈这般激动呢?

---

害喜，让孕妈妈食不甘味，别急，这是胎宝宝在妈妈身体里逐渐适应的过程。

### 孕吐很正常，别担心营养会不足

孕吐是孕妈妈保护腹中胎宝宝的一种本能。人们日常食用的各种食物中常含有微量毒素，但对健康并不构成威胁。可孕妈妈不同，腹中弱小的生命不能容忍母体对这些毒素无动于衷。这些毒素一旦进入胚胎，就会影响胎宝宝的正常生长发育，所以胎宝宝就分泌大量激素，增强孕妈妈孕期嗅觉和呕吐中枢的敏感性，以便最大限度地将毒素拒之门外，来达到自我保护的目的。

孕吐一般在孕12周左右自行消失。虽然孕吐暂时影响了营养的均衡吸收，但在孕早期，胎宝宝的营养需求较少，而且会从孕妈妈的

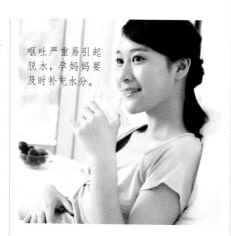

呕吐严重易引起脱水，孕妈妈要及时补充水分。

血液里直接获得。因此孕妈妈不用担心孕吐会影响胎宝宝的营养供给。不要强迫自己，如果不想吃就不吃，孕妈妈自身储备的营养完全足够胎宝宝生长发育所需，不用担心。在有胃口、想吃东西的时候，可以吃一些自己喜欢的食物。

### 缓解孕吐的好办法

胎宝宝这时还小，孕妈妈不必特意加强营养，尽量选择想吃的东西，减少每次进食的量，少食多餐，两餐之间多喝水，多吃富含维生素的食物，多呼吸新鲜空气即可。

**早晨这样做**

❀ 稳稳神再起床。

❀ 准备一杯水。

❀ 不太甜的蜂蜜水也可以。

❀ 吃一小片面包。

❀ 吃一小块苹果。

❀ 如果不是冬天，可以适当吃点凉拌菜，开胃又止吐。

**上下班路上需准备**

❀ 一个塑料袋。

❀ 手帕纸。

❀ 温水。

❀ 包里备点核桃等坚果。

❀ 可以在手帕上滴几滴不会感到恶心的果汁(如柠檬)，当闻到"难闻"的气味时可应急使用。

**特别想吃酸怎么办**

❀ 喜欢吃酸的孕妈妈可以用一些酸性的食物来代替。

❀ 生食或凉拌西红柿。

❀ 几颗樱桃或杨梅。

孕妈妈的饮食应以"喜纳适口"为原则，尽量满足其饮食的嗜好，但忌食油腻和不易消化的食物。

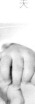

# 第38天 这样做，远离流产

第6周第3天

### 🐟 眼睛开始发育了

胎宝宝像一个饱满的小蚕豆，慢慢地长出体节，不久后，它们就会变成胎宝宝的小脑袋和小身体。对了，胎宝宝的肝脏和脾脏开始出现了，眼睛也开始发育了呢！短短的一个月，胎宝宝的小身体就发生了翻天覆地的变化！

现在是流产高发时段。流产是孕妈妈最担心的事，尤其是那些好不容易才怀上宝宝的孕妈妈。

### 🐟 孕产专家贴心提醒

#### 先兆流产为哪般

阴道出血、腹痛是先兆流产的信号。孕期的前3个月出现阴道出血现象应立即就医，尤其是阴道出血还伴随着腹痛，这就更需要注意了。

#### 先兆流产如何保胎

卧床休息，严禁性生活；避免不必要的阴道检查；少做下蹲动作，避免颠簸和剧烈运动。
在保胎期间，针对激素水平低、黄体功能不良的孕妈妈，一般医生会建议注射或口服黄体酮来补充，并建议卧床休息，定期复查，还应保持情绪稳定、避免紧张，补充足够的营养。

### 生活好习惯，流产靠边站

不做重体力劳动：尤其是增加腹部压力的劳动，如提重物等。家务活要量力而行。

孕早期避免性生活：孕早期性生活时腹部受到的挤压和宫颈受到的刺激均会诱发宫缩致流产。

避免接触有害化学物质：如苯、砷、汞、放射线等，孕早期避免去空气不流通的场所，不要在孕期装修房屋等。

保持心情舒畅：孕期心情要舒畅，采用多种方法消除紧张、烦闷和恐惧心理，以轻松的心态看待孕育。

加强营养：多食蔬菜、水果、豆类、蛋类、肉类等。薏米、山楂、螃蟹、甲鱼等可能引起流产的食物则不能吃。

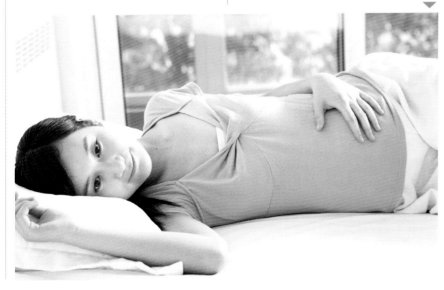

有先兆流产的孕妈妈要注意卧床休息，避免性生活。

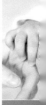

# 第 39~40 天 远离"二手香水"

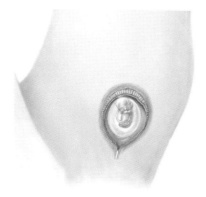

第 6 周 第 4~5 天

### 🐟 肝脏及胰脏开始出现

胎宝宝的肝脏及胰脏开始出现，胚胎呈现为弯弯的形状，那突出的"肿块"就是胎宝宝的头部。胎宝宝眼睛开始发育，卵黄囊的一部分将开始发育成消化道。从现在开始，胎宝宝会变得越来越有"小人儿"的轮廓。

一些孕妈妈以前有使用香水的习惯，如果是这样的话，怀上宝宝后就不要继续使用了。因为香水对胎宝宝的发育非常不利，而且如果周围有人使用香水，孕妈妈也要尽量避开，因为"二手香水"对胎宝宝的危害非常大。

## 什么是"二手香水"

据资料显示，目前大多数香水含有 50~150 种成分，由于香水的用料构成属于商业秘密，各国执法部门并不要求厂家向消费者公布香水中的化学成分，而是将这些成分笼统地称为香精。这样就给使用者带来了安全隐患。其实，许多香水中添加的化学香料（或称人工香味）都具有一定的毒性。一般来说，把从别处沾染在身上的或自身所处环境里有刺激的香水味道，称为"二手香水"。

## "二手香水"比"二手烟"还毒

很多人对"二手香水"的间接过敏反应和"二手烟"很相似，尤其是封闭环境中，味道过于强烈的香水容易使喷洒香水的人和吸入"二手香水"的人出现头晕、流泪、喉咙痛等症状。对孕妈妈和胎宝宝来说，"二手香水"可能要比"二手烟"更加令人担忧。专家认为，孕妈妈体内激素水平变化较大，使用香水更容易发生过敏，所以妊娠期应远离香水。如果办公室里有人喷香水，你可以向她婉转表达自己的意见。孕妈妈也可以主动换到一个空气流通好的位置，这样就不会受到香水的伤害了。

### 🐟 "二手香水"对宝宝的伤害

孕期和哺乳期母亲接触"二手香水"，还会影响到宝宝。对孕妈妈而言，香水中的有毒成分会影响胎宝宝的正常发育；对哺乳期的母亲来说，香水中的有害化学成分会通过乳汁损害婴儿健康。香水中含有的麝香成分会导致胎儿流产。胎儿和婴儿易受化学物质的影响，引发各类疾病，因此孕期和哺乳期应慎用香水类产品。

孕妈妈要远离"二手香水"，避免对发育中的胎宝宝造成伤害。

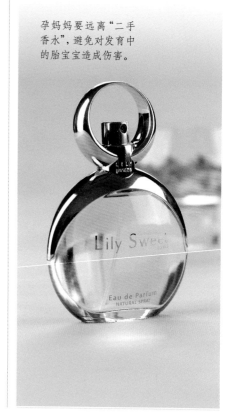

# 第 41~42 天 远离病毒和细菌

第 6 周第 6~7 天

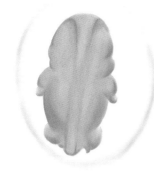

### 🐟 眼睛内的晶状体开始形成

胎宝宝眼睛内的晶状体开始形成，他可以使进入眼睛的光线聚集在视网膜上，形成清晰的影像。胎宝宝的胳膊看起来像两只鱼鳍一样。胎宝宝的整体外形还是弯曲的，呈字母"C"状。

胎宝宝需要孕妈妈母体内安全、健康的环境，这样才能顺利地发育。在日常生活中，孕妈妈要注意远离病毒、细菌，防止自身被细菌、病毒感染，从而影响胎宝宝的健康，甚至造成危险。

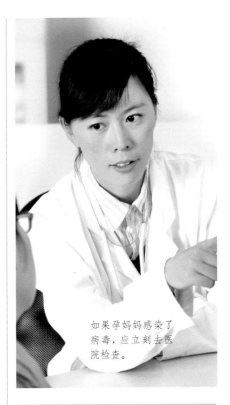

如果孕妈妈感染了病毒，应立刻去医院检查。

## 什么病毒对胎宝宝危害最大

一般病毒和细菌不会通过胎盘由母体传给胎宝宝，但麻疹、弓形体病和李氏杆菌病却可能使胎宝宝受到感染。胎宝宝也可能会间接受到母体炎症（如肾炎）的感染，从而引起流产或早产。所以，为了宝宝的安全，孕妈妈一定要避免感染以下疾病。

尿路感染：患了尿路感染，会出现尿频、小便灼痛及小腹疼痛等。如治疗不及时，还会出现血尿和高热等症状。出现炎症，应及时在医生的指导下用抗生素治疗。拖延病情会使病情加重，甚至导致肾炎，可能引起流产或早产。

弓形体病：该病通常没有什么症状，或有轻度感冒症状。如孕妈妈感染上了该病，应去医院检查，看胎宝宝是否感染。如果漏诊，可能会引起流产或死胎，甚至会使新生儿患上精神疾病或失明等。

风疹：风疹会导致胎宝宝大脑和心脏的缺损等。如在怀孕期间感染此病，胎宝宝多半也会被传染。目前，此病在孕期已很少见。

疱疹：该病表现为阴道内外出现水疱。若该病发生在孕期，而且为第一次，分娩临近时又出现溃疡，应采取剖宫产，以免感染新生儿。

### 🐟 也许你还不知道

日常生活中的用品也许就是最不起眼的"细菌炸弹"，对于孕妈妈而言，应特别注意。

✿ 牙刷：如果清洁不当，牙刷将会是细菌的天堂，诸如链球菌、疱疹、葡萄球菌以及流感病毒等。

✿ 毛巾：毛巾最易成为微生物病菌及性病的传播载体。如果将毛巾长期放置于湿热的环境中，则极有利于细菌的大量繁殖。

✿ 电脑键盘：我们经常一边玩电脑一边吃东西，也未刻意将手洗干净。此外，食物残渣、唾沫、喷嚏也加剧了键盘上细菌的繁殖速度。

孕 2 月　有模有样的「小人儿」

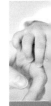

# 第7周（43~49天）

**别让怀孕不适打败你，孕妈妈加油！**

恶心、呕吐、嗜睡等怀孕症状让孕妈妈一时无法适应，这种痛并幸福的日子将成为孕妈妈最为深刻的回忆。如果觉得实在难熬，就想想腹中的胎宝宝，相信什么样的痛苦也会变得可以忍受。孕妈妈的坚强、隐忍，是对腹中胎宝宝最直接的关爱和付出，加油吧！

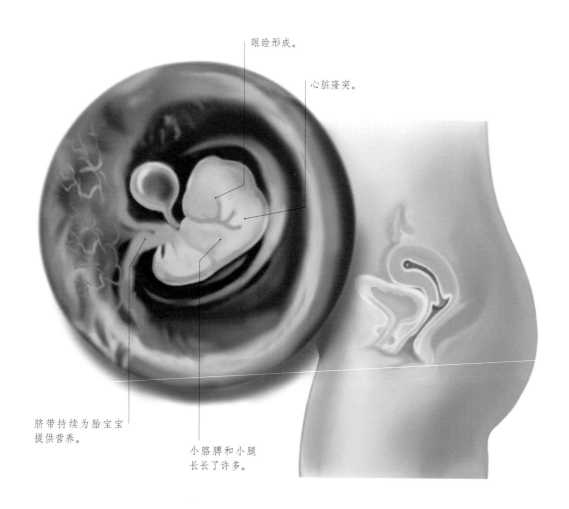

眼睑形成。

心脏隆突。

脐带持续为胎宝宝
提供营养。

小胳膊和小腿
长长了许多。

# 第43天 怀孕对女性好处多

第7周第1天

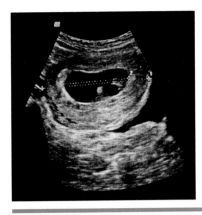

### 🐟 鼻涡开始出现

胎宝宝眼睛内的晶状体继续发育。看得出舌头的雏形，鼻涡开始出现。淋巴组织（能过滤细菌及异物的组织）开始发育。生殖腺已出现，但还没有发育成卵巢或睾丸。

### 🐟 孕育会让女性的股骨更强壮

有一项研究发现，女性每生育一次，就有助于降低 9% 的骨折风险。科学家推论，女性在怀孕过程中体位发生自然改变，身体的施力点产生了变化，影响到股骨支撑的力学结构，最终强化了这类女性的股骨支撑，因而让妈妈们拥有更加强壮的股骨。

怀孕其实对女性有很多好处。生活中，常见有些女性怀孕后变得容光焕发。而产前产后经过细心调理，这种美丽会一直延续下去。另外，怀孕还对治疗女性的痛经、增加免疫力有帮助。

## 怀孕对女性好处多多

治痛经：很多女性都被痛经困扰过，有的甚至会痛至呕吐、晕厥。而产后不久，女性的月经又会恢复。但是，这次却有一个可喜的变化：令人烦恼的痛经减少，甚至消失了。原来，在孕育宝宝的过程中，女性的身体（如子宫、乳房）会经历再次发育，内分泌也能得到自发的调节，痛经现象自然也会得到改善。

增加 10 年的免疫力：有关研究表明，女性在其一生中如果有一次完整的孕育过程，就能增加 10 年的免疫力，这种免疫力主要是针对妇科肿瘤的。这一研究结论在临床上已被反复证实。许多妇产科大夫发现，未生育的女性易发生激素依赖性疾病，如子宫肌瘤、子宫内膜异位症，同时未生育女性的卵巢良性肿瘤及卵巢癌的发生率亦高于生育过的女性。

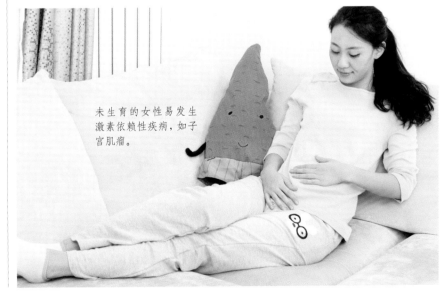

未生育的女性易发生激素依赖性疾病，如子宫肌瘤。

孕 2 月 有模有样的『小人儿』

# 第44天 孕妈妈如何避免口臭

第7周第2天

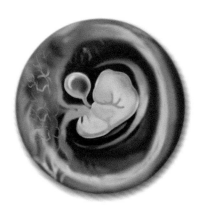

### 🐟 淋巴组织继续发育

胎宝宝的淋巴组织（能过滤细菌及异物的组织）继续发育。身体上的小胳膊也开始慢慢发育，现在看起来还像两只鼓鼓的小鱼鳍。随着时间的推移，"小鱼鳍"会变成真正的小胳膊。

孕期由于激素的变化，孕妈妈会发现自己的口气变得有些怪。虽然是在这个特殊的时期，但追求完美的你一定不能忍受嘴里的味道，这里教你几招让怪味跑光光的窍门。

## 清洁舌苔

当嘴巴出现怪味时，在刷牙后可以顺便清洁一下舌苔，并彻底清除残留在舌头上的食物，有助于消除口腔内的异味，并可恢复舌头味蕾对于味道的正确感觉，而不至于对食物口味越吃越重。

## 时常漱口、喝水

孕妈妈可以时常漱口，将口中的坏气味去除，也可以喝果汁、吃几粒生花生或者喝牛奶等，并且注意饮食前后的口腔卫生，让难闻的口气彻底消失。

### 🔵 避免食用辛辣、生冷食物

❀ 为了顾及孕妈妈口味的改变和爱好，各式酸、甜、苦、辣的食物，孕期都可以酌量食用，但应避免食用过于辛辣的食物，以免令肠胃无法负担。有些孕妈妈吃太多麻辣或过于生冷、不够新鲜的食物，会导致剧烈腹泻，严重者还会引发流产。孕妈妈过多食用辛辣刺激的食物后易造成或加重便秘症状，每当解便就得用力屏气，腹压随之加大，从而使子宫、胎儿、血管局部挤压导致供血不足，容易引起血压增高、流产、早产或胎儿畸形。

如果想吃辣，孕妈妈可以选择吃不太辣的甜椒，而不要选择吃太刺激的尖椒。

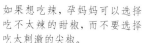

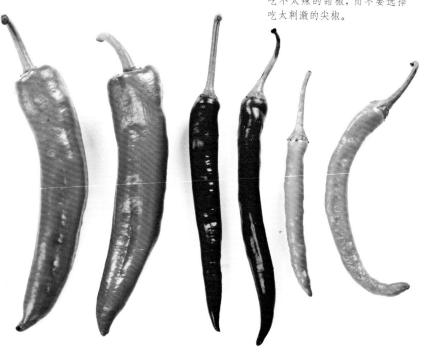

# 第45天 孕期感冒巧应对

第7周 第3天

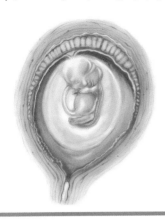

### 🐟 尾巴基本消失

现在，胎宝宝的尾巴基本消失，看起来有点人形了，但其头部仍然凹凸不平并向前弯曲。胳膊和腿已经变长，并且有了原始的小手和小脚丫。

相信每个孕妈妈在孕期都会小心地呵护身体，为的就是让胎宝宝能有一个健康的发育环境。但怀胎十月难免会有点小病小痛，尤其是感冒等常见病症，很可能会困扰孕妈妈。

## 别小瞧感冒

感冒多数是由普通感冒病毒引起，部分由流感病毒引起。高热时产生的毒素可通过胎盘进入胎宝宝体内，影响胎宝宝脑细胞发育，尤其是在怀孕早期危害更大。现已分离出十几种感冒病毒，部分病毒对胎宝宝有明显的致畸作用。

## 孕期感冒巧应对

轻度感冒，仅有鼻塞，轻微头痛者一般不需用药，应多饮开水，充分休息，也可适当吃些中药，一般很快自愈。

如果有高热、烦躁等症状，要马上去看医生，在医生指导下采取相应措施对症处理，切不可盲目用退热剂之类的药物。持续高热达3天以上者应积极治疗，病情痊愈后再进行检查，以确诊胎宝宝是否正常。

## 预防感冒

注意保暖，防止季节性感冒。冬季气温低，孕妈妈要注意保暖，根据天气的变化及时添加衣物。特别要提醒的是，足部的保暖十分重要。如果脚部受凉，会反射性地引起鼻黏膜血管收缩，容易受到感冒病毒侵扰。

勤洗手，防止病从口入。孕妈妈要勤洗手，尤其是在碰触了钱、门把手、水龙头后。孕妈妈还要远离感冒患者，并避免接触患感冒家人使用过的碗碟，以免传染。

少去人群密集的公共场所。要尽量避免前往人群密集的公共场所，防止被传染。去逛超市、看电影，要尽量戴上纯棉的或者是棉纱材质的口罩。

保持适宜的室内温度、湿度。经常用醋熏蒸房间，这对抑制和杀灭病毒微生物有一定作用。居室要经常开窗通气，并且保持温、湿度适宜。一般来说，适宜的室内温度为17~23℃，湿度为40%~60%。如果屋内空气干燥，孕妈妈可以用加湿器，增加屋内空气的湿度。

要经常开窗通风透气，注意室内湿度和温度。

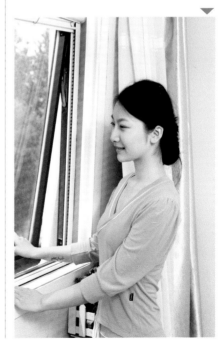

孕2月 有模有样的『小人儿』

# 第 46~47 天 腹痛别掉以轻心

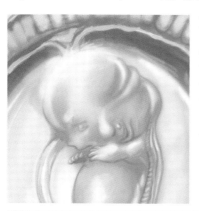

第 7 周第 4~5 天

## 面部五官逐渐形成

胎宝宝的大脑继续发育，面部的五官逐渐形成，鼻涡已经很明显了。透过胸腔可以看见正发育的心脏。肾脏已经形成。约 1 周内，肾脏开始产生尿液。

孕早期，许多孕妈妈会有腹痛的感觉。一般来说，子宫变大，会由于其韧带受拉扯产生轻微的腹痛，这种情况通常会在两三周后消失，孕妈妈不必担心。如果腹痛较严重并且具有持续性且伴有阴道出血，就一定要重视起来。

## 腹痛别掉以轻心

如果腹痛较严重并具有持续性且伴有阴道出血，就一定要重视起来。有可能是病态引起的，如流产、子宫肌瘤等，因此要及时就医。

## 宫外孕

宫外孕指的是受精卵在子宫以外的其他位置着床、生长发育。这种胚胎除了因发育位置不对而无法正常成长之外，也会引起母体的病变和伤害。

宫外孕有三大症状，即停经、腹痛、阴道出血。当孕妈妈出现以上症状时应考虑是否发生了宫外孕，一定要及时处理与治疗。

## 子宫肌瘤

子宫肌瘤可能在怀孕期间长大，对怀孕的影响包括肌瘤变性坏死、肌瘤扭转及直接干扰胎宝宝发育或阻碍生产等。这种疼痛通常来得突然，且痛点固定不动，属于局部疼痛。但怀孕期间只能以止痛药的支持疗法加以控制。

## 卵巢肿瘤

如果怀孕时发现有卵巢瘤，请与妇科医师保持密切联系，一旦有绞痛、腹部不适、腹部异常膨大、腹水等情况发生，必须尽快就医。

## 急性阑尾炎

受到子宫膨大的影响，盲肠位置会随着怀孕周数增加而向上推挤，因此，疼痛的位置也会随之改变。早期症状包括右下腹部压痛、恶心、呕吐、腹部肌肉紧绷等，随着怀孕周数增加，急性阑尾炎的典型症状会越来越不明显。因此，腹痛时一定不要忽视。

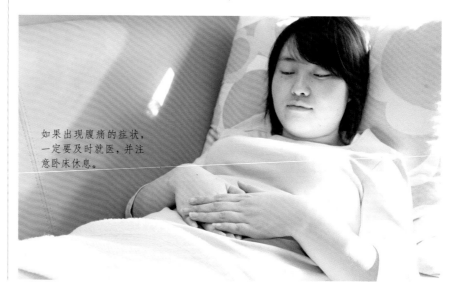

如果出现腹痛的症状，一定要及时就医，并注意卧床休息。

# 第 48~49 天 放松心情，轻松应对

第 7 周 第 6~7 天

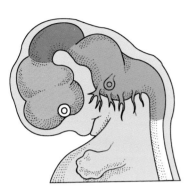

### 🐟 大脑迅速发育

胎宝宝的大脑正在迅速发育，因此头要比躯干大得多。在脸部可以很清楚地看到鼻涡。胎宝宝的腿看上去很像短桨。在接下来的日子里，"短桨"会逐渐发育成圆乎乎的小腿。

有的孕妈妈在怀孕后，大脑神经一直处于紧绷状态，因时刻担心着肚子里的胎宝宝而寝食难安。当孕妈妈感到心理压力过大、要承受不了的时候，就要找个宣泄的途径来缓解自己的心理压力。

## 神经紧绷的孕妈妈

怀孕了，这会是每一个女人最幸福的时刻，但是随之而来的是很多生理和心理的不适，尤其是在刚刚怀孕的这段时间，孕妈妈大多时间都会很紧张，情绪容易激动，稍有不适就想发火。

怀孕的前 3 个月是危险期，所以孕妈妈总担心流产，走路变得很小心；以前挤公交都是"见缝插针"，现在是宁愿靠边等下一辆了；上下班就算看见车停在车站，也不会像以前奔跑着赶上去了；现在没事就喜欢逛母婴店，还会买几件肥肥大大的孕妇装，虽然还没有显怀，但也早早地穿上了，担心勒着胎宝宝。

呵呵，想一想是不是觉得有些神经质？ 90% 左右的孕妈妈都会有类似的心理焦虑，担心孩子是否健康，对流血等先兆流产症状十分担心等。怀孕后发生在心理和生理上的变化交织在一起，形成孕妈妈独特的心理应激反应，可能一直延续到生产时并逐渐加重。

## 该怎么办啊

有心理压力的孕妈妈，平时可以做一些自己感兴趣的活动。

买一本编织的书，买些五颜六色的毛线，学着为小宝宝织点小东西，这个过程会让你很兴奋，也很有成就感。

每天或每周记一次怀孕日记，记下你的体重变化，你的日常饮食安排，你的感觉和变化，还有你对宝宝的畅想。

读一些自己感兴趣的书。如让你开心的漫画书，或漂亮的图文书。选几本怀孕育儿的书，多学习会让你对自己更有信心。

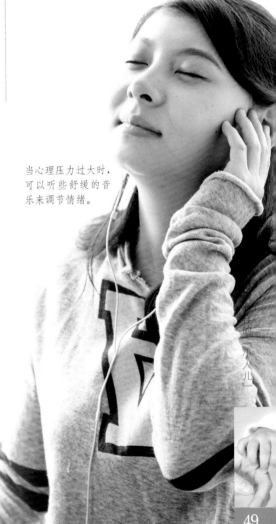

当心理压力过大时，可以听些舒缓的音乐来调节情绪。

# 第8周（50~56天）

**学习育儿知识，用行动守护胎宝宝的健康！**

这一周，你会明显有当孕妈妈的感受了，即将为人母的欢乐之情与担心胎宝宝健康成长的忧愁相互交替。在此告诉所有孕妈妈：要做一个坚强、漂亮、聪明的孕妈妈，不仅要学习各种孕期知识，还要注意自己的一举一动，用自己的行动去守护胎宝宝的健康。

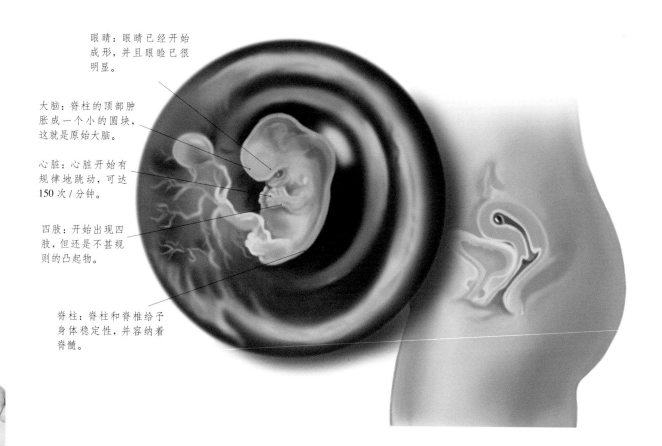

眼睛：眼睛已经开始成形，并且眼睑已很明显。

大脑：脊柱的顶部肿胀成一个小的圆块，这就是原始大脑。

心脏：心脏开始有规律地跳动，可达150次/分钟。

四肢：开始出现四肢，但还是不甚规则的凸起物。

脊柱：脊柱和脊椎给予身体稳定性，并容纳着脊髓。

# 第50天 防辐射服真的能防辐射吗

第8周 第1天

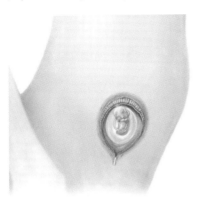

### 🐟 小脑开始发育

胎宝宝的小脑开始发育。在胎宝宝嘴唇顶部——最初的腭正在形成。胎宝宝的手板（将发育成手掌的平坦组织）今天会出现。肝脏在胎宝宝的腹部里就像鼓起来的一个肿块。

---

许多孕妈妈担心辐射会影响胎宝宝健康，都会选择穿防辐射服。那么防辐射服到底有没有作用呢？如果要穿的话，该如何选择呢？别急，这里就教你几个小办法。

## 防辐射孕妇装真能防辐射吗

先看看防辐射孕妇装的成分：棉 42%、涤纶 38%、金属纤维 20%。奥秘就在这 20% 的金属纤维上了，金属纤维确实能对电脑、手机等电磁波辐射起到一定的阻挡作用，但若遇上红外线、超声波、核辐射、X 光等，金属纤维还是无能为力的，所以不能完全依赖防护"铠甲"。特别是在孕早期，孕妈妈还是应远离那些高辐射的电器。

## 防辐射服怎么选

➤一般防辐射衣服包装内会附有一小块面料供你检测，用火烧之后会变成金属网状结构。

➤将手机放到折好的防辐射服里，手机就不能打通电话了，说明衣服有防辐射功效。

➤要买正规厂家生产的，有权威检测报告的产品。

➤如果只是一般的防辐射，肚兜就

可以，而且适合任何季节。如果周围辐射较强，或者是经常接触电脑、电器，则可以选择马甲。

➤防辐射服的主要材质，可以分为两种，一种是"金"，一种是"银"。金，是指金属材质的纤维，造价低，手感比较糙。银，是指银纤维，价格高，穿着舒适。

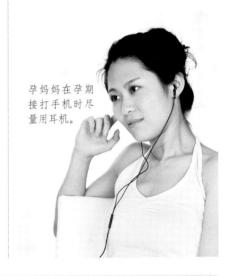

孕妈妈在孕期接打手机时尽量用耳机。

---

### 🐟 防辐射服的 dB 值[①]并非越高越安全

✿ 一般家用电器，如防电脑、微波炉等的辐射，15dB 即可。

✿ 有些人在买防辐射孕妇装时拿手机来测试，认为可以包住手机辐射的就是好的。而目前可以包住手机辐射的防辐射服一般 dB 值大于 60，但大多是电镀金属的织物，不宜洗涤，洗涤几次防辐射效果就几乎没有了。

✿ 所以不必追求能包住手机辐射，满足一般家电防辐射性能（15dB 左右）即可。

注①：dB 值，一种防辐射的参数指标，就如同防晒霜的防晒值一样。

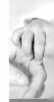

# 第51天 夫妻沟通很重要

第8周第2天

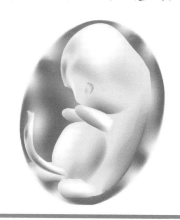

### 🐟 开始形成大脑垂体

胎宝宝大脑内称为垂体或主腺体的部分开始形成。大脑中的嗅觉球（与嗅觉有关）也正在发育。气管、喉及支气管（通往肺部的管道）开始形成。

和谐、恩爱的夫妻关系，不但能让孕妈妈有信心应对孕期的各种生理、心理变化，还能够让正在成长发育中的胎宝宝感受到家庭的幸福美满。无论是孕妈妈还是准爸爸，都应为胎宝宝和家庭幸福而努力。让怀孕成为加深感情的一个良好契机吧！

### 应对"多事之秋"

在怀孕之前，你怎么都不会想到怀孕"有这么多的事"，很多想不到的小事情、大事情，有时甚至让你感觉精神崩溃。家庭和社会角色的变化，促使夫妻双方都要不断调整自己，做好迎接新生命到来的准备，学会如何为人父母，以适应新的家庭状态。

### 将沟通进行到底

孕期虽然只有10个月，却是每个女人最敏感的时期。专家认为，这时夫妻之间最需要沟通和理解，准爸爸不仅要在生活上悉心照顾处在孕期的妻子，更要在精神上开导和理解妻子；而孕妈妈也应在克服妊娠反应之余，尽量多体贴丈夫。夫妻之间多聊天、多交流，即使是吵架，也要将沟通进行到底，让对方明白各自的需求，找出解决的方法。

### 🐟 一起应对出现的变化

大多数孕妈妈在受孕之初除了欣喜，都会感到妊娠来得不是时候，如工作、学习、经济、住房等问题还没处理好，自己并未做好为人母的准备，加上妊娠反应和体态变化也会让你变得比之前敏感。准爸爸对孕妈妈的变化要及时接受，对家庭责任的增加要逐步适应，坚信自己和妻子一定能够给宝宝一个幸福的未来。

孕妈妈不要过于依赖保健药品。

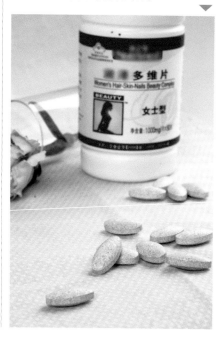

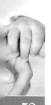

# 第52天 运动能给身体带来活力

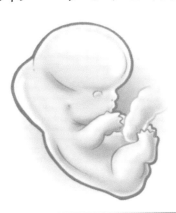

第8周第3天

### 🐟 上嘴唇开始形成

胎宝宝上嘴唇开始形成，随着时间的推移，会发育成肉乎乎的小嘴巴。脐带内的肠也开始发育。当胎宝宝身体长大到足以容纳它们时，它们将转移到腹腔里。

孕妈妈有没有坚持运动呢？有没有带胎宝宝到户外呼吸新鲜空气，体验运动为身体带来的活力呢？运动可是胎宝宝非常喜欢的项目，孕妈妈可要尽量满足胎宝宝的需求哦。

## 孕早期(1~3个月)的运动

- ➤ 运动关键词　慢
- ➤ 适宜运动　　散步、肩部运动和颈部运动、简单伸展操、游泳、慢舞
- ➤ 运动时间　　每次不超过30分钟

| 适宜运动 | 运动功效 |
| --- | --- |
| 散步 | 帮助消化、促进血液循环、增强心肺功能。 |
| 肩部运动和颈部运动 | 增强孕妈妈的肌肉力量，缓解肩痛、颈痛的症状。 |
| 简单伸展操 | 活动关节，赶走疲惫。 |
| 游泳 | 调节神经系统功能，促进血液循环，缓解不良情绪，缓和腰背疼痛、痔疮等症状。 |
| 慢舞 | 活动筋骨，缓解不良情绪，有助于睡眠。 |

　　做以上运动时，孕妈妈一定要量力而行，切不可像以前未怀孕时那样做运动。时刻想到自己腹中的胎宝宝，带他做运动要舒缓，这样孕妈妈和胎宝宝才能享受到运动带给你们的种种好处。

## 孕妈妈站立、坐、行走须知

➤ 站立

　　避免长时间站立。站立时将两腿平行，两脚稍微分开，略小于肩宽，双脚平直，要使身体的重心落在两脚之间，这样不易疲劳。若站立时间较长，则将两脚一前一后站立，并每隔几分钟变换前后位置，使身体重心落在伸出的前腿上，可以减轻疲劳。

➤ 坐

　　所坐椅子高度应以40厘米为宜。坐时先稍靠前边，然后移臀部于椅背，深坐椅中，后背笔直靠椅背，股和膝关节成直角，大腿成水平状，这样不易发生腰背痛。

➤ 行走

　　行走时要背直、抬头、紧收臀部，保持全身平衡，稳步行走，不用脚尖走路。可能时利用扶手或栏杆走路。切忌快速急行。

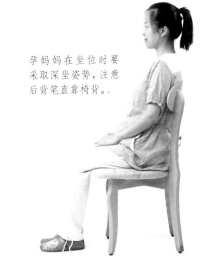

孕妈妈在坐位时要采取深坐姿势，注意后背笔直靠椅背。

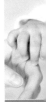

# 第 53~54 天 远离噪声污染的环境

第 8 周第 4~5 天

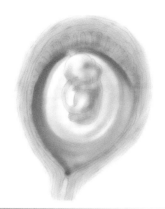

### 🐟 牙齿开始形成

胎宝宝下肢发育成脚板，胎宝宝的眼睛内的视网膜也有了色素。颌及面部肌肉开始形成。在胎宝宝的齿龈下面，牙齿开始形成。胎宝宝的心脏开始分成 4 个心室。

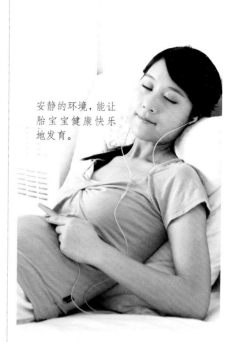

安静的环境，能让胎宝宝健康快乐地发育。

刚刚怀孕这几个月里，孕妈妈都知道要小心地避开对胎宝宝不利的环境。噪声作为外环境的一种，对孕妈妈和胎宝宝的神经系统、心血管系统、胃肠功能以及情绪都将产生不良影响，孕妈妈和家人一定要注意。

## 噪声对胎宝宝有哪些危害

噪声会影响孕妈妈的中枢神经系统的机能活动。如果孕妈妈每天接触 50~80 分贝的噪声 2~4 小时，便会感到烦闷、紧张，呼吸和心率增快，心肺负担加重，头痛，失眠，消化功能受损，免疫力下降，易患病毒或细菌感染性疾病。这些都是导致胎宝宝发育不良、智力低下的重要原因。

孕妈妈受噪声影响会导致胎心加快，胎动增加，对胎宝宝极为不利，并导致孕妈妈内分泌功能紊乱，诱发子宫收缩而引起早产、流产、新生儿体重低及先天性畸形；噪声的刺激，还会引起孕妈妈母体神经细胞的改变，继而影响胎宝宝神经系统的正常发育。

胎宝宝的内耳蜗处在生长发育阶段，大量低频率噪声会影响胎宝宝耳蜗发育，胎宝宝内耳受到噪声影响，可能使脑的部分区域受损，继而严重影响大脑的发育。所以，在孕期，孕妈妈要远离噪声，避免长期处于噪声的环境中。

### 🐟 孕妈妈应远离噪音

妊娠期理想的声强环境是 10~35 分贝。

必要时可临时调换居住地点，如躲开机场或纺织厂。

周末不要到交通拥挤、人流量大的闹市区，更不要去歌舞厅等喧闹嘈杂的娱乐场所。

把家中的电视机、音响音量调小。必要情况下，戴上耳机，关好门窗，静下心来休息片刻。

图解胎儿发育 280 天

# 第55~56天 如何挑选床上用品

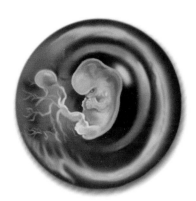

第8周第6~7天

### 🐟 乳头开始发育

胎宝宝头部在迅速发育，颈部和躯干开始伸展，手看起来像扇贝的壳一样。不管胎宝宝是男是女，乳头都开始发育，肾脏开始产生尿液。现在胎宝宝形状像蚕豆。

居家环境是胎宝宝成长发育的大环境。居家环境不仅要与孕妈妈的身体变化相适宜，还要有利于调适孕妈妈每天的心情。

## 🐟 孕产专家贴心提醒

### 孕期床上用品宜舒适

对于孕妈妈来说，过于柔软的床垫如席梦思床并不适合。应该在棕床垫或硬板床上铺9厘米厚的棉垫为宜，并注意松软、高低要适宜。市场上有不少孕妇专用的卧具，可以向医生咨询应该选购哪种类型的。

千万不要舍不得换掉你的高级软床垫，因为这可是保证你睡眠的重头戏。

### 如何挑选床上用品

❀ 床，孕妈妈适宜睡木板床，铺上较厚的床垫，避免因床板过硬，缺乏对身体的缓冲，从而导致转侧过频，多梦易醒。

❀ 枕，枕头过高迫使颈部前屈而压迫颈动脉。颈动脉受阻时会使大脑血流量降低而引起脑缺氧。枕头以9厘米（平肩）高为宜。

❀ 被，理想的被褥是全棉布包裹棉絮，不宜使用化纤混纺织物做被套及床单，以免刺激皮肤，引起瘙痒。

## 物品设施要便于日常起居

把孕妈妈的日常用品、衣服、书籍放在孕妈妈随手可触之处，不需孕妈妈爬高就低。家中的设施安置要便于孕妈妈从事家务劳动，如厨具、熨衣具、晾衣具、电灯开关等的高度要适当，以孕妈妈站立操作时不弯腰、不屈膝、不踮脚为宜。

## 卧室空气宜新鲜

要经常开窗通风，清新的室内环境，利于孕妈妈安眠。而污浊的环境，不但不利于孕妈妈和胎宝宝的健康，还会破坏孕妈妈每天的心情，不利于睡眠。天气晴好时，可以开窗通风2小时，最好选择在上午9点左右开窗。

家中的设施安置要便于孕妈妈从事家务劳动。▼

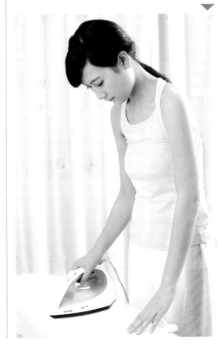

孕2月 有模有样的「小人儿」

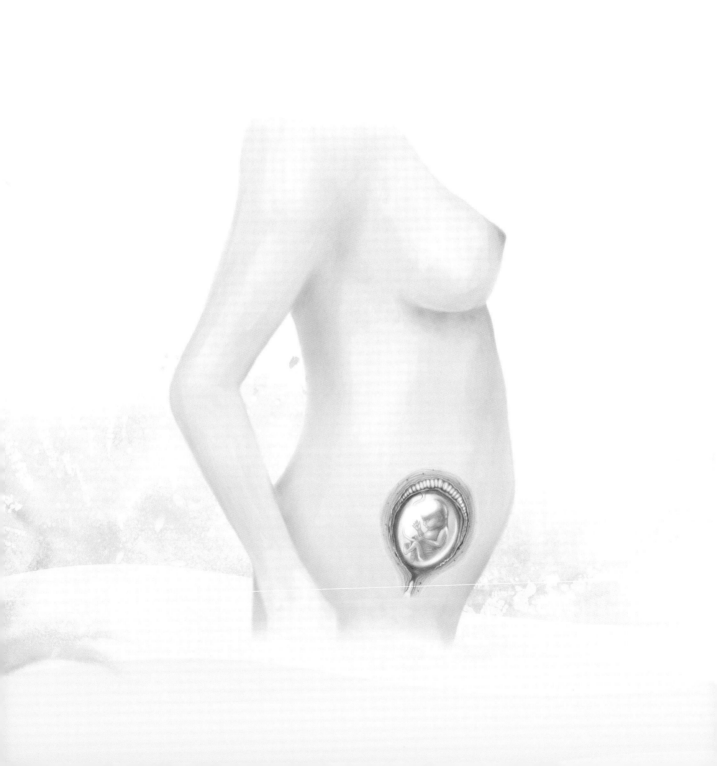

# 孕 **3** 月

## 有一张轮廓清晰的脸了

　　孕 3 月是孕早期的最后一个月，若孕 3 月平安度过，胎盘完全形成，孕妈妈就可以轻松地进入相对稳定的孕中期了。而这个月是胚胎器官形成的关键期，此时胎宝宝发育速度虽然很快，但绝对重量依然很小，孕妈妈体重一般不会发生大变化。不过，孕妈妈的早孕反应可能更厉害了。

# 第9周（57~63天）

**各种孕期不适逐渐来袭，孕妈妈挺住！**

孕妈妈的子宫继续生长着，增大的子宫压迫膀胱，使尿频的症状加重了。此时乳房更加膨胀，需要更换新的文胸让你的胸部感觉舒服一些。由于雌激素和孕激素的作用，有些孕妈妈皮肤还会发生变化，如出现妊娠斑等。

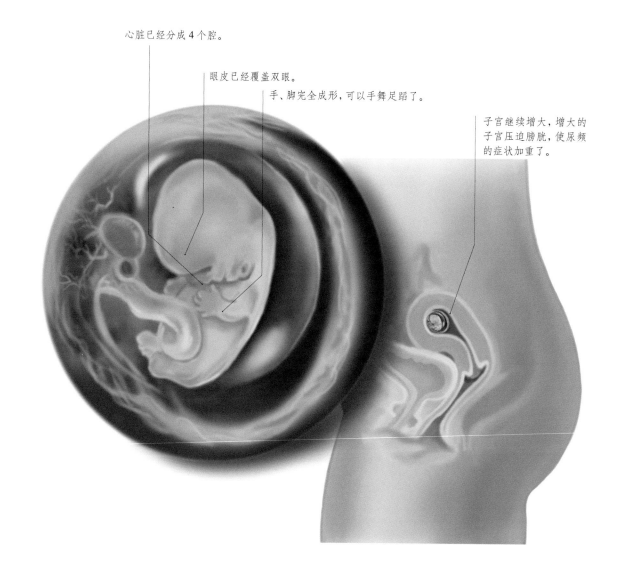

心脏已经分成4个腔。

眼皮已经覆盖双眼。

手、脚完全成形，可以手舞足蹈了。

子宫继续增大，增大的子宫压迫膀胱，使尿频的症状加重了。

# 第 57~59 天 孕妈妈要这样吃早餐

第 9 周 第 1~3 天

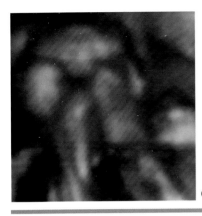
❶

### 面部有了大致轮廓

胎宝宝的面部有了大致的轮廓。通过 B 超，可以看到这初具雏形的小人儿。大脑也继续发育，体积越来越大，眼睑即将形成。

这个月大部分孕妈妈还处于孕吐期，很可能吃什么都没有胃口。但是"人是铁，饭是钢，一顿不吃饿得慌。"无论孕吐有多么厉害，孕妈妈都一定要坚持吃饭，尤其是吃早饭。

## 早餐的重要性

很多人认为早餐无关紧要，可吃可不吃。因为他们认为早餐之前人体处于将近 10 个小时的睡眠状态，基本上不消耗能量。但是正确的饮食习惯应该是"早吃好，午吃饱，晚吃少"。这是因为人体即使是处于睡眠状态，也依然保持正常的新陈代谢。虽然消耗的能量不比白天，但是消耗量却足以同晚餐所提供的能量对等。因此，如果不吃早餐的话，人体所提供的能量将不足以维持整个上午的活动。

孕妈妈不仅负责自身的营养供给，还要为胎宝宝输入营养。而且，维持人体肌肉和大脑活动需要碳水化合物供给能量，但人体自身并不能储存过多的碳水化合物。所以如果孕妈妈不吃早餐的话，不仅会造成自身能量的缺乏而导致贫血、头晕甚至昏迷，而且还会影响胎宝宝的发育。对于孕妈妈来说，营养丰富的早餐更是重要至极的，可以选择牛奶、鸡蛋、全麦面包等。也可以选择孕妇奶粉，营养方面比较全面均衡。因为孕妈妈本来就处于孕吐期，吃什么都没胃口，吃进去的东西很有限，所以一定要保证食物的高营养。

注 ❶：本书四维彩超胎儿图均由贝贝宫得独家提供。

### 孕期早餐这样吃

处于孕吐中的孕妈妈不仅肠胃功能减弱，而且会对某些食物和气味过于敏感。因此，孕妈妈要清楚自身的过敏源，杜绝这些食物。除此之外，孕妈妈早餐要尽量吃一些清淡易消化的食物，例如鸡蛋青菜面、绿豆大米粥、小米金瓜粥等。早餐食物中要注意减少人工甜味佐料，尽量选用新鲜天然绿色食品，避免食用含食品添加剂、色素、防腐剂的食品。各种腌制食品含致胚胎畸变的亚硝胺，也不要食用。

孕妈妈可根据自己的喜好，选择全麦面包、鸡蛋、蔬菜、水果等食物作为早餐。

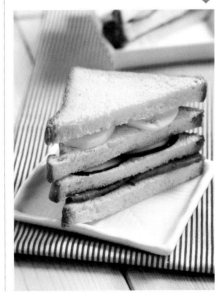

孕 3 月 有一张轮廓清晰的脸了

# 第60天 告别重口味，清淡更健康

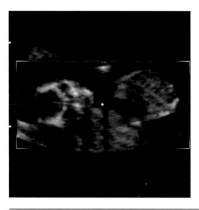

第9周第4天

### 🐟 身体可以伸展了

胎宝宝的颈部和躯干可以伸展了，身体在不断长长。此时胎宝宝看上去就像一只泊在河中的小船，腿像短短的船桨。胎宝宝此时还很弱小，需要孕妈妈提供一个稳定、安全的环境才能长得更好、更壮。

处于特殊时期的孕妈妈无论平时如何喜爱重口味，现在也必须暂时告别味蕾刺激，而寻求清淡健康的食物。清淡食物对孕妈妈和胎宝宝的身体都有好处，而重口味食物则会对胎宝宝造成不利影响。

## 盐

人不可一日无盐，因为盐中的钠离子不仅能促使胃酸的分泌，而且能够促进人体的新陈代谢。但是喜欢重口味的人群很容易过量食用盐，而人体摄入的盐量过多，则会破坏正常的新陈代谢，进而引发许多疾病。

过多摄入食盐会导致尿液中的蛋白质增多从而加重肾脏负担，损害肾脏，严重的可导致肾结石；过量食用盐，会导致人体内的钠离子含量大增。而钠离子可促使脑细胞释放一种兴奋因子，因此钠含量过高的人容易激动，得高血压的概率也较高。除此之外，钠离子还有亲钙性，极易携带钙质通过尿液流失，造成人体缺钙。如果孕妈妈摄入食盐过多，容易引起水肿、妊娠高血压综合征和骨质疏松，而胎宝宝也会因缺钙而影响发育。

## 辣椒

辣椒会对肠胃黏膜造成强烈的刺激，容易使肠胃功能减弱的孕妈妈出现呕吐、胃酸、腹痛等症状，严重的则会引起结肠炎或肠胃炎；辣椒会导致孕妈妈便秘严重，加重孕妈妈的痛苦；辣椒性大热，孕妈妈食用后，容易上火，也会导致胎宝宝内热加重，对胎宝宝的眼睛不利。

### 🔵 孕妈妈不宜过多食用猪肝

孕妈妈适量吃猪肝可防止孕期贫血，但猪肝内含有较多胆固醇和一些代谢物质，而且饲料中非法添加的激素、瘦肉精等也会蓄积在肝脏，长期过量食用，有可能导致胎宝宝畸形，并影响孕妈妈自身的健康。吃猪肝时，建议孕妈妈坚持少量多次的原则，每周吃一两次，每次吃25~30克，不要一次大量食用。

做菜时，尽量保证食物的原汁原味，少放调味品和重口味的佐料。孕妈妈可以利用食物本身的味道来调剂口味。

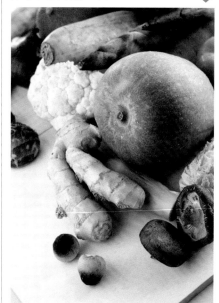

# 第61天 这样吃，才健康

第9周第5天

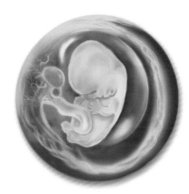

## 🐟 肾脏开始产生尿液了

胎宝宝肾脏已经发育得很好，并开始产生尿液了。就像梧桐树叶一样，通过汲取新鲜有营养的净水，再蒸发掉多余无用的脏水，才能使梧桐树长得更魁梧。

孕期孕妈妈必然会追求饮食有营养，精心安排每日的饮食计划。但是不要忽略了食品的安全问题，现在有很多食物会对胎宝宝造成危害。

## 精心买食物

买乳制品、肉、家禽和鱼时，要选择距离保质期时间最长的食物，过了保质期的食物不要吃，千万不要购买包装破损的食物。多购买绿色食品、有机食品，并彻底地清洗水果和蔬菜，将有毒物质的摄入量降到最低。

## 生熟食要分开

生熟食品要分开存放。不要重复冰冻已融化的食物和肉类。烹饪前要将手、器具、工作台面清洗干净。切生肉的菜板、菜刀要和切熟食、蔬菜的菜板、菜刀分开。

## 肉蛋类要煮熟煮透

孕妈妈的消化功能减弱，对病菌的抵抗能力较弱。因此孕妈妈食用肉类、蛋类时，一定要保证食物彻底熟透，这样既可以杀灭病菌，又有助于孕妈妈消化吸收。

## 小细菌危害大

远离那些易携带某些细菌的食物。由食物中的细菌造成的感染，最常见的是李氏杆菌病。例如未经高温杀毒的羊奶、未煮熟的禽肉、鱼肉和贝类等。李氏杆菌病会引起流产、早产或新生儿感染，孕妈妈一定不能忽视这种疾病的预防。

🐟 也许你还不知道

## 吃饭要细嚼慢咽

食物未经充分咀嚼，进入胃肠道之后，与消化液的接触面积就会缩小。食物与消化液不能充分混合，就会影响人体对食物的消化、吸收，使食物中的大量营养不能被人体所用就排出体外。所以，孕妈妈为了自己和胎宝宝的健康考虑，要做到细细嚼、慢慢咽，让每一种营养都不白白地流失，充分地为身体所用。同时，细嚼慢咽还可以避免进食过量。

## 不宜用沸水冲调营养品

滋补营养品宜使用60℃左右温水冲调。如果用沸水冲调，会大大降低其营养价值。不宜用沸水冲调或服用的营养品有：孕妇奶粉、多种维生素等。

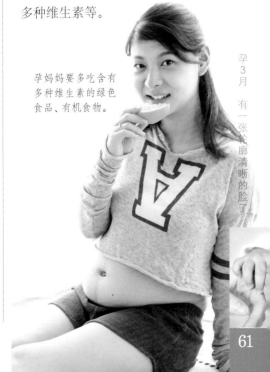

孕妈妈要多吃含有多种维生素的绿色食品、有机食物。

孕3月 有一张轮廓清晰的脸了

# 第62天 吃对食物，让宝宝的眼睛更明亮

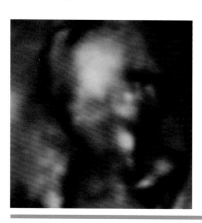

第9周第6天

### 🐟 眼睑已经形成

胎宝宝的眼睑已经形成，眼睛结构已经发育得很好（虽然它还没成熟到能进行视觉加工）。胎宝宝基本的身体比例正在发生变化：躯干开始伸长、伸直。

宝宝的好视力跟孕妈妈的饮食大有关系，对宝宝视力有好处的食物孕妈妈要适当食用。想到未来的宝宝有一双黑黑的、亮亮的大眼睛，妈妈心里是不是感到特别高兴？

### 多吃鱼和含胡萝卜素的食品

孕妈妈每个星期至少吃一次鱼，最好买回鲜鱼自己烹饪，不建议孕妈妈吃鱼类罐头食品，因为罐头食品的部分营养会被破坏，并含有大量食品添加剂。

多食用含胡萝卜素的食品以及绿叶蔬菜，可以预防孕妈妈B族维生素、维生素A、维生素E的缺乏。尤其是妊娠反应剧烈、持续时间比较长，甚至影响进食的孕妈妈，一定要注意维生素和微量元素的补充。如果妊娠反应剧烈，可以在舌下含一颗话梅，这个方法可以适当缓解呕吐。

### 🐟 也许你还不知道

枸杞子也是明目的极佳营养品：枸杞子含有丰富的胡萝卜素以及维生素A、维生素$B_1$、维生素$B_2$、维生素C、钙、铁等，具有清肝明目的功效，对眼睛有益。炖汤或做菜时可以放10克枸杞子，既调味，又营养。

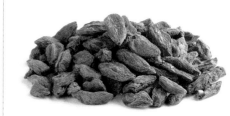

### 🐟 补钙对胎宝宝视力有好处

| 食物名称（量） | 酸奶（224毫升） | 牛奶（224毫升） | 沙丁鱼（112克） | 奶酪（28克） | 冻豆腐（224克） | 白干酪（224克） | 无花果（100克） | 杏仁（28克） | 宽叶羽衣甘蓝（140克） | 大豆（140克） | 西蓝花（140克） | 香菇（140克） |
|---|---|---|---|---|---|---|---|---|---|---|---|---|
| 含钙量（毫克） | 400~450 | 300 | 250 | 200 | 200 | 150 | 80 | 75 | 74 | 66 | 50 | 47 |

钙让胎宝宝眼睛更明亮：为了你腹中的宝宝有一双明亮健康的眼睛，怀孕期间补充足够的钙是非常必要的。缺钙的孕妈妈所生的孩子在少年时患近视眼的概率是不缺钙孩子的三四倍。

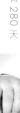

# 第63天 主动平复波动的情绪

第9周 第7天

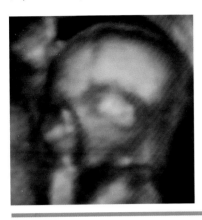

## 🐟 手指已出现

胎宝宝的手指已出现,不过它们短小且相互之间有皮肤皱褶相连接,好像鸭子的脚蹼。消化系统也初步形成,连着脐带。肠像一根细细的丝线,不仔细看是很难被发现的。

在漫长而又短暂的怀胎十月里,孕妈妈的情绪波动很大,有时会让准爸爸觉得怀了孕的妻子像变了一个人,简直成了个喜怒无常的"神经质"。遇到这种情况,准爸爸不要苛责,了解了其中的原委,你就会理解孕妈妈了。

## 孕妈妈为什么情绪波动大

怀孕之后情绪波动大,主要原因是孕激素的影响。另外一个因素是:第一次怀孕对于孕妈妈来说是很大的挑战,有时精神紧张,有时心情兴奋。而且在漫长的10个月里,孕妈妈需要面对一个又一个的不适——不能随心所欲地吃东西,头晕、恶心、尿频、失眠不定时地侵扰,让人不胜其烦。有些孕妈妈还会胡思乱想,担心胎宝宝是否健康、生孩子会不会很疼等。各种孕期反应以及情绪和心理上的变化常常让人无法集中精力做事,如果不加以调节,整个人会变得郁郁寡欢。

## 🐟 特别提醒——主动平复情绪

### 孕妈妈首先要保持平和的心情

告诉自己:怀孕分娩是一个正常的生理过程,没有什么可怕的。孕妈妈胡思乱想时,不要听之任之,要出去走走,或找朋友聊聊天,哪怕是打个电话也好。注意力被分散后,就不会沉浸其中。

还有一个平复情绪的办法就是睡觉,充足的睡眠会让孕妈妈精力充沛,心情舒畅。孕妈妈还可以学着为宝宝织点东西,这个过程会让孕妈妈的心情很平静。

## 🐟 也许你还不知道

### 坏情绪易伤害胎宝宝

情绪的变化会影响神经系统和内分泌系统,还会影响内脏器官的活动状况。如果孕妈妈感到忧伤、烦躁、恐惧、惊吓或受到其他严重的精神刺激,会引起胎宝宝呼吸加速和身体移动。严重时,还可能引起子宫出血、胎盘早期剥离。即使宝宝顺利出生,也比正常宝宝瘦小,并且往往身体功能失调,易躁动不安,易受惊吓。

## 🐟 孕妈妈的小疑问

### 总是情绪低落怎么办?

孕妈妈首先要放松心情,多到户外走走,把目前自己的情绪状况告诉准爸爸或家人,跟"过来人"多交流,你会发现很多孕妈妈都遇到过情绪问题。

孕妈妈可以为宝宝编织一些衣物,为宝宝的出生做准备。

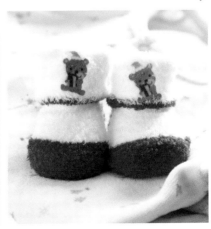

# 第10周（64~70天）

**快来体验这奇妙的、被充实的感觉！**

这时，从外观上看，肚子还未明显隆起。但孕妈妈会有一种被充实的感觉，下腹有些压迫感，甚至有隐隐的腰酸、下腹痛。孕妈妈的体味可能加重，特别容易出汗，阴道分泌物比平时略增多，因此要保持清洁，常洗澡和更换内衣。内衣以纯棉质地为佳。

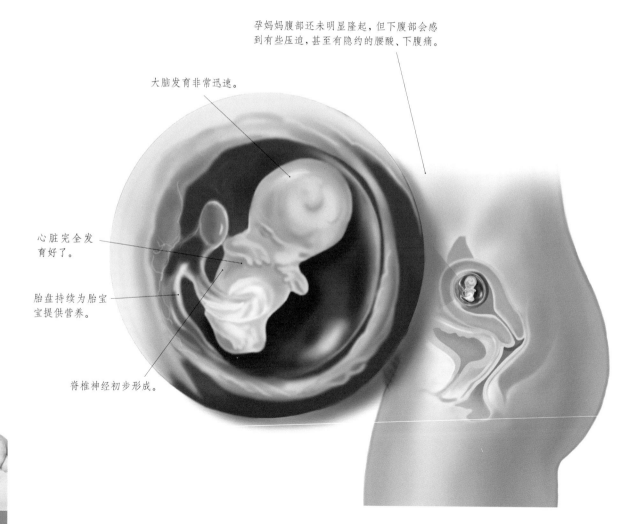

孕妈妈腹部还未明显隆起，但下腹部会感到有些压迫，甚至有隐约的腰酸、下腹痛。

大脑发育非常迅速。

心脏完全发育好了。

胎盘持续为胎宝宝提供营养。

脊椎神经初步形成。

# 第64天 要多爱孕妈妈一点儿

第10周 第1天

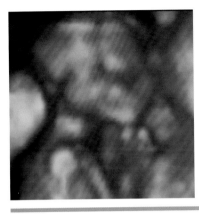

### 🐟 大脑开始变圆

胎宝宝大脑开始成为人类特有的圆形，且有着深深的沟回。上嘴唇已完全形成。女孩的阴蒂（男孩的阴茎）开始发育。现在，胎宝宝心脏发育的关键时期就要结束了。

### 🐟 孕妈妈要多爱自己一点

- ❀ 读小说。
- ❀ 哼一段小曲。
- ❀ 看喜剧片。
- ❀ 给宝宝画一张画。
- ❀ 打电话给个性积极的朋友。
- ❀ 洗个舒服的澡。
- ❀ 好好享受一顿美食。
- ❀ 买一件自己很喜欢的东西。
- ❀ 去电影院看一部浪漫喜剧。
- ❀ 惬意地听放松心情的音乐。
- ❀ 小睡一会儿。
- ❀ 深呼吸，伸展一下四肢。

在孕早期，准爸爸要和孕妈妈寻找一些轻松浪漫的话题，使孕妈妈的心情放松，以便在一个良好的状态里孕育新生命，愉快地接受妊娠，让孕妈妈顺利进入母亲的角色。

## 认同孕妈妈的感受

怀孕一开始，孕妈妈并未真实地感受到"孩子"的存在。随着腹部的隆起和胎动的出现，才使孕妈妈真正散发出母性。同时她非常在意丈夫对"孩子"是否认可，她会对丈夫触摸胎动和倾听胎心感到很满足。准爸爸对"孩子"的接受程度越高，孕妈妈对不适的耐受程度就越高。

## 充分理解，行动积极

无论怀孕是否在计划内，大多数孕妈妈在受孕之初都会感到宝宝来得不是时候，如工作、学习、经济、住房等问题还没处理好，自己并未做好为人母的准备。这种矛盾心情通常表现为情绪低落、抱怨身体不适、认为自己变丑且不再具有女性魅力，担心丈夫嫌弃等。

此时，准爸爸要多与孕妈妈沟通，了解她的心理，日常生活中除关心孕妈妈饮食起居外，还应多陪伴她，多鼓励和支持她。

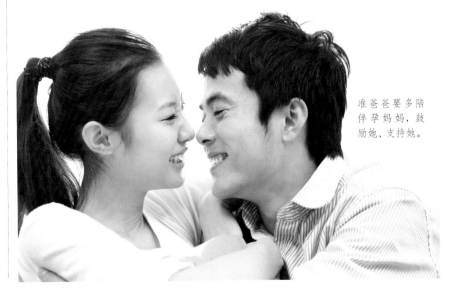

准爸爸要多陪伴孕妈妈，鼓励她、支持她。

孕3月 有一张轮廓清晰的脸了

65

# 第65天 避免辐射对胎宝宝的伤害

第10周 第2天

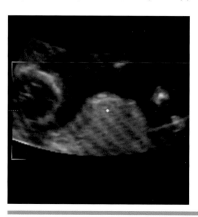

### 🐟 视网膜已完全着色

胎宝宝的视网膜已完全着色。胳膊长长了，且在肘部处弯曲。手指仍短小且有蹼相连。胎宝宝尾巴变得又短又硬。大脑已经可以"牵引"其胳膊及身体的肌肉了。

辐射会对胎宝宝的发育造成非常不利的影响，孕妈妈工作和生活中都要尽量避免辐射。电视、电脑、微波炉等都有辐射，孕妈妈尽量避免频繁使用，但偶尔用用也无妨，不要过度担心。

## 家用电器磁场强度

| 手机 | ★☆☆☆☆ |
| --- | --- |
| 电视 | ★☆☆☆☆ |
| 电脑主机 | ★★★☆☆ |
| 笔记本电脑 | ★☆☆☆☆ |
| 空调 | ★☆☆☆☆ |
| 电热毯 | ★★★★★ |
| 加湿器 | ★★★★★ |
| 电磁炉 | ★★★★☆ |
| 微波炉 | ★★★★★ |
| 豆浆机 | ★★★★☆ |
| 吸尘器 | ★★★★★ |
| 电熨斗 | ★★★★☆ |
| 吹风机 | ★★★★☆ |

五星，属严重超标，要引起重视了；三星以上，属于超标范围，也要引起注意；一星，是比较安全的，但要注意科学使用。

### 电视

电视机打开后，显像管在高压电源的激发下，不断向荧光屏发射电子流，从而产生高压静电，并释放大量的正离子，同时还能产生波长小于 400 微米的紫外线，这些都会对孕妈妈及胎宝宝产生一些微妙的影响。

Tips：看电视要距离 3~4 米远，最多每天收看 1~2 小时，中间最好休息 10 分钟以上。

### 手机

手机虽小但也有电磁辐射，且使用手机时不可能与之保持一定距离，长时间使用必会对健康有影响。

Tips：孕早期尽量避免使用手机；如果使用手机，手机接通后 1~2 秒后再通话，因为在接通的刹那，电磁辐射的强度会增强许多。

### 电脑

电脑开启时，显示器散发出的电磁辐射，对细胞分裂有破坏作用，在孕早期会损伤胚胎的微细结构，易导致流产。

Tips：最好减少电脑的使用时间和频率，尤其是孕早期。即使操作电脑，也要与显示器保持距离。

### 微波炉

对于孕早期的孕妈妈，尽量避免使用微波炉。

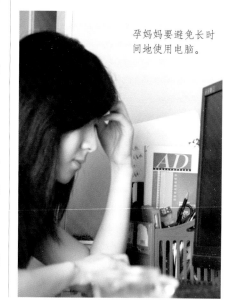

孕妈妈要避免长时间地使用电脑。

图解胎儿发育 280 天

# 第66~67天 暂时把隐形眼镜搁置

第10周 第3~4天

### 🐟 双脚像扇子

胎宝宝的四肢继续生长，已初具"规模"。手指仍短小且有蹼相连。胎宝宝的外耳即将完成发育，腭骨正开始在胎宝宝舌头表层形成。双脚像扇子一样，脚趾之间有蹼。

很多孕妈妈在怀孕前一直戴着隐形眼镜，可同一副隐形眼镜在孕期戴着却会变得不易配戴，而且经常感觉不舒服，不再像以前一样可以长时间配戴，甚至无法适应。为什么会有这样的变化呢？

必须要戴时可选择日抛型。

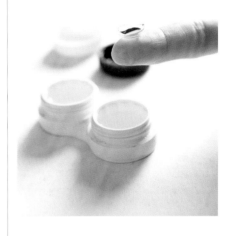

### 暂时把隐形眼镜搁置吧

怀孕之后，孕妈妈戴隐形眼镜，眼睛会出现异物感、干涩感，所以最好不要再戴隐形眼镜了。如果此时勉强戴隐形眼镜，容易造成眼球新生血管明显损伤。如果非戴不可，最好产后3个月再配戴。

### 妊娠期眼睛也有变化

怀孕是女性一生中的大事，为了迎接宝宝的到来，孕妈妈的身体会有很多改变，以提供胎宝宝一个最合适的生长环境，在这些改变中就包括对眼睛造成的影响。

怀孕期间，孕妈妈角膜的含水量比常人高，若戴隐形眼镜，容易因为缺氧导致角膜水肿，从而引起角膜发炎、溃疡，甚至最终导致失明。

同时，孕妈妈角膜的敏感度在怀孕期间是最低的，会影响角膜反射及保护眼球的功能，而角膜曲度也会随着怀孕周期及个人体质而改变，使近视的度数增加或减少。角膜弧度在怀孕期间也会有些改变，且在怀孕末期更明显。据研究报道，角膜弧度在怀孕期间会变得比较陡，可使眼镜度数有25~125度的改变。而这些度数改变很可能在产后复原。如果勉强戴隐形眼镜，容易因为不适而造成眼球新生血管明显损伤，甚至导致角膜上皮剥落。

另外，孕妈妈在孕期体质发生改变，抵抗力会比较弱，一旦隐形眼镜不洁，极易滋生细菌，造成角膜发炎。所以，怀孕后，孕妈妈还是不要再继续戴隐形眼镜了。其实，这时孕妈妈已经发现，眼球变得滑腻腻的，隐形眼镜越来越难戴上去了。

### 什么时候可以再戴

最好产后3个月再重新配戴。一定要戴时，选择日抛型，要严格做好镜片清洁保养工作。只要稍有不适症状就要尽快找眼科医生诊治，切勿持拖延心态。

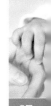

# 第 68 天 孕妈妈上下班路上的安全攻略

第 10 周第 5 天

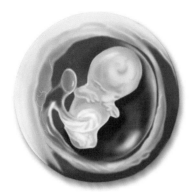

### 🐟 舌头完全成形

胎宝宝的舌头已完全成形。外耳即将完成发育过程。手掌也已经基本成形，柔嫩的小手指之间还有一层薄薄的皮肤相连，就像鸭蹼一样。脚趾之间已经没有蹼，并且看起来比以前长了。

孕妈妈虽然已经知道少到人多的地方去，但是上班或者出行总是难以避免。现在就让我们来预习一下上班路上可能遇到的种种隐患，为胎宝宝做好保卫预案。

## 为上下班路上做好充分准备

仍然在上班的孕妈妈要意识到上下班路上的安全问题。首先，准爸爸如果有时间，最好陪同孕妈妈上班，下班时准时去接；如果没有时间，准爸爸最好打电话嘱咐一下孕妈妈，告诉她不要着急……也可以上网查一下路况，告诉孕妈妈怎样走不堵车。

如果孕妈妈只能独自上下班，最好提前出门，不要在路上过于匆忙。走路的时候要小心，步子稳一点，不要走太快。如果开车上下班则要注意力集中，注意交通安全。

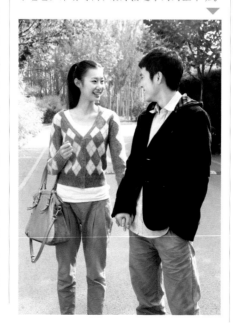

准爸爸如果有时间，最好接送孕妈妈上下班。

### 🐟 上下班的安全小攻略

**步行一族**

孕妈妈单位离家不太远的话，步行上班可以健身。但步行的时间不宜过长，以不超过 30 分钟为宜，且行走速度不能太快，以免摔倒。而且，孕妈妈还要眼观六路，如果对面有行色匆匆的行人，要提前避让。

**自行车一族**

孕中期是最适宜孕妈妈骑自行车上班的时间段，因为此时胎盘发育已基本完成，不易引发流产；孕早期骑自行车容易因腿部用力过大而引发流产；孕晚期骑自行车容易引发胎膜破裂。条件合适的孕妈妈，可以在孕 4~7 月骑自行车上下班。

**公共交通一族**

尽量避开上下班乘车高峰期，以免人流拥挤。车上人多时，应主动向别人要座位，以免紧急刹车时失去平衡而摔倒。尽量选择前面的座位，以减少颠簸；到站后，要等车停稳后再下车。

**自驾车一族**

避免安全带直接勒压腹部，应将其贴在耻骨、腹股沟的位置。驾驶姿势不能过于前倾，以免腹部受到压迫。避免紧急制动、紧急转向。

# 第 69~70 天　孕妈妈多吃鱼，宝宝更聪明

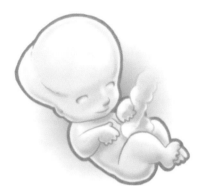

第 10 周 第 6~7 天

### 🐟 尾巴消失了

胎宝宝尾巴消失，眼睑开始合拢，眼睛半闭着。手指与脚趾间的蹼消失了。覆盖胎宝宝的外胚层将被细胞层（将发育成胎宝宝皮肤）所代替。胎宝宝的肠开始移动，但大部分还留在脐带里。

孕妈妈吃鱼越多，怀孕足月的可能性越大，出生时的宝宝也会比一般宝宝更健康、更聪明。

## 鱼肉富含丰富营养

　　鱼肉的蛋白质丰富，含有人类必需的氨基酸，属于优质蛋白质，且易于消化，其消化率高达85%~95%。鱼肉中还含有丰富的维生素 A、维生素 D，矿物质含量也很高，常见的钙、磷、铁、锌、碘、钾等均很多。而且鱼的脂肪含量少，但质量高，鱼油多为不饱和脂肪酸，不仅可预防心血管病，还有利于神经系统发育。

　　鱼类体内有一种特殊脂肪酸，与人体大脑中的"开心激素"有关，孕妈妈常吃鱼可维持"开心激素"的浓度处于正常状态，使孕期保持好心情，有助于优生优育。

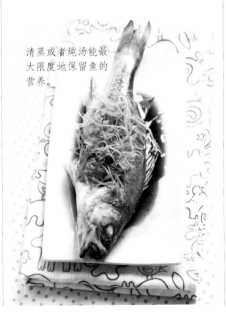

清蒸或者炖汤能最大限度地保留鱼的营养。

### 吃鱼促进脑细胞发育

胎宝宝的脑细胞发育有两个高峰期，一个是孕早期，另一个是孕晚期至出生后 2 周岁。此时脑细胞分裂、增长特别迅速，需要的营养物质多，是补充 DHA 和 EPA 的良好时机，而鱼肉中 DHA、EPA 含量丰富，所以，孕妈妈多吃鱼对胎宝宝大脑发育有极大的好处。

### 科学吃鱼有讲究

淡水鱼里常见的鲈鱼、鲫鱼、草鱼、鲢鱼、黑鱼，深海鱼里的三文鱼、鳟鱼、左口鱼、黄花鱼、鳕鱼、海鳗等，都是不错的选择。

孕妈妈尽量吃不同种类的鱼，不要只吃一种鱼。保留营养最佳的方式就是清蒸。用新鲜的鱼炖汤，也是保留营养的好方法，并且特别易于消化。

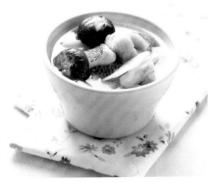

炖鱼时可以加点生姜，祛除腥味，也能提鲜。

孕 3 月　有一张轮廓清晰的脸了

# 第11周（71~77天）

**腰身变得丰满，孕妈妈越来越有孕相啦！**

现在早孕反应有所减轻，再过一阵，恶心呕吐、食欲缺乏的现象就会缓解甚至消失。子宫还在不断增大，而且本周将突出骨盆腔，用手轻轻触摸耻骨上缘，会感觉到子宫的存在。孕妈妈的腰部看起来明显变粗了，但此时腹部隆起还不明显，还不用穿孕妇装。

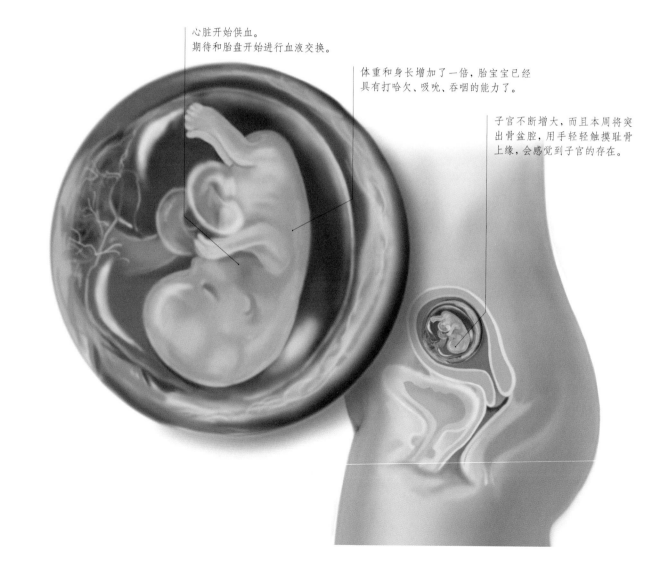

心脏开始供血。
期待和胎盘开始进行血液交换。

体重和身长增加了一倍，胎宝宝已经具有打哈欠、吸吮、吞咽的能力了。

子宫不断增大，而且本周将突出骨盆腔，用手轻轻触摸耻骨上缘，会感觉到子宫的存在。

图解胎儿发育280天

# 第71~72天 孕妈妈做家务时要小心

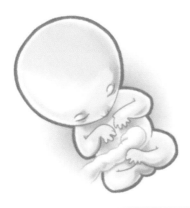

第11周 第1~2天

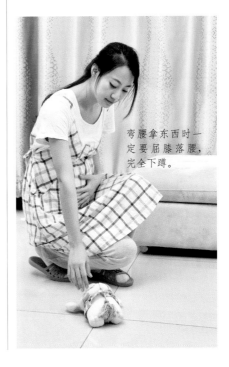购物时要避免发生危险

### 🐟 头部占身长的一半

现在，胎宝宝头部变圆，占身长的一半。光看外生殖器还不能辨别胎宝宝的性别。现在，胎宝宝的脸看起来又扁又平，双眼分得很开。

对孕妈妈而言，日常活动的姿势不正确易引起整个身体的疲劳与不适。因此，孕妈妈必须保持正确的姿势，充分注意日常的动作。

## 做家务要小心

洗衣：洗衣时不要用搓衣板顶着腹部，以免胎宝宝受压；不宜使用洗衣粉，最好使用性质温和的洗衣液，使用温水；晾晒衣服时不要向上用力伸腰，晾衣绳尽量低一些。

打扫：可以从事一般的擦抹家具和扫地、拖地等劳作，但不可登高，不可上窗台擦玻璃，更不要搬抬笨重家具。擦抹家具时，尽量不要弯腰，妊娠晚期更不可弯腰干活，拖地板不可用力过猛，打扫卫生时避免使用冷水。

拿东西：将放在地上的东西拿起或放下时，注意不要压迫腹部。要屈膝落腰、完全下蹲、单腿跪下，拿住东西，伸直双膝站起来。

做饭：尽量不要把手直接浸入冷水中，尤其是在冬、春季节更应注意，孕妈妈着凉、受寒都对胎宝宝不好。炒菜时，油温不要过高。早孕反应严重时不要到厨房去，以免加重恶心、呕吐症状。

购物：购物时一定要有人陪同，不去人流拥挤的超市或者市场购物，一次性购物要注意不要太多，重物不要亲自提，注意避让来往的行人，尤其是横冲直撞的小孩子。

购物会使孕妈妈的心情舒畅，感到放松，而且逛街等于散步，也是一种很好的锻炼。但也要注意安全，不可大意。

✿ 不要行走过多，行走速度不宜快，更不要穿高跟鞋。

✿ 一次购物不宜多，需要有家人帮忙提重物。

✿ 不要在人流高峰时间出去搭乘公交车，不宜到人群过于拥挤的市场去。

弯腰拿东西时一定要屈膝落腰，完全下蹲。

孕3月　有一张轮廓清晰的脸了

# 第 73~74 天 远离有毒物质，保证胎宝宝的安全

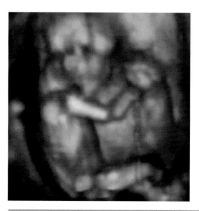

第 11 周 第 3~4 天

### 🐟 皮肤在增厚

胎宝宝的双眼仍分得很开，不过在头部完成其发育之前这只是个短暂现象。胎宝宝的身体继续伸展，躯干及姿势都变得更直。胎宝宝的皮肤慢慢在增厚，并且变得不那么透明了。

孕妈妈在怀孕期间，要远离可能包含有毒物质的地方，例如刚装修完的新房，刚喷洒完农药的草坪等。

## 汽油味

难闻的汽油味会使孕妈妈感到头晕、恶心、呕吐、烦躁，不但会影响食欲，而且会严重影响孕妈妈的精神状态。

在交通运输行业应用的汽油中还加入了一定量的四乙基铅，汽油燃烧时释放的铅随废气排入大气中。孕期接触微量铅，即可造成胎宝宝生长发育明显抑制，神经系统也同样受连累，出生后的宝宝体重明显较轻，智力较未受到铅侵害的母亲所生的宝宝差。

## 农药

农药是一种毒性很强的化学药品，妊娠期若不断接触农药等刺激性化学药品，会影响胎宝宝的中枢神经系统发育及性腺的分化，造成胎宝宝生长发育迟缓及出生后可能发生器官功能障碍，生活能力低下，不易喂养且易患病。

## 放射线

放射线能够穿透人体，使组织细胞和体液发生物理与化学变化，引起不同程度的损伤。胚胎或胎宝宝对 X 线及各种射线敏感性更高，严重时可能会出现致畸、严重智力低下、致癌等。

在生活中，我们很少接触工业用的料位计、核子秤等放射线源，但从事这种工作的孕妈妈一定要做好孕前排毒的工作，孕期暂离岗位。花岗石、大理石或矿渣砖等，含有一定成分的放射性氡及其子体。许多烟叶含有放射性同位素如镭 -226、钋 -210、铅 -210 等，孕妈妈一定要注意。

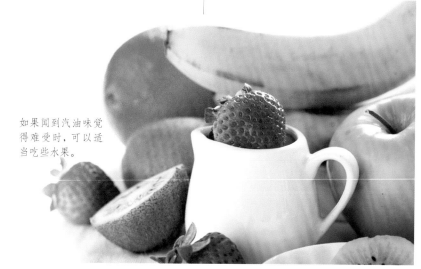

如果闻到汽油味觉得难受时，可以适当吃些水果。

# 第 75~77 天 双胞胎孕妈妈如何保护胎宝宝

第 11 周 第 5~7 天

### 🐛 生殖器官开始发育

胎宝宝的骨骼及肌肉生长迅速，身体比例越来越接近新生儿的比例。女胎宝宝阴道开始发育，男胎宝宝阴茎可辨认出来。胎宝宝姿势看起来更直了。

双胞胎孕妈妈担负着更多的责任和风险，需要更充足的营养和休息。双胞胎孕妈妈与单胞胎孕妈妈相比，发生意外情况的概率要大，所以双胞胎孕妈妈要格外注意自己和胎宝宝的安全。

## 预防意外情况

双胞胎孕妈妈易出现合并高血压病、仰卧位低血压综合征及胎宝宝宫内生长迟缓等，所以一定要定期进行产检，发现情况及时治疗。孕 28~37 周，卧床姿势最好采取左侧卧，还要特别注意避免劳累，多卧床休息，这对减轻压迫症状，增加子宫的血流量，预防早产都有好处。若出现了先兆流产征兆，要及时住院接受治疗。由于双胞胎导致子宫过度膨大，往往难以维持到足月而提前分娩。所以，双胞胎孕妈妈需提前住院。

## 营养需求更多

双胞胎孕妈妈需要更多的热量来满足胎宝宝的需要。根据专家建议，怀双胞胎的孕妈妈每天应该摄取 3500 千卡热量，要摄入足够的蛋白质、维生素，还要加服铁剂、钙剂、叶酸，以免发生贫血。当然，在具体服用铁剂和钙剂之前还需要咨询医生。双胞胎孕妈妈要服用一些维生素补充剂，还要补充镁和锌元素，因为镁能使肌肉放松，可以降低早产的概率，而锌则可以帮双胞胎孕妈妈抵抗细菌和病毒感染。

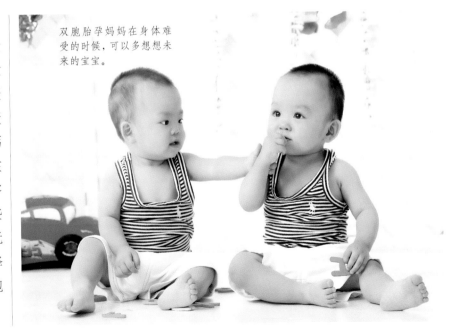

双胞胎孕妈妈在身体难受的时候，可以多想想未来的宝宝。

孕 3 月 有一张轮廓清晰的脸了

73

# 第12周（78~84天）

**孕吐开始减轻，就要进入较舒服的孕中期啦！**

恶心、呕吐、疲劳、嗜睡的症状已经减轻了许多，孕妈妈将会感到精力充沛，食欲开始增加。这时你可能看到，在你的小腹部从肚脐到耻骨还会出现一条垂直的黑褐色妊娠线。孕妈妈这个时候可以放松心情，以平和的心态迎接即将到来的、相对舒服的孕中期。

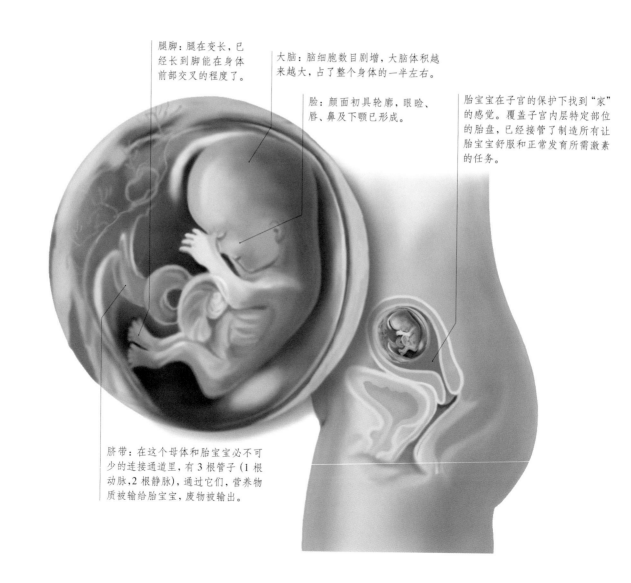

腿脚：腿在变长，已经长到脚能在身体前部交叉的程度了。

大脑：脑细胞数目剧增，大脑体积越来越大，占了整个身体的一半左右。

脸：颜面初具轮廓，眼睑、唇、鼻及下颚已形成。

胎宝宝在子宫的保护下找到"家"的感觉。覆盖子宫内层特定部位的胎盘，已经接管了制造所有让胎宝宝舒服和正常发育所需激素的任务。

脐带：在这个母体和胎宝宝必不可少的连接通道里，有3根管子（1根动脉，2根静脉），通过它们，营养物质被输给胎宝宝，废物被输出。

# 第78~79天 吃酸有讲究

第12周 第1~2天

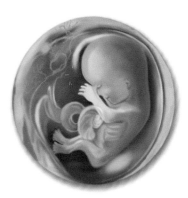

### 🐟 声带正在形成

胎宝宝的声带正在形成，虽然它很快就会发育完善，可是胎宝宝还不能发出声音。只有离开妈妈的身体，呼吸到第一口新鲜的空气，胎宝宝才能发出最美妙的声音。

怀孕后，胎盘分泌的某些物质有抑制胃酸分泌的作用，导致消化酶活性降低，影响孕妈妈食欲，因此很多孕妈妈都爱吃酸味食物来开胃。

### 🐟 哪些酸味能吃，哪些不能吃

人工腌制的酸菜、醋制品虽然有一定的酸味，但维生素、蛋白质等多种营养几乎丧失殆尽，而且腌菜中的致癌物质亚硝酸盐含量较高，过多食用显然对母体、胎宝宝的健康无益。所以，喜吃酸食的孕妈妈，最好选择既有酸味又营养丰富的西红柿、樱桃、杨梅、石榴、橘子、酸枣、葡萄、青苹果等新鲜蔬果。

## 孕妈妈吃酸好处多

孕妈妈嗜酸有益，因为酸味食物可刺激胃液分泌，提高消化酶的作用，促进胃肠蠕动，改善孕期内分泌变化带来的食欲下降以及消化功能不佳的状况。酸性食物可提高钙、铁和维生素C的吸收率，有助于胎宝宝骨骼、脑及全身器官的发育。构成骨骼的主要成分是钙，但是要使游离钙形成钙盐在骨骼中沉积下来，必须有酸性物质参与。多吃酸性食物有利于铁的吸收，促进血红蛋白的生成。维生素C可增强母体的抵抗力，促进孕妈妈对铁质的吸收，而富含维生素C的食物大多数呈酸性。

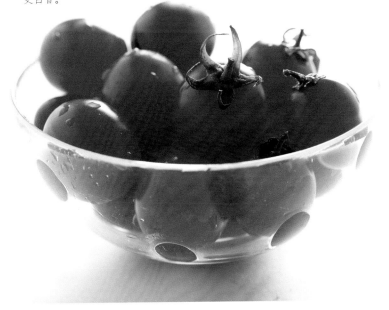

孕妈妈可以将小西红柿作为水果食用，会使宝宝皮肤更白皙。

# 第 80~81 天 为宝宝办理"通行证"

第12周第3~4天

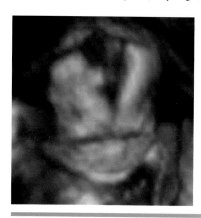

### 会张开嘴巴

胎宝宝的大脑发育已经基本成形，只是它还会不断地变大。有时候，胎宝宝还会好奇地张开嘴巴。通过嘴巴的张合，不停地吞咽和吐出羊水以获取氧气。

生个宝宝可不是简单的事情，不仅仅是孕妈妈十月怀胎、一朝分娩的问题，对于整个家庭，乃至社会，都是有影响的。为了宝宝将来顺利地进入社会，有些事情是需要提前计划并及时办理的。

## 怀孕初期就要办准生证

"准生证"就是生育服务证，这是宝宝的第一个证件，在刚刚怀上宝宝的时候就应该着手去办了。别以为这张证明可有可无，它可是宝宝降临到这个世界的合法"通行证"，之后宝宝的出生、上户口及其他的福利都和它有着密切的关系。

## 宝宝一出生就要报户口

宝宝出生后，家里就多了一名家庭成员，按照户口管理法，这时应该给宝宝上户口了，使他在法律上正式成为家中一员。只有在及时申报宝宝户口后，各种医疗保健、福利才会随之而来，让宝宝享受到应有的权利。所以爸爸妈妈千万别忽略了这件事。申报户口要带齐必要的证明，按目前城乡申报户口的规定和计划生育管理条例，必须携带以下证件：计划生育部门颁发的准生证、医院签发的《出生医学证明》、户口本。

办理程序：到户口所属的派出所户口申报处申报户口时，应详细填写户口申请单，进行户口登记，交纳一定的手续费后，宝宝的大名就添加在户口本上了。

### 入院待产期间填写《出生医学证明自填单》

孕妈妈在入院的时候，医院会要求填写《出生医学证明自填单》，为即将到来的宝宝做好填写《出生医学证明》的准备。出生证是宝宝的第一份人生档案。

填写《出生医学证明自填单》时一定要认真仔细，因为一经填写、打印，就不得更改；当收到医院出示的《出生医学证明》后要认真核对。如发现有填写错误时，应及时向医院申请换发。《出生医学证明》严禁涂改，一旦涂改，视为无效；《出生医学证明》是宝宝的有效法律凭证，要妥善保管。

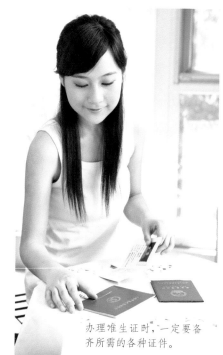

办理准生证时，一定要备齐所需的各种证件。

# 第82天 警惕孕期抑郁症

第12周第5天

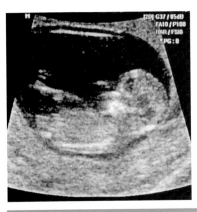

### 个头小得像拇指姑娘

如果你的胎宝宝是个活泼好动的宝宝，那他就会在温暖的子宫里自由地玩耍。可是因为他现在的个头小得像拇指姑娘一样，所以孕妈妈还感觉不到胎动。

也许正因为人们都坚信，怀孕对女人来说是一种幸福，所以连妇科医生都忽视了对孕期抑郁症的诊断和治疗。

## 导致孕期抑郁症的原因

激素的变化将使你比以往更容易感觉焦虑，因此当你开始感觉比以往更易焦虑和抑郁时，应注意提醒自己，以免为此陷入痛苦和失望的情绪中不能自拔。家族或个人的抑郁史是导致孕期抑郁的诱因。如果你的家族或你本人曾有过抑郁史，那么当你怀孕时，就更容易患上孕期抑郁症。另外，人际关系方面出现问题，也是女人在孕期和产后患抑郁症的主要原因之一。当你与配偶的关系紧张却长期得不到解决时，就很有可能会产生抑郁症。

## 孕期抑郁症的症状

如果在一段时间（至少2周）内有以下4种或4种以上的症状，则表明你可能已患有孕期抑郁症。如果其中的1种或2种情况近期特别困扰你，则应该引起你的高度重视。

▶不能集中注意力。

▶极端易怒。

▶睡眠不好。

▶非常容易疲劳，或有持续的疲劳感。

▶不停地想吃东西或者毫无食欲。

▶持续的情绪低落，想哭。

▶对什么都不感兴趣。

▶情绪起伏很大，喜怒无常。

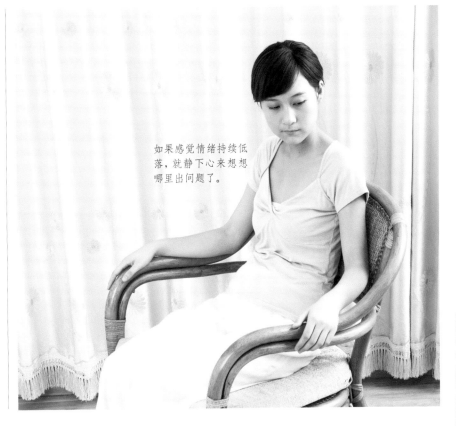

如果感觉情绪持续低落，就静下心来想想哪里出问题了。

# 第83天 孕妈妈可去医院建档了

建档时要准备哪些证件，一定要提前去建档医院问清楚。

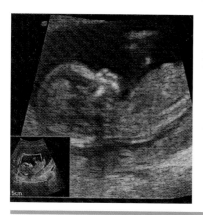

第12周第6天

### 🐟 上腭中多骨部分形成

胎宝宝向真正的小人儿又迈进了一步。他的上腭中坚硬多骨的部分完全形成，它把嘴巴和鼻子分开，这样宝宝出生后就可以同时呼吸和进食了。

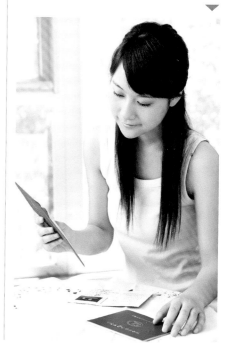

目前大多数医院都要求孕妈妈提前确定在哪里分娩，方便在医院建档。各家医院都有一个最后期限，比如28周之前必须确定。在建档前需要准备好各种档案和证件，最好提前向你的产检医生咨询清楚。

## 建档有什么好处

医院为孕妇建个人病历，主要是为了能够更全面地了解孕妈妈的身体状况以及胎宝宝的发育情况，以便更好地应对孕期发生的状况，并且为以后的分娩做好准备。因此最好能够提前确定自己的分娩医院，并且在同一家医院进行产检。而且建档后，每次去医院不用自己带着一大沓检查结果跑来跑去，只用带着自己的病历卡，挂号后护士会把你的病历直接送到大夫手中，省去很多不必要的麻烦。

## 🐟 如何建档

建档首先要符合建档的条件，然后要根据自己的实际情况选择合适的医院。

### 建档条件

正常情况下，只要第一次检查的结果符合要求，医院就会允许建病历。如果从其他的医院转过来，虽然可以带着原来医院的化验单，但不全的项目，必须要在新医院重新补做，合格后才可以建病历（此病历不同于门诊的病历）。

### 怎么选择建档医院

离家近点。到最后快要生产的时候，大多数孕妈妈都在家休假了，所以最好选择离家近的医院。

就医环境。专科医院比综合医院就医人员相对单纯，交叉感染的概率要小一点儿，环境也会更舒适。

病房条件和医生的整体素质。好一点儿的医生手法好一些，检查时会舒服一点儿。医生水平高，也能更好地保证母婴安全。

# 第84天 警惕食品添加剂

第12周 第7天

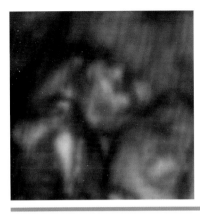

### 🐟 小鼻子已经发育好了

胎宝宝的小鼻子已经发育好了，通过它胎宝宝可以在妈妈的子宫里自由地呼吸着。和妈妈不同，胎宝宝吸入和呼出的是羊水，而不是空气。

有些食品添加剂会对胎宝宝造成危害，影响胎宝宝的发育，所以孕妈妈要谨慎选择含有食品添加剂的食物。最好少食用或不食用含有食品添加剂的食物。

## 认识食品添加剂

食品添加剂是为保持食物营养质量，增强食物色、香、味的非营养物质。食品添加剂主要包括防腐剂、抗氧化剂、漂白剂、膨松剂、着色剂、乳化剂、稳定剂和凝固剂、甜味剂、增稠剂、食品用香料等。

食品添加剂分为天然添加剂和化学合成添加剂。虽然很多人认为天然添加剂更安全，但事实证明这一结论太过乐观。食品添加剂是否安全，目前还没有权威的说法。只能说少量食用食品添加剂对人体无碍，无论哪种食品添加剂，都不是食品的天然成分，如使用不当，或长期、过量食用，都会对人体产生危害。

### 购买绿色有机食品

虽然合理食用食品添加剂不会对人体造成危害，但孕妈妈腹中的胎宝宝对各种物质都非常敏感，因此建议孕妈妈尽量购买绿色有机食品。绿色有机食品分为A级、AA级，其中A级食品可以添加有限的化学合成物质，但AA级绿色有机食品则不允许添加任何化学合成物质。

### 哪些食物易含食品添加剂

孕妈妈在购买食品和饮料的时候，要注意查看配料表，不买违规使用添加剂的商品。另外，味道浓郁、色彩艳丽的食品化学添加剂过多，建议孕妈妈尽量不购买、不食用。

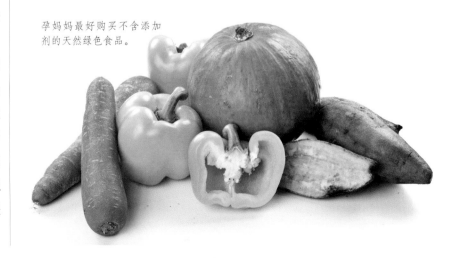

孕妈妈最好购买不含添加剂的天然绿色食品。

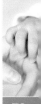

孕3月 有一张轮廓清晰的脸了

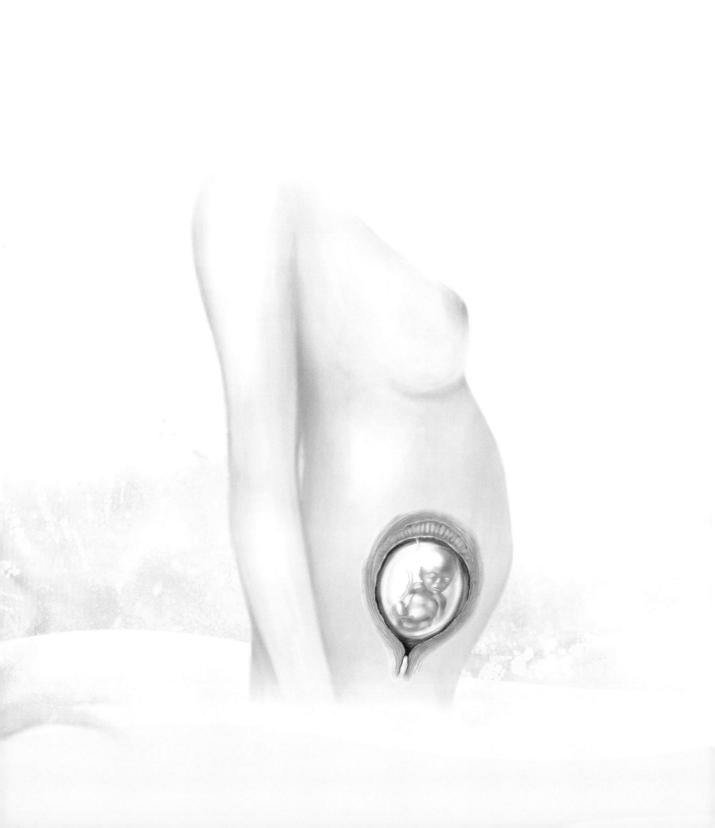

# 孕4月

## 羞答答地踢

　　孕妈妈已经度过了孕早期，开始进入较安全的孕中期，胎宝宝也变成一个漂亮的娃娃了。孕妈妈怀着美好、幸福的心情继续前行，与胎宝宝一起迎接每个崭新的日子吧！

# 第13周（85~91天）

**舒适的孕中期来啦，孕妈妈快乐起来吧！**

告别了难熬、紧张又令人有点激动的孕早期，从本周开始，孕妈妈就迎来了身体较为舒适的孕中期。这一周子宫又变得大了一些，子宫充满了骨盆并且开始不断向上生长进入腹腔。孕妈妈的体重可能有所增加，但如果早孕反应比较严重并且没有食欲的话，则体重增加不会很多，甚至可能会降低一些。

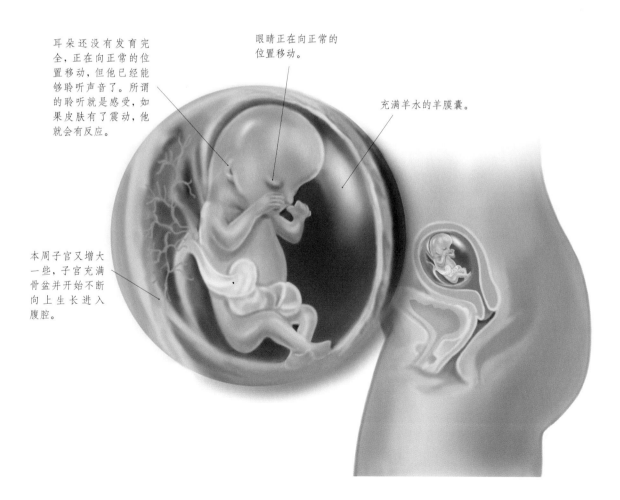

耳朵还没有发育完全，正在向正常的位置移动，但他已经能够聆听声音了。所谓的聆听就是感受，如果皮肤有了震动，他就会有反应。

眼睛正在向正常的位置移动。

充满羊水的羊膜囊。

本周子宫又增大一些，子宫充满骨盆并开始不断向上生长进入腹腔。

# 第85~86天 健康驾车小贴士

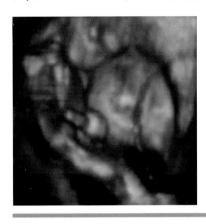

第13周 第1~2天

## 🐟 外生殖器已经发育完善了

胎宝宝的外生殖器已经发育完善，能够很清晰地辨别出是男孩还是女孩了。不管是王子还是公主，胎宝宝都是妈妈爸爸童话小屋里最尊贵的主角。

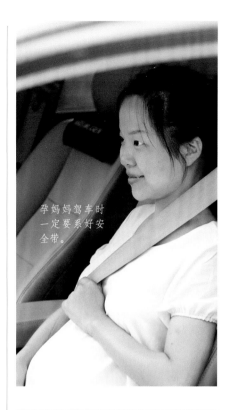

孕妈妈驾车时一定要系好安全带。

自驾族的孕妈妈要特别注意保护自己和胎宝宝的安全。希望下面的安全小贴士能帮助孕妈妈安全驾车，健康快乐地过好每一天。

## 孕妈妈驾车要谨慎

忌穿高跟鞋：孕妈妈平时走路不要再穿高跟鞋了，开车更是要忌讳。拖鞋、塑料底鞋也不可以穿，最好是穿运动鞋或者是布鞋，这样踩离合器或刹车才能更到位，也不会打滑。

盘起长发：开车时，一头乌黑亮丽的长发应该梳起来，尤其是在开着车窗的情况下更应该盘起来，因为车窗外的风很容易把头发吹乱，导致头发挡住视线。

避免车速过快：孕妈妈在开车的时候，尽量保持低速匀速，这样可以有效减少紧急制动、紧急转向。而高速行驶除本身具有危险性外，

还缩短了孕妈妈对紧急状况的反应时间，增加了紧急制动和紧急转向的使用频率，容易对孕妈妈和胎宝宝造成惊吓或伤害。

仪表台上不要放硬物：很多人都喜欢在车前方的仪表台上放很多东西，其实放这些东西不只使车内显得很凌乱，最关键的是一旦紧急刹车，很容易伤害到坐在前排的人，所以尽量不要在仪表台上放硬物。

定期做除菌处理：如果孕妈妈开车的时间很长，一定要定期去正规的汽车保养处做除臭杀菌护理。夏天常开空调，更要适时去更换空调滤心。

## 🐟 远离新车对胎宝宝的伤害

因为新车里面可能会有有毒气体如甲醛，会引起孕妈妈不适，也会危害腹中的胎宝宝，所以开新车前最好注意以下几点。

❀ 新车买回家后应该先开车门、车窗通风，使有毒气体尽量疏散挥发。

❀ 放些竹炭、菠萝等，可以吸收异味的东西。

❀ 孕妈妈开新车的时间不要过久。

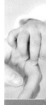

# 第 87~88 天 孕期饮食有禁忌

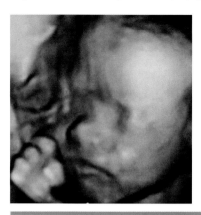

第 13 周 第 3~4 天

## 脾脏发育成形

现在胎宝宝的脾脏已经发育成形，它的形状像一朵奇怪的蘑菇。通过脾脏，胎宝宝可以清除自身老化的血细胞，并制造抗体提高自身免疫力。

经过了一个月左右的孕吐时光，孕妈妈终于守得云开见月明，突然发现自己对某些气味和食物不再讨厌了，即使吃些油腻的食物也不再有呕吐感了。

## 胃口大开

很多孕妈妈在孕早期被孕吐折磨得死去活来，甚至看见食物都会觉得恶心。可是，一旦孕吐结束，孕妈妈就会变得胃口大开，食欲好得似乎可以吞下一头牛。而且，孕妈妈在食量大增的同时，似乎对所有的食物都会表现出极大的热情。

## 吃东西要小心

如果此前要求孕妈妈不喝咖啡、不喝茶，不吃烧烤、火锅、麻辣烫，处于孕吐中的孕妈妈自然可以轻而易举地做到。可是，对于经历了那么长一段时间的孕吐，胃口终于好起来的孕妈妈来说，美食具有不可抵抗的诱惑。但是，无论如何，孕妈妈在饮食上都不能随心所欲。

辛辣食物：辛辣食物会加重孕妈妈消化不良和便秘、痔疮的症状，也会影响孕妈妈对胎儿营养的供给，甚至增加分娩的困难。

高糖食物：在孕期经常食用高糖食物，可能引起糖代谢紊乱，极易出现妊娠糖尿病，胎宝宝也可能成为巨大儿或大脑发育障碍患者。

不健康食物：少进食火腿、香肠、咸肉、腌鱼、咸菜等含有亚硝酸盐的腌制食品，不要吃熏烤食品如羊肉串等。少吃罐头及少喝饮料。洗蔬菜时注意以浸洗方法去掉残留农药。

## 饮食禁忌

✿ 忌滥用补药。再好的补药，也要经过人体代谢过程，增加肝肾负担，还有一定副作用，所以对孕妈妈和胎宝宝都会带来程度不一的影响。有的孕妈妈服了大量的蜂乳，导致严重腹泻，最终流产。孕期小腿抽筋，便常服维生素 A、维生素 D，结果造成维生素 A、维生素 D 过量，引起中毒。

✿ 忌热性食品。孕期不能吃热性食物，如羊肉、胡椒粉等。孕期进补，应遵循"宜凉忌热"的原则，即使是水果，也应吃性味平、凉之物，如西红柿、梨、桃子等。

✿ 忌滥用人参。怀孕后，月经停闭，脏腑经络之血注于冲任二脉以养胎，孕妈妈处于阴血偏虚，阳气相对偏盛状况。人参属大补元气之物，会使孕妈妈气盛阴耗，气有余则"推动"胎宝宝，使胎宝宝受损受危，不利于安胎。

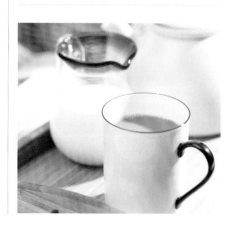

# 第 89~91 天 如何选购贴身衣物

第 13 周 第 5~7 天

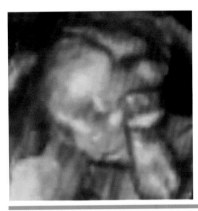

## 乳牙及牙槽形成

胎宝宝齿龈内全部 20 颗乳牙及牙槽形成。3 天后，胎宝宝的肠会形成褶，且长出连成一片的绒毛（位于肠内层用来吸收养分）。

整个孕期，孕妈妈的身体会发生明显的改变。从乳房变大到腹部隆起，这些变化让孕妈妈们伤透了脑筋。选购什么样的内衣才能让自己充满美丽"孕"味呢？

## 如何选购孕期贴身衣物

内衣面料：贴身内衣应选择纯天然质地的面料，如全棉或真丝的。因为怀孕时期的皮肤特别敏感，经常接触人造纤维的面料很容易过敏。当然，款式要宽松，穿着要舒适。

Tips：买内衣时只有亲自试穿，才能挑选出适合自己的款型。

文胸：发现胸部有改变即可开始换穿孕妇文胸。无钢圈文胸或运动型文胸较舒适，也可以选择可调整背扣的文胸，因为它可以依胸部变化来调整文胸的大小。最好选择支撑力较强的文胸，以免在孕期胸部变大后会自然下垂。在怀孕晚期可以考虑选择哺乳型文胸，为产后哺乳做准备，而且可以为垫吸乳垫留出足够的空间。布料最好选择吸汗、舒适且具有一定伸缩性的材质。

Tips：至少准备两三件。

内裤：怀孕之后，那些三角束身的、紧身的、收腹的内裤都要退居二线了，因为孕妈妈的腹部可是重点保护对象，一点儿委屈也受不得。现在有可以调节松紧带的内裤，特别方便，肚子大一点儿，就将松紧带拉得长一些。

Tips：可选择包腹式内裤，能够包覆肚子，保护孕妈妈的腹部，具有保暖效果。

### 戴文胸的正确方法

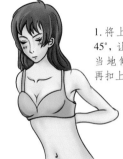

1. 将上身向前弯曲 45°，让乳房自然恰当地倾入罩杯内，再扣上背扣。

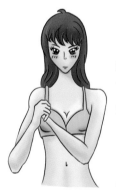

2. 用手将乳房完全托住放入罩杯，并把胸部侧边的肌肉充分推入罩杯内。

3. 肩带调至适当长度，肩部感觉自然舒适无压力即可。

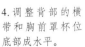

4. 调整背部的横带和胸前罩杯位底部成水平。

孕 4 月　羞答答地踢

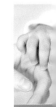

# 第14周（92~98天）

**腰身丰满起来，越来越有"孕"味了！**

孕妈妈的腰身看起来丰满了很多，体重也增加了。体内雌激素还在发挥作用，阴道和宫颈的分泌物一直在持续。此时乳房形状有所变化，基部向两侧扩张。孕妈妈有时感觉皮肤瘙痒，这是受激素影响的结果，不必忧虑。

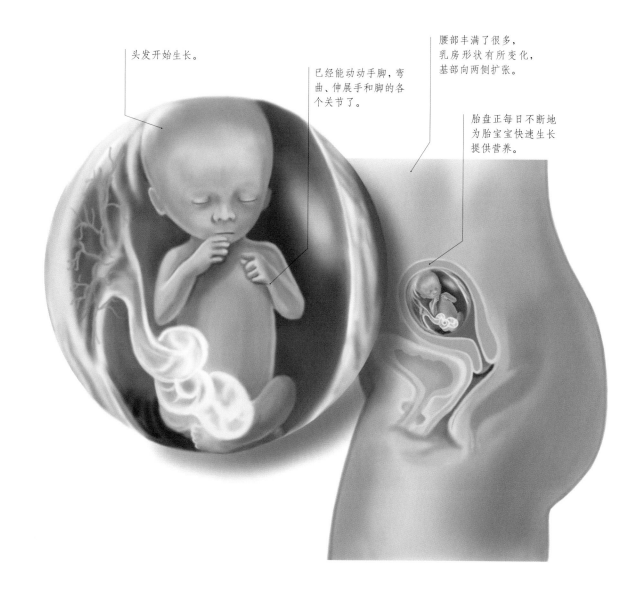

头发开始生长。

已经能动动手脚，弯曲、伸展手和脚的各个关节了。

腰部丰满了很多，乳房形状有所变化，基部向两侧扩张。

胎盘正每日不断地为胎宝宝快速生长提供营养。

# 第92~93天 为什么孕妈妈会头晕

第14周第1~2天

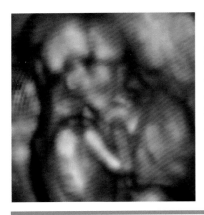

🐾 **胎宝宝开始练习呼吸**

胎宝宝在子宫里练习着呼吸运动，羊水被吸进肺里又被呼出。羊水对肺部中气囊的形成有着必不可少的作用。另外，胎宝宝的内脏基本都已经发育好，并开始工作，发挥它们的作用了。

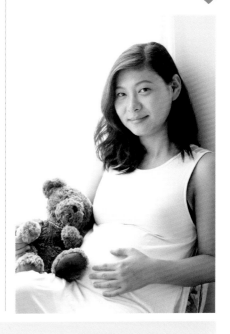

头晕时，孕妈妈可以适当休息，调整好身体状态。

由于妊娠使孕妈妈全身出现不同程度的生理变化，孕妈妈如果不能适应这些变化，或者本身体质较弱就会出现多种多样的症状。

## 头晕的原因

发生在孕早期的头晕，多无不良后果。妊娠后孕妈妈的自主神经系统失调，调节血管的运动神经不稳定，会在体位突然发生改变时，因短暂性脑缺血出现头晕等。由于妊娠，孕妈妈的血容量增加，以适应胎宝宝的生长需要。此时孕妈妈的血循环量可增加 20%~30%，其中血浆增加 40%，红细胞增加 20% 左右，血液相应地稀释，形成生理性贫血，使孕妈妈感到头晕。

妊娠反应引起进食少，常伴有低血糖，容易引起头晕。特别是在突然站起、长时间站立时更易发生。

## 🐾 如何预防头晕

为预防发生头晕的情况，孕妈妈应注意日常的生活细节。如果症状严重还要及时就医。

### 经常头晕应注意

若经常出现这种现象，就有患贫血、低血压、高血压、营养不良或心脏病的可能，应及时就医检查。

如果头晕发生在妊娠晚期，特别是伴有水肿、高血压等症状时，绝不能等闲视之，它常是某些严重并发症如子痫的先兆，应尽快就诊，否则后果极为严重。

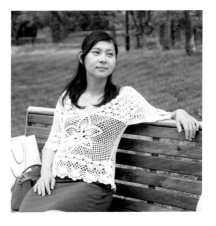

站立起身时速度要慢，并避免长时间站立。走路感到累时就要坐下来休息。

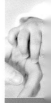

# 第94~95天 孕妈妈练习瑜伽好处多

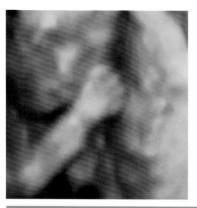

第14周 第3~4天

### 胎宝宝可以弹钢琴了

胎宝宝现在已相当活跃，因为他实在太小，所以在鹅蛋大的空间里也可以轻松地转动。而且胎宝宝的小手指现在可以自由活动了，如果现在有一架小钢琴，他一定会玩得不亦乐乎的。

孕期的运动以轻柔为主，很多孕妈妈都想到孕期瑜伽。的确，孕期瑜伽好处多多。但孕期瑜伽什么时候开始好呢？练习过程中又要注意什么呢？就让我们一起来看看吧。

## 如何安全练习瑜伽

在整个妊娠过程中，孕妈妈可以练习不同的瑜伽姿势，但必须以个人的需要和舒适度为准，瑜伽的练习因人而异，练习时如有不适感，应改用更适合自己的练习姿势。瑜伽并不是使怀孕和分娩更为安全顺利的唯一方式。分娩要消耗大量的体力，因此大多数孕妈妈在分娩来临前会有不安的情绪，这是很正常的现象，而练习瑜伽可以让这个过程变得相对轻松简单，并有助于孕妈妈在产前保持平和的心态。

### 也许你还不知道

从第4个月正式开始练瑜伽：在孕早期（孕1~3个月）阶段，因为胎盘的不稳定及妊娠反应等原因，孕妈妈做任何费力的动作常常会因不易坚持而最终放弃。而有过流产史的孕妈妈更不要轻举妄动。因此建议孕妈妈从怀孕第4个月开始进行锻炼。

### 练习瑜伽好处多

孕妈妈练习瑜伽可以增强体力和骨盆、肌肉张力，增强身体的平衡感，提高整个肌肉组织的柔韧度和灵活度。同时加快血液循环，还能够很好地控制呼吸。练习瑜伽还可以起到按摩身体内部器官的作用，有助于改善睡眠，让孕妈妈健康、舒适，形成积极健康的生活态度。瑜伽还能帮助孕妈妈进行自我调控，使身心合二为一。

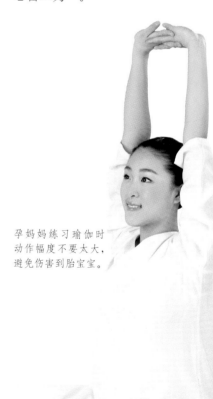

孕妈妈练习瑜伽时动作幅度不要太大，避免伤害到胎宝宝。

# 第 96~98 天 警惕坐骨神经痛

第 14 周 第 5~7 天

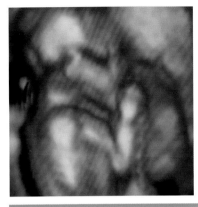

### 口部发育进展大

胎宝宝口部发育有很大进展。用来吮吸的肌肉使得双颊丰满起来。牙床在牙肉里已经出现，食道及气管已呈现出来，喉也开始形成。今天，胎宝宝的唾液腺开始发挥作用。

很多孕妈妈都会抱怨自己患有坐骨神经痛，严重的已经影响到她们正常的生活。还没有这个症状的孕妈妈也最好了解一下这方面的内容，做好预防措施。

患有坐骨神经痛的孕妈妈会觉得臀部疼痛、麻木，甚至伴随着针刺样的感觉，严重者会导致活动困难，比如不能站立、走动或翻身。

有坐骨神经痛的孕妈妈要注意休息，不要提拿重物。因为劳累只会加重孕妈妈盆骨压力，使病情加重。补充钙和 B 族维生素，可以避免骨质疏松和缓解坐骨神经痛。避免睡软床，坐骨神经痛是因为坐骨神经受压迫而导致的，硬板床可以为骨盆提供很好的支撑，避免孕妈妈的病情加重。如果孕妈妈的病情十分严重，感觉到疼痛难忍，则应该及时求医问诊。

### 也许你还不知道

**坐骨神经痛的原因**

了解引起坐骨神经痛的原因，才能预防和缓解已经发生的症状。

✿ 孕妈妈如果缺钙会引发坐骨神经痛。

✿ 孕妈妈如果缺 B 族维生素会引发坐骨神经痛。

✿ 不断增大的子宫压迫到坐骨神经，会引发孕妈妈坐骨神经痛。

孕妈妈在坐位时，在腰部垫一个枕头，可有效缓解坐骨神经痛。

### 孕妈妈的小疑问

**睡觉的时候，感到疼痛难忍，怎样才能缓解呢？**

睡觉时孕妈妈在腰下垫一个枕头，不仅可以缓解腰痛，还可以减轻子宫对坐骨神经的压迫。

### 特别提醒——别睡太软的床

很多孕妈妈喜欢睡软床，觉得这样舒服，会睡得更好。其实，睡软床对身体并不好，很容易引发坐骨神经痛。因为太软的床垫不能为身体尤其是骨盆提供很好的支撑，会增加身体自身的压力，而硬床则恰恰相反，可以为骨盆提供很好的支撑。

所以准爸爸最好检查一下家中的床，如果过软的话，要为孕妈妈更换掉，换上软硬适中的床垫。

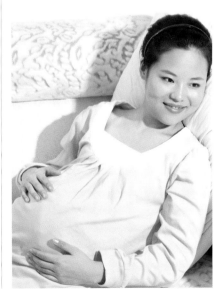

# 第15周（99~105天）

**轻一些、慢一些，时刻为胎宝宝保驾护航！**

本周子宫的循环血液增加，会使一部分母体血液分流到子宫，血压会有一定程度的下降，容易出现头晕。发生这种情况，要卧床休息，变换动作时要注意尽量缓慢。受雌激素的影响，此时孕妈妈的牙龈多有充血或出血，因此要做好牙齿保健。

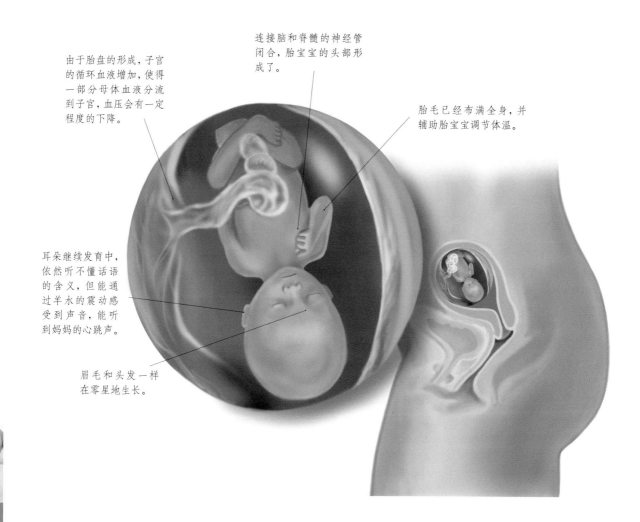

连接脑和脊髓的神经管闭合，胎宝宝的头部形成了。

由于胎盘的形成，子宫的循环血液增加，使得一部分母体血液分流到子宫，血压会有一定程度的下降。

胎毛已经布满全身，并辅助胎宝宝调节体温。

耳朵继续发育中，依然听不懂话语的含义，但能通过羊水的震动感受到声音，能听到妈妈的心跳声。

眉毛和头发一样在零星地生长。

# 第 99~100 天 怎样呵护乳房

第 15 周 第 1~2 天

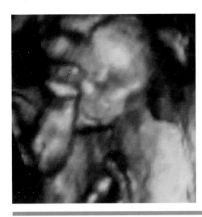

### 🐟 开始练习呼吸、吞咽和吮吸

胎宝宝已可以练习呼吸、吞咽及吮吸动作。部分羊水会被吸入胎宝宝体内，这些羊水将会被胎宝宝日趋成熟的消化道消化，就像以后加工食物那样。

好多妈妈都会抱怨，分娩之后乳房就不会这么完美了，一旦哺乳期结束，就松松垮垮地下垂。的确，如果不懂得好好爱护乳房，乳房就会"缩水"，孕妈妈要从现在开始就重视呵护乳房。

## 🐟 乳房按摩方法

由乳房周围向乳头旋转按摩，至乳房皮肤微红时止，最后提拉乳头 5~10 次。每天早晨起床和晚上睡觉前，分别用双手按摩 5~10 分钟，不仅可缓解孕期乳房的不适和为哺乳期做准备，还能在产后使乳房日趋丰满而有弹性。别等到哺乳期才开始做乳房按摩，孕妈妈如果能做好孕期的乳房按摩，就能确保乳汁充足，保证母乳喂养顺利进行哦！

✿ 方法 1：由外向里，用右手覆盖在左侧腋窝附近，然后从左向右按摩乳房。另一侧乳房按摩方向相反。

✿ 方法 2：由下向上，用右手由下向上轻轻按摩左侧乳房，再用左手由下向上轻轻按摩右侧乳房。

温馨提示：按摩时双手必须握住整个乳房，动作幅度要大，如感到乳腺团块从胸大肌上消失则有效，但严禁乱揉捏，以免乳腺受伤。

## 乳房保护方案

▶坚持支托：乳房日益增大，此时不能为了舒服和方便就不戴文胸了，要记住文胸的作用就是维持正常而又美观的乳房外形。所以一定要选购合适的文胸，并且坚持每天穿戴，包括哺乳期。注意文胸不能太紧也不能太松，太紧了不舒服且压迫乳房，太松了则起不到支撑的作用。

▶坚持清洁：清洁乳房不仅可以保持乳腺管的通畅，还有助于增加乳头的韧性，减少哺乳期乳头皲裂等并发症的发生。

▶坚持护理：如果乳房胀得难受，可以每天轻柔地按摩，以促进乳腺的发育，也可以采用热敷的方法来缓解疼痛。

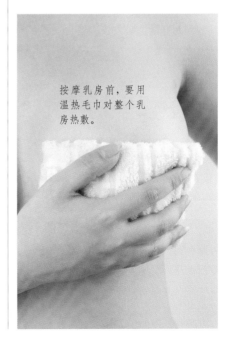

按摩乳房前，要用温热毛巾对整个乳房热敷。

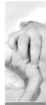

孕 4 月 羞答答地踢

# 第 101~102 天 只要妊娠，不要纹

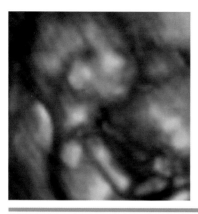

第 15 周 第 3~4 天

## 🐟 小人儿更加灵巧活泼了

胎宝宝持续的发育使得他比以往更加灵巧活泼，例如，他可以转头、张嘴和咂嘴唇。这对于一个只有 30 克左右的小人儿来说已经相当不错了。

大多数孕妈妈都会产生妊娠纹，妊娠纹产生后就不太可能完全消除，因此在孕期的预防工作就显得格外重要，建议孕妈妈从孕早期开始就采取以下的行动。

### 控制体重

如果孕妈妈孕期体重增长过快，皮下组织会被过分撑开，皮肤中的胶原蛋白弹性纤维断裂，就容易产生妊娠纹。因此孕妈妈适当控制体重，可以有效防止和减轻妊娠纹的产生。

建议：怀孕中后期每周增加体重 0.3~0.4 千克，整个孕期理想的体重增加值为 12 千克。

### 坚持按摩

适度按摩肌肤，尤其是按摩那些容易堆积脂肪产生妊娠纹的部位，如腹部、臀部下侧、腰臀之际、大腿内外侧、乳房、腋下等，可以有效地增加皮肤和肌肉的弹性，保持血流顺畅，避免过度撕拉皮肤中的胶原蛋白弹性纤维，减轻或阻止妊娠纹的产生。

在孕早期，妊娠纹还未出现时，孕妈妈要每天坚持按摩易产生妊娠纹的部位，最好配合抗妊娠纹按摩油或按摩乳液一起使用，效果会更好。

### 保持皮肤滋润

干燥的肌肤，皮肤被拉扯的感觉会格外强烈。孕早期，孕妈妈就可以选用适合体质的乳液，再做重点部位按摩。做肌肤的保湿护理，可增加肌肤的柔软度和弹性，使得皮肤组织在脂肪堆积扩张时，能够更加适应。

## 🐟 肚皮按摩方法

整个怀孕过程都可以"从左到右"抚摸，而"由上至下"抚摸只适合前 8 个月，8 个月后就换过来，"由下至上"抚摸，洗澡的时候也一定要这样，切记这里说的抚摸是不允许来回的。

按摩肚皮是一门学问，如果抚摸不当，很容易造成脐带绕颈，影响胎宝宝的健康发育。

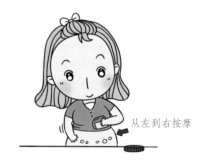

从左到右按摩

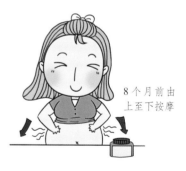

8 个月前由上至下按摩

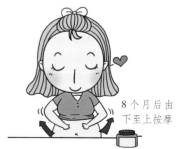

8 个月后由下至上按摩

# 第 103~105 天 明明白白做 B 超

第 15 周 第 5~7 天

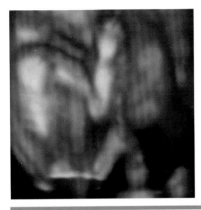

### 🐟 胎宝宝会踢腿了

在现阶段,胎宝宝的腿和脚都已经有了相当大的活动幅度,他会踢腿,把脚朝里转又朝外转,也会弯脚趾头或摇脚趾头。

一般来说,B 超对胎宝宝是安全的。但是根据国外的一些资料显示,照 B 超时间过长或过于频繁,对胎宝宝还是存在一定的影响。因此一般情况下,整个孕期孕妈妈只需做三四次 B 超就可以。

## 孕早期

在停经 6 周后,孕妈妈应通过 B 超确定宫内妊娠是否正常。例如宫腔内探查不到任何妊娠征象,而在子宫腔外探到异常的包块,结合其他的临床表现和实验室检查结果就可以考虑宫外孕的可能。

## 孕中期

在孕 16 周左右需要再做一次 B 超,可以了解胎宝宝生长发育的大体情况。在孕 22~24 周再复查一次 B 超,通过 B 超能够比较清晰地了解胎宝宝组织器官发育情况,从而了解胎宝宝是否存在畸形。如有畸形,此时终止妊娠,是比较适宜的。

## 孕晚期

从孕 36 周到预产期,为安全起见,可以做 B 超以明确羊水多少和胎盘的功能,以及胎宝宝有无脐带绕颈。如果有羊水过少、胎盘老化、胎宝宝脐带绕颈等情况,可根据具体情况剖宫产或自然分娩结束妊娠。

## 看懂 B 超单上的关键项

当拿到超声波检查报告单的时候,你对单子上的信息明白多少呢?医院超声检查报告单一般包括以下几方面:胎囊、胎头、胎心、胎动、胎盘、股骨。

▶胎囊:胎囊只在怀孕早期见到。

▶胎头:轮廓完整为正常,缺损、变形为异常,脑中线无移位和无脑积水为正常。

▶股骨长度:是胎宝宝大腿骨的长度。

▶胎心:有、强为正常,无、弱为异常。胎心频率正常为每分钟 120~160 次。

▶胎动:有、强为正常,无、弱可能是胎宝宝在睡眠中,也可能为异常。

▶胎盘:位置是胎盘在子宫壁的位置,胎盘的正常厚度应在 2.5~5 厘米。

### 孕妈妈的小疑问

**有必要做四维彩超吗?**

四维彩超是超声检查的一种,除了一般彩超的功能外,还可以进行胎儿头面部立体成像,可多角度、多方位地观察胎宝宝的生长发育情况。孕妈妈可以通过设备看到胎宝宝的音容笑貌,还可以把四维彩超做成艺术照,这将是一个很好的留念。孕妈妈可以根据自己的情况自行选择。

**特别提醒——四维彩超什么时候做最好**

怀孕 24~28 周是照四维彩超的最佳时间,因为这个时期胎儿结构已经形成,胎儿的大小以及羊水适中,在宫内的活动空间较大,胎儿骨骼回声影响比较小,图像也比较清晰。

# 第16周（106~112天）

**敏锐的孕妈妈，会感觉到胎宝宝的第一次胎动！**

孕早期的妊娠反应基本上已经消失了，此时的孕妈妈食欲特别好，还可能会对某一种食物偏爱有加。此时，大部分孕妈妈的肚子开始"显山露水"，只有少数身体瘦弱或身材高大的孕妈妈可能还看不出来。敏锐的孕妈妈在这一周会感觉到第一次胎动。

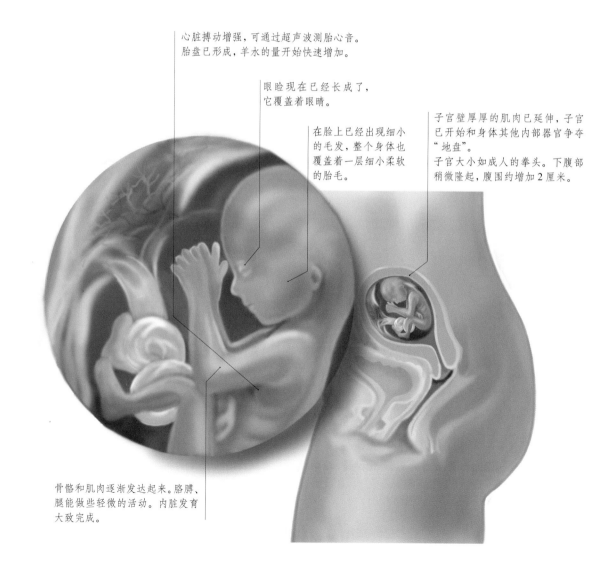

心脏搏动增强，可通过超声波测胎心音。
胎盘已形成，羊水的量开始快速增加。

眼睑现在已经长成了，
它覆盖着眼睛。

在脸上已经出现细小的毛发，整个身体也覆盖着一层细小柔软的胎毛。

子宫壁厚厚的肌肉已延伸，子宫已开始和身体其他内部器官争夺"地盘"。
子宫大小如成人的拳头。下腹部稍微隆起，腹围约增加2厘米。

骨骼和肌肉逐渐发达起来。胳膊、腿能做些轻微的活动。内脏发育大致完成。

# 第106~107天 高龄孕妈妈必做B超

第16周 第1~2天

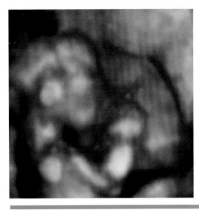

### 🐟 颈项变直

快速稳定的发育在这周里继续进行。两天后，胎宝宝的颈项会变直，这是因为有更多的骨头形成的缘故，背肌也会变得更强壮一些。

对高龄孕妈妈来说，最担心的就是生育一个不健康的宝宝。医生已经可以在孕妈妈怀孕5个月时及时发现许多引起先天性缺陷的遗传异常。有些情况可以在出生前或分娩后进行及时治疗。

## 高龄孕妈妈必须做的7项检查

▶监测血压。由于高龄孕妈妈容易出现妊娠期高血压，所以要在孕期定期监测血压，如果出现头痛、血压升高等情况，应尽快去医院诊治。

▶血糖筛查试验。高龄孕妈妈出现妊娠糖尿病的概率也较高。应在怀孕28周左右进行血糖筛查试验，这是发现妊娠糖尿病非常重要的方法，做此项检查显得尤为重要。

▶唐氏综合征筛查。通过抽取孕妈妈血清，计算生出先天缺陷胎儿的危险系数。

▶羊膜腔穿刺术。随着女性年龄的增加，胎宝宝出现染色体异常的概率增加，所以高龄孕妈妈应做羊膜腔穿刺，检测胎宝宝有无染色体异常。

▶B超检查。这是孕期常做的一项检查，高龄孕妈妈在怀孕期间至少要做两三次B超检查，不仅能了解胎宝宝的发育状况，还可以排除非常严重的畸形，例如心脏结构畸形等。

▶胎心监护。在怀孕的最后1个月，高龄孕妈妈要特别注意胎动情况，有条件者应每周做1次胎心监护，以了解胎宝宝在宫内的安危。

▶骨盆测量。在怀孕晚期，高龄孕妈妈应接受产科医生所做的骨盆测量，并结合胎宝宝的大小来决定分娩的方式和时机。

### 🐟 超声波的好处

✿ 可以确定是否怀孕。

✿ 检查是否发生宫外孕。

✿ 当预产期与子宫大小不符时，可以利用超声波得到更精确的信息。

✿ 可以确定更精准的分娩时间。

✿ 检查胎宝宝成长情况。

✿ 确定不明原因的出血。

✿ 可以确定胎宝宝在子宫内的姿势。

✿ 可以检查是否怀了多胞胎。

✿ 检查胎盘是否正常。

✿ 如果孕妈妈羊水减少或无法再产生羊水以确保胎宝宝所需时，利用超声波计算现有羊水量。

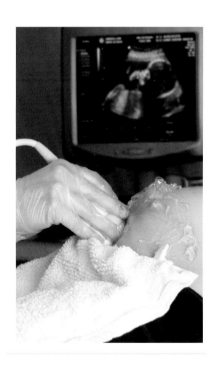

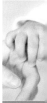

孕4月 羞答答地踢

95

# 第108~109天 摄入这些营养素，胎宝宝更健康

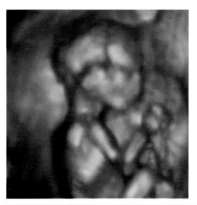

第16周 第3~4天

### 🐟 躯体发育加快

前段日子胎宝宝的脑袋发育得特别快，现在它已经趋于完善，所以发育的速度逐渐减慢。这个时候，躯体却在以前所未有的速度发育着。

现在是胎宝宝发育的关键时期，他每天以前所未有的速度成长，需要摄入丰富多样的营养。孕妈妈可以通过合理饮食补充营养素。

## 多吃含钙、维生素D、锌的食物

现在是胎宝宝长牙根的时期，对钙的需求量增加。如果供给不足，胎宝宝就会抢夺母亲体内储存的钙；缺钙严重时，胎宝宝也容易得"软骨病"。因此，继续补充维生素D和钙质，对宝宝拥有一口好牙极其重要，同时也有利于其骨骼发育。

含钙质丰富的食物有奶、奶制品、虾皮、芝麻酱、黄豆、萝卜缨。含维生素D丰富的食物有鱼肝油、动物肝脏、蛋黄、奶类（脱脂奶除外）、鱼、虾、口蘑、白萝卜等。

本月开始，孕妈妈需要增加锌的摄入量，缺锌会造成孕妈妈的嗅觉、味觉异常，食欲减退，消化和吸收功能不良，免疫力降低。富含锌的食物有生蚝、动物肝脏、口蘑、赤贝等，生蚝中含锌量尤其丰富，不过锌的摄入量每天不宜超过20毫克。

孕妈妈还需要补充足量的铁质，以预防孕期贫血现象。足量的B族维生素有助于孕妈妈及胎宝宝红细胞的形成。怀孕时由于胎宝宝须由母体吸取铁质，孕妈妈本身铁质储藏量很少，再加上血液的稀释，孕妈妈如果不多摄食含铁质的食物，就很容易罹患缺铁性贫血。

### 🐟 预防贫血很重要

铁质缺乏的贫血在怀孕期非常普遍，究其原因主要因为食物中缺乏铁质、慢性失血及怀孕期间铁质摄入不足。

孕妈妈可以对照一下自己的血液检查报告，看看自己有没有贫血。

普通女性：血色素12克/毫升
正常孕妇：血色素11克/毫升
轻度贫血：血色素10~11克/毫升
重度贫血：血色素<10克/毫升

**怎样预防贫血**

改善饮食，吃富含铁的食物，如动物肝脏（羊肝、猪肝）、动物血、豆制品、糯米、芹菜、海带、紫菜、木耳、蛋等。

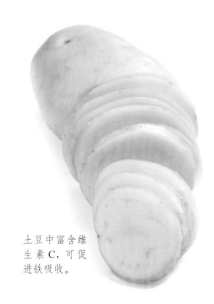

土豆中富含维生素C，可促进铁吸收。

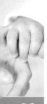

# 第 110~112 天 常做孕妇操，胎宝宝更强壮

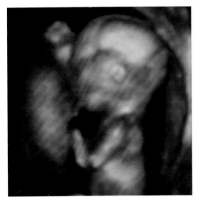

第 16 周第 5~7 天

### 🐟 胎宝宝茁壮成长

胎宝宝像春天雨后的竹笋，对生长有着急切和执著的热情。现在的胎宝宝，无论是身长还是体重都是两周前的 2 倍。孕妈妈要为胎宝宝做好营养储备，在胃口好的时候多吃一些。

孕中期开始到分娩前，胎宝宝的发育比较稳定，孕妈妈常做孕妇操，可以促进身体血液循环，增强腹部及骨盆肌肉力量，增加产力，减轻紧张情绪。选择一个合适的时间，放松一下心情，一起来做孕妇操吧！

## 强化会阴部的肌肉

动作一：仰卧，两腿交叉向内侧夹紧、紧闭肛门，收紧会阴肌肉，然后放松。重复 10 次后，把下面的腿搭到上面的腿上，再重复 10 次。此动作不宜久做，以免胎宝宝缺氧。

动作二：日常站立或坐着时，可随时做提肛运动。收紧会阴肌，像憋住大小便那样，5~10 秒后放松。每组重复 10 次。

## 腿部肌肉锻炼

坐在床沿或椅子上，两脚靠拢，平放在地面上，脚尖用力向上翘，呼吸 1 次后放松，恢复原状，反复进行。腿部运动每次持续约 1 分钟。

---

## 🐟 孕产专家贴心提醒

### 锻炼骨盆

✿ 动作一：坐在床上，双脚脚掌相贴，向身体靠近，坐直。双膝上下活动，宛如蝴蝶振翅，重复 10 次。

✿ 动作二：同一姿势，吸气伸直脊背，呼气身体稍向前倾，重复 10 次。双手分别放在两膝上，呼气时轻轻下压膝盖，吸气时慢慢收回，共做 10 次。

✿ 动作三：躺在床上，单膝屈起，膝盖慢慢向外侧放下，左右各 10 次。

✿ 动作四：双膝屈起，左右摇摆至床面，慢慢放松，左右各 10 次。

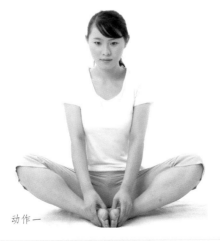

动作一

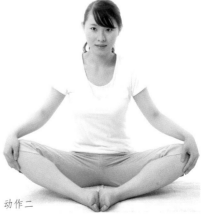

动作二

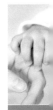

孕 4 月 羞答答地踢

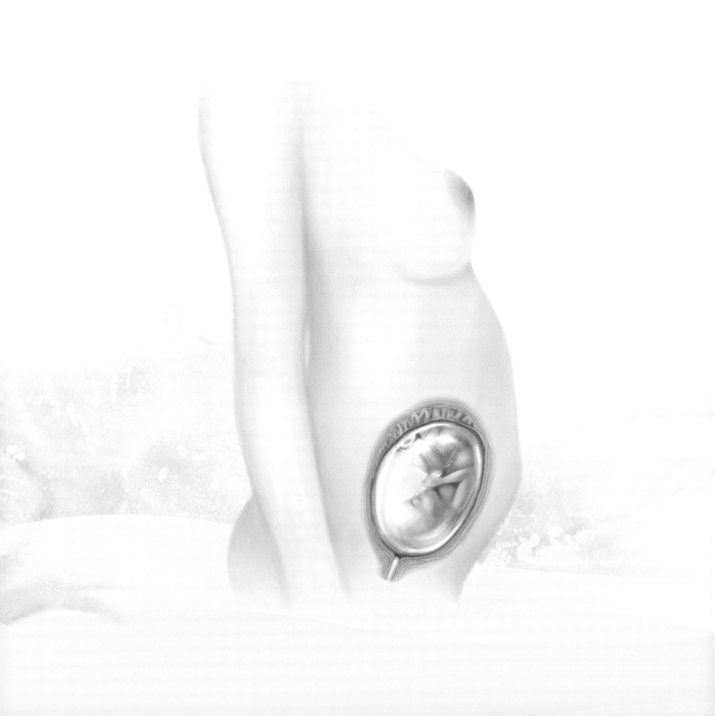

# 孕5月

## 大展拳脚

这个月，耐不住寂寞的小家伙终于爆发他的小宇宙了，他用尽全身的力气踢蹬着你的子宫，试图引起你的注意。幸福的孕妈妈，如果这是胎宝宝的第一次胎动，记得一定要及时回应啊！轻轻地拍拍他，摸摸他，聪明的小家伙也会非常兴奋的。

# 第17周（113~119天）

**爱情的果实逐渐增大，快来体味这甜蜜的幸福吧！**

现在孕妈妈的体重增加了 2~5 千克。子宫还在继续增大，有时孕妈妈会感到微微的腹胀或腹痛，这种疼痛是因为腹部韧带被抻拉引起的。子宫增大，还导致了胃肠上移，使孕妈妈饭后易出现胸闷、呼吸困难的情况。

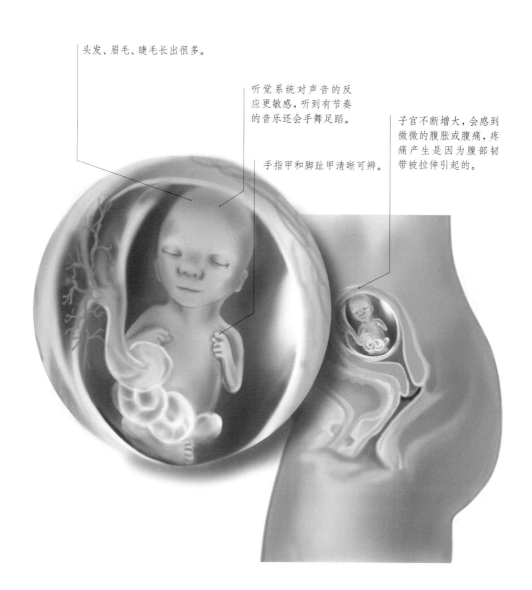

头发、眉毛、睫毛长出很多。

听觉系统对声音的反应更敏感，听到有节奏的音乐还会手舞足蹈。

手指甲和脚趾甲清晰可辨。

子宫不断增大，会感到微微的腹胀或腹痛，疼痛产生是因为腹部韧带被拉伸引起的。

# 第 113~114 天 胎动是宝宝给孕妈妈的信号

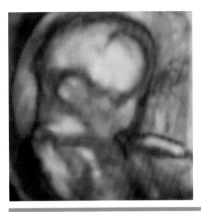

第 17 周 第 1~2 天

## 🐟 生长速度很快

这个月，胎宝宝的生长速度很快。现在，胎宝宝的身长快要达到出生时的一半了。现在孕妈妈能感到沉甸甸的腹部带来的充实感，孕妈妈没事的时候要多爱抚下胎宝宝，多和他说说话。

一般来说，孕妈妈在孕 18~20 周就能感觉到胎宝宝在肚子里蠕动了，在怀孕 28~38 周时是胎动最为活跃的时期。因为胎动是孕妈妈了解胎宝宝健康状况的最简易的方法，医生可能会要求你每天数一数胎动次数。

## 数胎动的方法

计数胎动时，孕妈妈最好采取左侧卧位的姿势，环境要保持安静，思想要集中，心情要平静，以确保测量的数据准确。每天早、中、晚各计数胎动 1 小时，将 3 次记录的胎动数相加后乘 4，就得到 12 小时的胎动次数。注意：若 12 小时胎动次数少于 20 次，就有异常的可能，若 12 小时胎动次数少于 10 次，或少于平时胎动平均数的 50%，则提示胎宝宝缺氧，所以一旦胎动减少，需立即就医。

不要试图与别的孕妈妈去比较胎动。每个胎宝宝就像新生儿一样，有自己的发展和活动的模式。有些比较活跃，有些比较安静。有些胎宝宝的胎动就像定时器一样准时，而有些根本就找不出任何规律。只要胎动没有急剧减少或中止，任何变化和差异都是正常的。

*孕妈妈数胎动时要保持环境的安静，集中注意力，这样测得的胎动才准确。* ▶

## 🐟 胎动频繁的时间

❀ 夜晚睡觉前：通常，胎宝宝在晚上动得最多，主要是因为孕妈妈往往在这个时间才能静下心来感受胎宝宝的胎动，所以会觉得动得特别多。

❀ 吃饭以后：孕妈妈体内血糖含量增加，胎宝宝也"吃饱喝足"有力气了，所以胎动会变得较频繁一些。

❀ 洗澡的时候：可能是因为在洗澡时孕妈妈会觉得比较愉悦，这种情绪会传达给胎宝宝，所以胎动会多一点。

❀ 听音乐的时候：受到音乐的刺激，胎宝宝会变得喜欢动，这是传达情绪的一种方法。

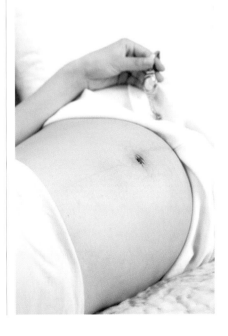

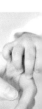

# 第115~116天 科学合理吃水果

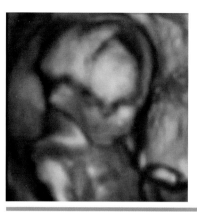

第17周 第3~4天

## 🔶 小脑袋抬起来了

如果现在胎宝宝的肌肉是一株牵牛花，那么他的骨骼就是一架墙梯，任其伸展攀缘。现在由于骨骼的坚固，胎宝宝的小脑袋不用再蜷缩在胸前了。

水果中含有丰富的维生素C，它不仅可以修补伤口，还可以激活白细胞，使之吞噬细菌，增强抗病能力。水果不论生食还是榨汁，都有利于维生素的吸收和利用。因此，很多孕妈妈都喜欢吃水果。

## 吃水果要适量

很多孕妈妈可能会听过来人说，多吃水果对胎宝宝的皮肤好。而且水果清甜可口，不仅具有美容护肤的效果，而且还有减少疾病、保持身材的功能。因此，很多孕妈妈虽然对主食和肉类有所忌惮，但对水果却可以敞开胃口，毫不客气。其实，适量地食用水果，对胎宝宝和孕妈妈都很有好处。可是过犹不及，过量食用水果会加重肠胃负担，引起胃酸、胃胀，严重的可导致腹泻。而且过量食用水果，会影响主食和蔬菜的摄入，导致孕妈妈营养缺乏。

## 别用水果替代蔬菜

不少孕妈妈喜欢吃水果，甚至还把水果当蔬菜吃。虽然水果和蔬菜都有丰富的维生素，但是两者还是有本质区别的。水果中的膳食纤维成分并不高，但是蔬菜里的膳食纤维成分却很高。过多地摄入水果，而不吃蔬菜，直接减少了孕妈妈膳食纤维的摄入量。并且部分水果的糖分含量很高，孕期饮食糖分含量过高，还可能引发孕妈妈妊娠糖尿病等并发症。

## 🔶 孕妈妈不宜吃的水果

✿ 山楂：山楂酸酸甜甜，可口消食，但它会引起宫缩，引发流产，即使是山楂制品也不例外，为防万一还是少吃为妙。如果想吃酸就选择西红柿、杨梅、樱桃、橘子、葡萄、苹果等新鲜水果吧。

✿ 荔枝、桂圆：从中医角度来说，怀孕之后，体质一般偏热，阴血往往不足。荔枝、桂圆是热性水果，过量食用容易产生便秘、口舌生疮等上火症状。有先兆流产的孕妈妈更应谨慎。

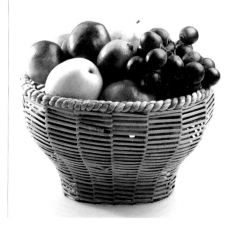

孕期每天吃半个苹果、十几个葡萄、一根香蕉，即可满足孕妈妈和胎宝宝的需要。

# 第 117~119 天 韧带疼痛是怎么回事

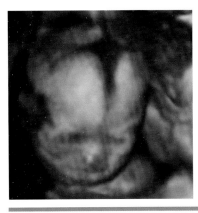

第 17 周 第 5~7 天

### 🐟 身体系统可正常运作

在胎盘和脐带的帮助下，胎宝宝的身体系统已能像新生儿那样运作。胎宝宝拥有其自身的循环，由心脏将血液泵向全身，现阶段，每天可泵出相当于 23.65 升的血量。

有韧带疼痛的孕妈妈行动一定要缓慢，不可猛然改变姿势。

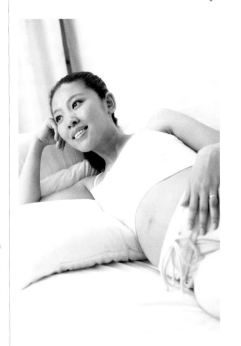

很多孕妈妈在孕中期会感觉到小腹部似牵扯的疼痛，到医院检查后也未发现子宫出血或其他流产先兆。其实如果孕妈妈了解了韧带疼痛是怎么一回事后，就不会如此担心了。

## 韧带疼痛

这种疼痛多发生于 14~20 周之间。这是因为孕中期孕妈妈的身体开始发生重大的变化，子宫、羊水、胎宝宝以前所未有的速度生长，其重量加大，使附着在子宫肌壁上的韧带过度拉伸，从而引起下腹部疼痛。在韧带拉长的过程中，痛感会伴随着孕妈妈的任何运动，如上床或翻身等。虽然这对胎宝宝不会有任何影响，但肯定让孕妈妈叫苦不迭。除此之外，韧带的过度拉伸还会引起腹股沟疼痛，这也是连系子宫和骨盆的韧带过度拉伸惹的祸。

孕妈妈在大笑、咳嗽、打喷嚏、拿东西和改变姿势时会有明显的疼痛感觉。好在这种疼痛也只是转瞬即逝，孕妈妈只要改变姿势就能有所缓解。

## 缓解招数

处于孕中期的孕妈妈如果有韧带疼痛的状况，切记行动要迟缓些，不可猛然改变姿势。如果疼痛严重，要注意卧床休息。如果韧带疼痛已经到影响孕妈妈休息的程度，则可以尝试用热敷的方法减轻疼痛。随着时间的推移，韧带会逐渐适应孕妈妈身体的变化，疼痛感自然也会逐渐消失。

早上起床前或晚上临睡前，平躺在床上，慢慢将双腿抬高，可以帮助锻炼韧带，增加韧带弹性。

变换姿势要缓慢，特别是由坐姿变成站姿和由躺姿变成坐姿时。

经常用热水袋热敷韧带和关节处，加以轻轻地按摩，可以缓解疼痛，增加韧带柔韧性。

多吃含有胶原蛋白的食物，增强肌肉弹性，比如多喝骨头汤。

孕妈妈也可以加强锻炼，做一些孕妇体操或瑜伽，以增加韧带的弹性，这样疼痛感会慢慢减轻，过一段时间会完全消失。

孕 5 月 大展拳脚

# 第18周（120~126天）

**沉甸甸的腹部，让孕妈妈感到格外的踏实、甜蜜！**

孕妈妈的臀部变得浑圆起来，腹部也更突出，走路显得稍微有些笨重。有些孕妈妈此时会出现鼻塞、鼻黏膜充血和鼻出血的状况，这与孕期内分泌变化有关，切忌自己滥用滴鼻液和抗过敏药物。

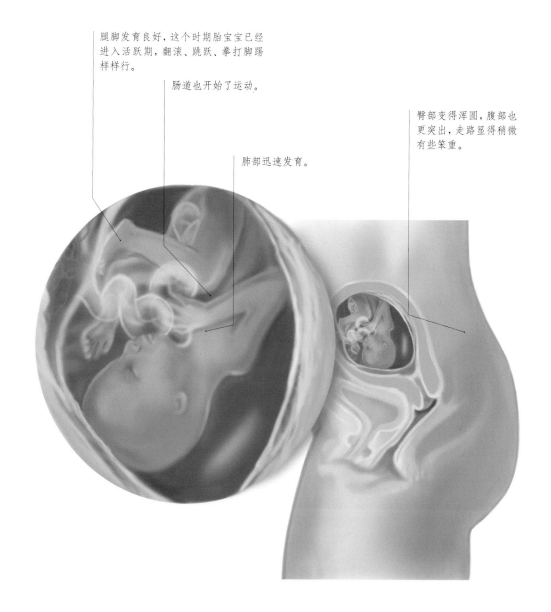

腿脚发育良好，这个时期胎宝宝已经进入活跃期，翻滚、跳跃、拳打脚踢样样行。

肠道也开始了运动。

肺部迅速发育。

臀部变得浑圆，腹部也更突出，走路显得稍微有些笨重。

# 第 120~121 天  孕妈妈补钙，胎宝宝更强壮

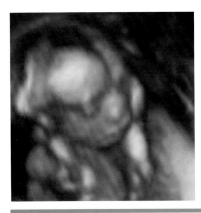

第 18 周 第 1~2 天

### 🐷 胎宝宝开始自娱自乐

在睡醒后的无聊时光里，胎宝宝开始练习吮吸和眨眼来自娱自乐。想象着他一边吸着手指一边眨眼的可爱模样，准爸爸孕妈妈一定会陷入幸福的海洋。

孕妈妈缺钙，易并发妊娠高血压综合征，甚至导致骨质软化、骨盆畸形而诱发难产。宝宝也易发生骨骼病变、生长迟缓、佝偻病以及新生儿脊髓炎等。

### 🐟 补钙的途径

✿ 孕妈妈要坚持每天适量补钙，可以选择钙片、碳酸钙颗粒或者液体钙。

✿ 多吃含钙量高的食物，例如牛奶、鸡蛋、排骨、虾皮等。

✿ 多去户外走动，多晒太阳，这样可以促进钙的吸收。

✿ 补钙也要"少食多餐"，这样更容易吸收。

✿ 草酸容易和钙结合为不被吸收的钙化物，因此应避免钙片与菠菜等含草酸的蔬菜同食。

✿ 减少盐的摄入，盐中的钠离子具有亲钙性，会携带钙质通过尿液流失。

## 缺钙的信号

处于特殊时期的孕妈妈身体担负着过多的重量，很容易疲劳。如果孕妈妈没有摄取足够的钙质，正处于发育中的胎宝宝就会通过脐带汲取孕妈妈骨骼中的钙质。这会导致孕妈妈血液和骨骼中的钙含量下降，促使其肌肉神经兴奋，从而发生抽筋的情况。

## 每日补钙量

因为孕妈妈不仅要为自身提供钙质，还要为胎宝宝的发育提供钙质。所以，孕妈妈每日至少要摄取1000毫克的钙质。

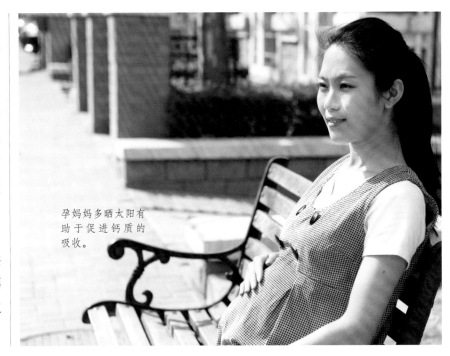

孕妈妈多晒太阳有助于促进钙质的吸收。

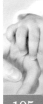

# 第 122~123 天 孕期水肿怎么办

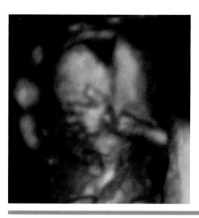

第 18 周 第 3~4 天

## 🐟 全身器官基本发育好

现在的胎宝宝全身的器官已经基本发育好，身高体重也发生了很大的变化。胎宝宝不再是拇指姑娘或大拇指汤姆，而是红薯王子或芒果公主。

到孕中期和孕后期，很多孕妈妈会被水肿困扰。一般来说，体重越重的孕妈妈水肿的程度会越严重，当然体重较轻的孕妈妈也不可幸免，只是程度相对较轻一些。

## 水肿的症状

开始时不表现水肿，而是表现体重增加过多、过快，每周增长超过 500 克，再进一步就会出现可凹性水肿，也就是水肿的部位压之出现凹陷而不能很快复原。一般由踝部开始，看起来像萝卜腿一样，逐渐上升至小腿、大腿、腹部甚至全身。

## 为何会出现水肿

孕期下肢毛细血管压力升高，滤过率增加，加上静脉压力升高，影响组织液回流，尤其站立或走路时间过长，可使水肿加重。

毛细血管通透性增加，尤其是子痫前期时，全身小动脉痉挛使毛细血管缺氧，血浆白蛋白及液体进入组织间隙导致水肿。内分泌影响，使肾小管对钠的吸收增加，使体内水钠潴留，引起水肿。血浆胶体渗透压降低，也就是血浆白蛋白下降，在蛋白质摄入不足或吸收不良时，尤其劳动负荷量过大时，易出现水肿。

## 🐟 水肿了怎么办

✿ 水肿会对孕妈妈造成困扰，轻微水肿可以采用一些方法缓解，如果水肿特别严重的话就要到医院问诊。

✿ 药物治疗不能彻底解决问题，必须改善营养，增加饮食中蛋白质的摄入，以提高血浆中蛋白含量，改变胶体渗透压，将组织里的水分带回到血液中。

✿ 减少食盐及含钠食品的进食量，如少食咸菜，以减少水钠潴留。

✿ 增加卧床休息时间，以使下肢回流改善；坐着和躺着时，可将脚抬高，利于减轻水肿。

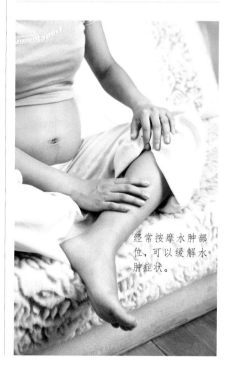

经常按摩水肿部位，可以缓解水肿症状。

# 第 124~126 天 孕妈妈睡得香，胎宝宝更健康

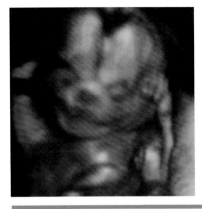

第 18 周 第 5~7 天

### 咕咕叫的胎动

现在，如果胎宝宝是个男孩，前列腺就已经发育完毕。别指望这个时候的宝宝就会拳打脚踢，胎动的感觉更像是肚子在咕咕叫，或是蝴蝶在肚子上拍打翅膀，甚至像是消化不良或饥饿时的感觉。

许多孕妈妈都有这样的疑问，我该穿什么样的衣服和鞋袜呢？每天挺着大肚子，是不是穿上什么都显得很丑？当然不是了，孕妈妈只要选好衣服，不仅舒适、漂亮，还能使你更有"孕"味，更有魅力呢。

## 侧卧枕帮助睡眠

在肚子下面放上舒服、颜色漂亮的侧卧枕：以三角形为宜，刻意填补腹部与床面的空间，撑起扭曲下垂的肚子，使每一位孕妈妈都能安心舒适地进入梦乡，保持正确的睡姿，轻松地睡个好觉，白天就不容易觉得困了。侧卧枕真的很实用，材质简单，价位便宜，又能减轻妊娠晚期睡觉的不适感，睡觉的时候感觉很轻松。

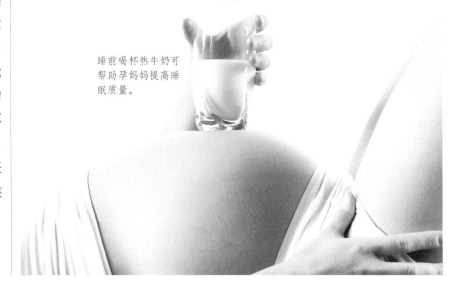

睡前喝杯热牛奶可帮助孕妈妈提高睡眠质量。

孕 5 月 大展拳脚

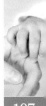

107

# 第19周（127~133天）

**穿上漂亮、舒适的孕妇装，扮靓每一天！**

从现在开始你的子宫底每周大约升高 1 厘米。随着体态的日益丰满，你该为自己准备孕妇装了。此时你会发现，自己的乳晕和乳头颜色更深了，而且乳房增大迅速，这很正常，是在为哺育你的宝宝做准备。

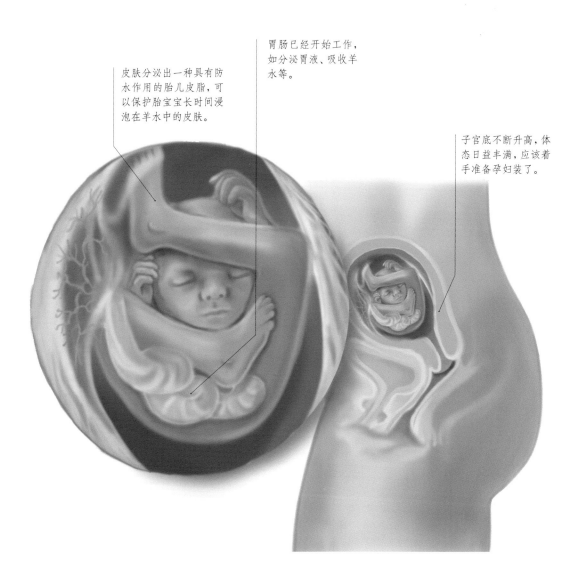

皮肤分泌出一种具有防水作用的胎儿皮脂，可以保护胎宝宝长时间浸泡在羊水中的皮肤。

胃肠已经开始工作，如分泌胃液、吸收羊水等。

子宫底不断升高，体态日益丰满，应该着手准备孕妇装了。

# 第 127~128 天 做个美丽孕妈妈

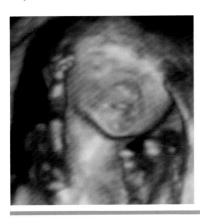

第 19 周 第 1~2 天

## 胎毛开始出现

接下来的 2 天里，胎毛（暂时的头发）开始在胎宝宝的头上出现。没有人知道胎毛的作用，到宝宝出生时，它们大部分已消失。

许多孕妈妈都有这样的疑问，我该穿什么样的衣服和鞋袜呢？每天挺着大肚子，是不是穿上什么都不好看？当然不是了，孕妈妈只要选好衣服，不仅舒适、漂亮，还能使你更有"孕"味，更有魅力呢。

## 衣橱必备

▶背带裤：面料舒适、穿着方便、腹部宽松、好搭配、适合任何阶段，所以必备一两条。

▶裙子：A 字裙、背带裙或连衣裙。纯棉的、丝绸的都可以，那种宽松的公主裙款式连衣裙，别具女人味。必备两三条。

▶松紧裤：质地纯棉的居多，或者棉麻的，可根据喜好挑选。松紧裤的腰可以随着月份的增大而调节，方便至极。必备三四件。

▶夹克衫、唐装：夹克衫和唐装的一大特色就是宽松舒适，唐装的样式和颜色很多，所以选择的余地很大，最好能选择那种可以机洗且不掉色的。必备两三件。

▶职业套装：简洁合体，整体端庄，适合白领孕妈妈。基本款式有容易搭配的单件上衣、衬衫或裤装，以及不可或缺的背心裙、变化多端的一件式短洋装或长洋装、上班休闲均适用的套装等。职场妈妈必备一两套。

## 鞋袜的选择

到了孕中后期，好多孕妈妈的脚都开始肿起来了。这时，鞋袜的选择也是个大问题。

✿ 袜子：选择透气性好、纯棉的，不能太紧。

✿ 鞋子：要选择平跟的，透气性好、材质轻、舒适的那种。如果脚肿得厉害，就需要穿比自己平时的鞋码大上半号的鞋。如果到孕晚期，则可能要大上 1 个号了。买鞋子一定要试穿，以脚后跟处能插入一个手指为宜。最好不要买那种系带的，因为肚子越来越大，你已经弯不下腰来自己系鞋带了，那种站着脚一伸就能穿上的休闲鞋是最省事的。

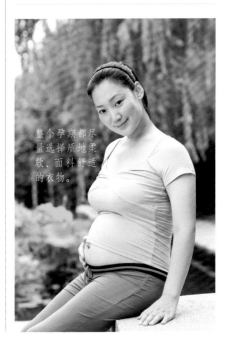

整个孕期都尽量选择质地柔软、面料舒适的衣物。

孕5月 大展拳脚

109

# 第 129~130 天 绿色营养素，我的动力源

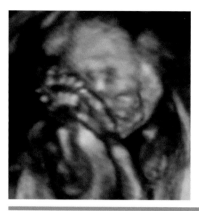

第 19 周 第 3~4 天

### 🐟 生长速度惊人

在这个月，胎宝宝的生长速度是惊人的。短短的 2 周多时间，胎宝宝体重约增加 70 克。如果是个女孩，那么她卵巢里已存在最初的卵子。女孩卵巢中所有的卵子都是与生俱来的。

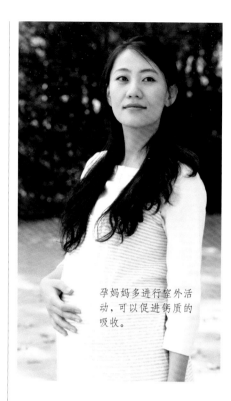

孕妈妈多进行室外活动，可以促进钙质的吸收。

除了必要的食物营养之外，水和空气、阳光也是生命活动所必需的物质。孕妈妈不要只顾着饮食营养，而忽略了这些天然绿色营养的摄入。

## 水

众所周知，水占人体体重的 60%，是人体体液的主要成分，饮水不足不仅会喉咙干渴，同时关系到体液的电解质平衡和养分的运送。调节体内各组织的功能，维持正常的物质代谢都离不开水。所以，在孕期要养成多喝水的习惯。孕妈妈切忌感到口渴时才喝水。应该每隔半小时喝 1 次，一天喝十几次水，大约 1600 毫升。而且要注意不能喝久沸或反复煮沸的开水以及没有烧开的自来水。孕妈妈可准备一台榨汁机，随时制作一些新鲜的蔬菜汁或果汁。

## 新鲜空气

孕妈妈应该在风和日丽的时候，到近郊走走，多呼吸一些新鲜空气。即使不出门，孕妈妈也要注意室内通风，经常给身体"换气"。但是，有些孕妈妈因为怕感冒，屋中常年不开窗，影响了新鲜空气的流通，长此以往，会对孕妈妈的健康带来危害。因此，一定要注意室内空气的清新。孕妈妈也可以选择在阳台或者室内种植绿植，来促进室内空气更新，但是一定要避免香味过浓的鲜花，比如百合花、夜来香等。

## 阳光

阳光中的紫外线具有杀菌消毒的作用，更重要的是通过阳光对人体皮肤的照射，能够促进人体合成维生素 D，进而促进钙质的吸收和防止胎宝宝患先天性佝偻病。因此，在怀孕期间要多进行一些室外活动，这样既可以提高孕妈妈的抗病能力，又有益于胎宝宝的发育。孕妈妈可以在清晨或者傍晚，阳光不是很刺眼的时候出去散散步，做做简易的体操，锻炼身体的同时，也有利于肚子里胎宝宝的发育成长。

# 第 131~133 天 切忌盲目滋补

第 19 周 第 5~7 天

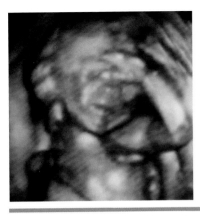

### 🐟 胎脂开始形成

胎脂开始形成，这是一种覆盖在胎宝宝皮肤表层的物质，它可以保护皮肤和不断发育的腺体及感官细胞等。胎脂由胎宝宝的死皮、皮肤分泌的油脂以及胎毛组成。

怀孕后你会变成全家的焦点，家人、朋友送来各种各样的营养品等待你去"消灭"。虽然有些无奈，但还是会觉得很幸福。不过，孕妈妈切不可盲目滋补，因为有些营养品对你和胎宝宝来说可没什么好处。

### 蜂王浆

蜂王浆口服液因为含有激素物质，会刺激子宫，还会使胎宝宝体内激素增多，引起新生儿假性早熟；而过多的激素也会使胎宝宝过大，给孕妈妈的分娩造成困难。

### 人参

人参是大补元气的中药，孕妈妈也不可乱用。在孕早期，体弱的孕妈妈可少量进补，以提高自身免疫力并增进食欲。但人参有"抗凝"作用，临产及分娩时服用可能导致产后出血。

### 鸡蛋

在怀孕期间，每个孕妈妈都会通过吃鸡蛋来补充营养。但如果孕妈妈吃鸡蛋过量，摄入蛋白质过多，容易引起腹胀、食欲减退、头晕、疲倦等现象，还可导致胆固醇增高，加重肾脏的负担。

### 桂圆

桂圆是热性食物，食用过多，孕妈妈易出现漏红、腹痛等先兆流产症状。所以不要以为越滋补的食物就越该多吃，其实，科学的饮食才会让孕妈妈和胎宝宝更健康。

### 骨头汤

为了补钙，有的孕妈妈会猛喝骨头汤。其实按照营养学的标准，喝骨头汤补钙的效果并不理想。因为，骨头中的钙不容易被胃肠吸收。

### 鹿茸等滋补品

鹿茸、鹿角胶、胡桃肉等属温补助阳之品，会滋生内热、耗伤阴津，孕妈妈也不要服用。如果确是病情需要，也应在医生指导下服用。孕妈妈可本着"产前宜凉"的原则，酌情选用清补食品。

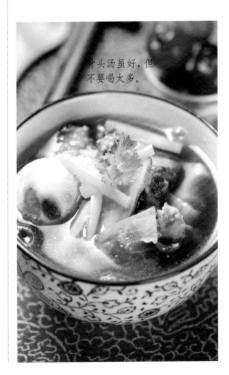

骨头汤虽好，但不要喝太多。

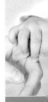

# 第20周（134~140天）

**逐渐隆起的腹部，让孕妈妈感到无限甜蜜！**

随着子宫的增大，你的腹部隆起程度也会越来越大，腰部线条逐渐消失。子宫的增大还会压迫胃、肾、肺等器官，因而有些孕妈妈会出现消化不良、尿频、呼吸困难等状况。此时，小腹部从肚脐到耻骨的黑褐色妊娠线更加明显。

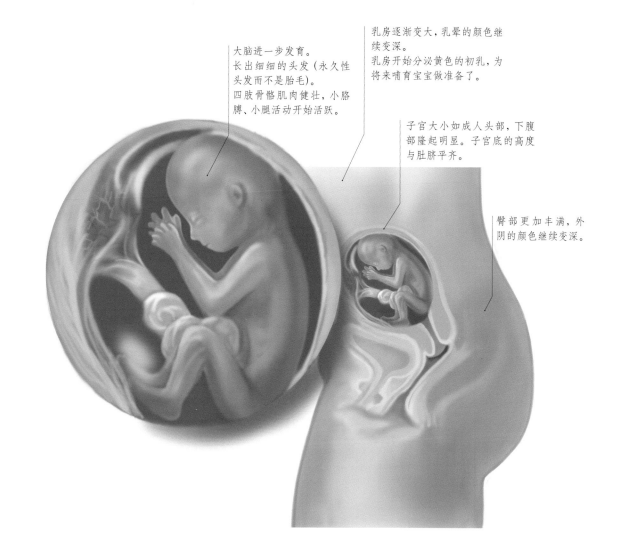

大脑进一步发育。
长出细细的头发（永久性头发而不是胎毛）。
四肢骨骼肌肉健壮，小胳膊、小腿活动开始活跃。

乳房逐渐变大，乳晕的颜色继续变深。
乳房开始分泌黄色的初乳，为将来哺育宝宝做准备了。

子宫大小如成人头部，下腹部隆起明显。子宫底的高度与肚脐平齐。

臀部更加丰满，外阴的颜色继续变深。

# 第 134~135 天 吹空调注意事项

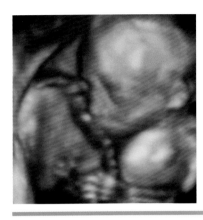

第 20 周 第 1~2 天

### 🐟 胎宝宝会打嗝了

胎宝宝偶尔会打嗝，这是由于你的腹部每 2~4 秒有规律的震动引起的，一般半小时会停止。胎宝宝的脖子、胸部及胯部等区域开始长出皮下脂肪，皮下脂肪可帮助胎宝宝保持体温。

烈日炎炎的夏天，孕妈妈自然喜欢在凉爽的空调房待着。但是空调如果使用不当，很容易使孕妈妈着凉、感冒。

## 不直吹空调风

夏天天气炎热，孕妈妈如果直吹空调风，则很容易被冷风侵袭，出现咳嗽、头痛等症状。另外，空调风会使孕妈妈的肠胃功能减弱，引起腹泻、腹痛。如果空调风管内的污垢得不到及时的清理，空调风中常携带大量的细菌，容易导致孕妈妈生病。而且空调温度不宜过低，最好不要低于 26℃，以免室内外温差过大而引起孕妈妈身体不适。即使天气再炎热，身处空调屋中的孕妈妈睡觉时也要用毛巾被盖好腹部，以防着凉感冒。如果孕妈妈不注意腹部保暖，还会使胎宝宝受凉。

## 定时通风换气

一般来说，空调连续使用 1~3 小时后，你最好关闭空调，打开门窗至少 10 分钟以上，更换一下室内的空气，这可以降低空气中的病毒和细菌的浓度，改善空气质量。不要完全依赖空调的换风功能，因为它只能完成部分室内和外界空气的相互流通。

## 空气加湿或多喝水

怀孕本身有时就会让你皮肤干燥，吹空调会让这个情况变本加厉。打开空气加湿器是个不错的选择。同时建议你多喝水，为你的身体补充足够的水分。涂抹滋润效果好的护肤霜也会有效地缓解皮肤干燥、发痒的症状。

孕妈妈使用空调要特别注意下面几方面，否则会引起身体不适，甚至引发头疼、感冒，从而影响胎宝宝的健康。

❀ 不要在空调环境待太久：由于空调房间密闭，空调使房间湿度降低，空气质量下降，适合细菌、病毒繁殖。待久了容易使人感到头昏、疲倦、心烦气躁，因此孕妈妈最好还是少待在空调房里。

❀ 记得定时清理空调风管，以减少空调风中的细菌和病毒。

❀ 使用空调会导致房间内十分干燥，准爸爸要记得为孕妈妈打开加湿器。

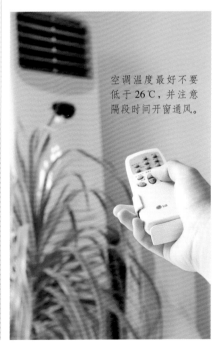

空调温度最好不要低于 26℃，并注意隔段时间开窗通风。

孕 5 月　大展拳脚

113

# 第 136~137 天 孕期最安全的运动

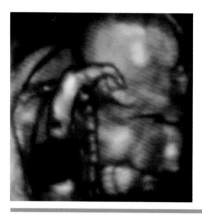

第 20 周 第 3~4 天

### 🐟 胎脂已经形成

现在，胎宝宝的胎脂形成了，像蜗牛的壳、刺猬的刺、栗子坚硬的外衣一样，它能保护胎宝宝柔软而敏感的身体。胎宝宝的骨骼在不断变坚固，变得更健壮。就像秋风中的玉米一样，拥有越粗壮的根茎，就越不容易被吹倒。

晚饭后准爸爸可以一边陪孕妈妈散步，一边聊一聊未来宝宝的样子。

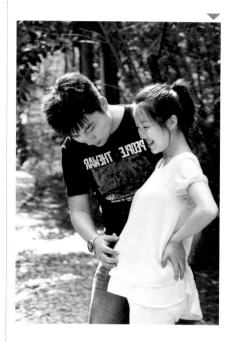

适量的运动不仅可以提高孕妈妈的免疫力，而且还有助于分娩。但此时孕妈妈的行动已不太方便，很多运动对孕妈妈来说都不适合，这时候，散步应该是最适宜孕妈妈的运动了。

## 孕期最安全的运动——散步

孕期运动对孕妈妈和胎宝宝都有好处。但是并不是所有的运动都适合孕妈妈。跑步、跳绳、踢毽子等运动都需要跑跑跳跳，对行动不便的孕妈妈来说有太多不可控因素，危险系数高。而散步对孕妈妈来说是最安全的，相对较温和，不剧烈，也不用耗费过多的体力。每天到环境优美的社区公园走走，和准爸爸一起聊聊天，畅想下未来有宝宝的日子，既锻炼了身体又增进了夫妻情感。

## 散步的好处

散步对身体和心理都有益处：无论你的心情多么烦躁、郁闷，在鸟鸣啾啾的清晨，迎着温和的太阳，漫步在寂静无声的小道上，看洁白的云朵在蓝天轻盈漫步，看碧绿的新叶上每一颗露珠闪耀，你会被大自然征服，忘却心中的烦恼。

散步对孕妈妈健康有利，不但可以增强心肺功能，还可锻炼腿肌、腹壁肌、心肌。

在散步的过程中，动脉血的大量增加，血液循环的加快，对身体细胞的营养供给，特别是心肌的营养供给有良好的作用。同时，在散步时，肺的通气量增加，可以很好地促进新陈代谢。

散步能促使血管弹性的增加，特别是腿的持续运动，可促使更多的血液回到心脏，有利于改善血液循环，提高心脏的工作效率。散步有利于精神放松，减少忧郁与压抑情绪，并可以提高人体免疫力。

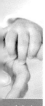

# 第 138~140 天 胎梦是什么

第 20 周第 5~7 天

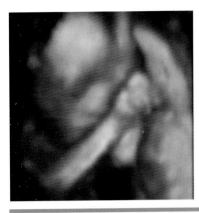

## 眉毛出现了

胎宝宝明亮的眼睛上面又多了一个保镖，它的名字叫"眉毛"，虽然它毛茸茸的，看起来并不起眼，但是却像房檐一样可以为眼睛遮挡雨水。

很多孕妈妈都会有这样的经历，虽然很疲劳，可睡眠质量却非常差，经常半夜被噩梦吓醒。为什么孕妈妈特别容易做噩梦呢？又该怎样缓解呢？

## 胎梦

孕期的梦有个特别的名字叫"胎梦"，是指做与怀孕和胎宝宝有关的奇奇怪怪的梦。

人们常说"日有所思，夜有所梦"。梦境里的情景通常都比较容易解释——梦见你面对哭泣的宝宝手足无措，很可能反映了你担心自己不能很好地照顾刚出生的孩子；梦见宝宝居然长了六指，则说明你很担心宝宝出现畸形；梦见故去的人则透露出你对死亡的恐惧。面对这些噩梦，孕妈妈就把它们当作解读自己内心的一个出口。当你认识到这些是自己平时所担心的问题，就能坦然地面对它们了。

## 也许你还不知道

### 消除心理负担

如果孕妈妈经常梦多、做噩梦，导致精神不佳，并且由梦境而产生心理负担，就会对孕妈妈和胎宝宝产生不好的影响。

孕妈妈最重要的事情就是放松身心，正确对待那些不必要的顾虑，消除不必要的精神负担。

有什么思想疑虑和心理负担应找医生咨询或者和其他孕妈妈交流，使身心处于健康状态，愉快地度过孕期。

## 特别提醒——不可过度迷信

### 胎梦没有科学依据

据说胎梦能预知与怀孕和生产有关的内容，这是没有任何证据的迷信说法。对胎梦的解析目前还没有任何科学依据，因此对胎梦的解读仅可用来做个参考，孕妈妈不能过于迷信，迷信胎梦反而会加重孕妈妈的心理焦虑。

不管解梦的说法准确性如何，孕妈妈要有颗平常心，不要过度去纠结一些不好的预兆，只要科学备孕，安心养胎、待产即可。

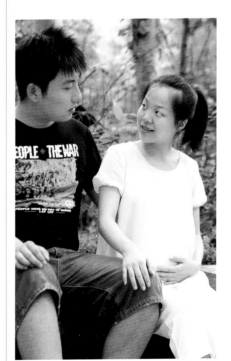

孕妈妈要放松心情，多和家人沟通交流。▲

孕 5 月　大展拳脚

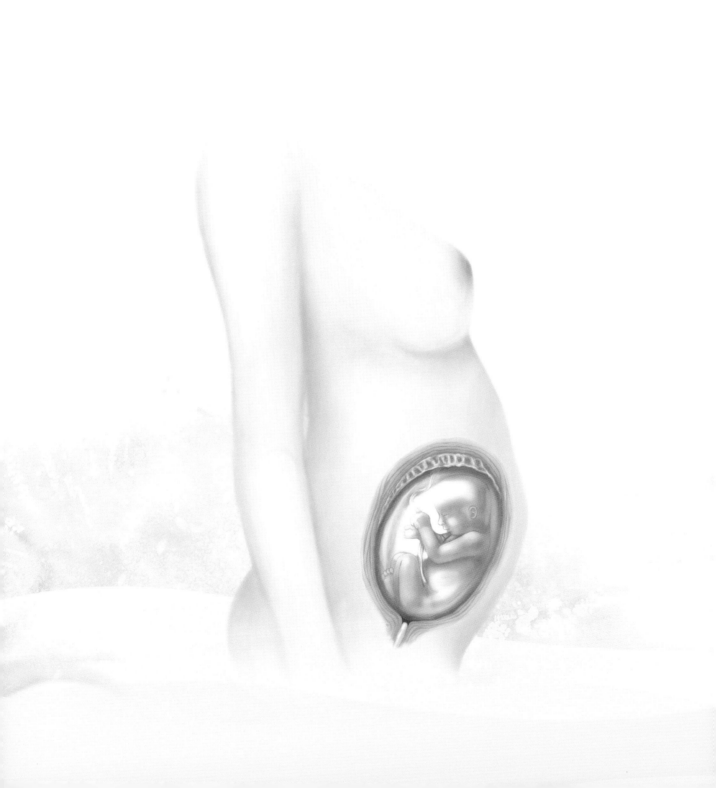

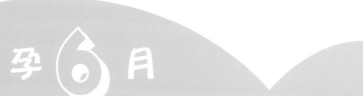

# 孕**6**月
## 能听到妈妈说话啦

　　大腹便便的孕妈妈，不要再刻意掩饰自己的肚子了，也不必为走样的身材而黯然神伤，要知道，正在孕育小生命的你，无论走到哪里，都会是一道温馨亮丽的风景。做自己的人最可爱，挺起你的大肚子，摸摸腹中的胎宝宝，挽着体贴细心的准爸爸，悠然闲适地走在路上，接受路人羡慕的目光吧！

# 第21周（141~147天）

**有点累，但是感觉好幸福！**

这时孕妈妈可能常常会觉得呼吸急促，特别是上楼梯的时候。这是因为日益增大的子宫压迫了你的肺部，而且随着子宫的增大，这种状况将更加明显。此时的汗液和油脂分泌旺盛，因此要注意清洁。

子宫增大，腹部隆起程度越来越大，腰部线条逐渐消失。

已经能分辨出妈妈的声音了，还能听声音做运动。

味觉、嗅觉、听觉、触觉、视觉各个感觉的神经细胞已经入住脑部的指定位置。

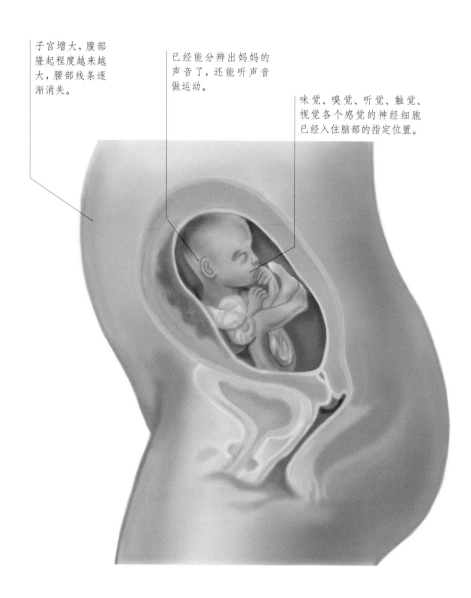

# 第 141~142 天 关于"前置胎盘"那些事儿

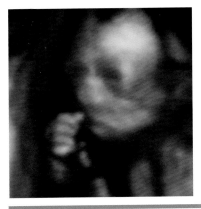

第 21 周第 1~2 天

### 🐟 胎宝宝动作更灵活

现在，感觉疲劳或无趣的时候，胎宝宝会闭上眼睛，甜甜地睡一觉。有时候，他的脑袋沉沉地耷在胸前，有时候双手紧紧地抱着脑袋，有时候还会津津有味地吮吸手指。

孕妈妈在听到"前置胎盘"一词后，都不免惊慌失措，忧心忡忡。其实，只要你对前置胎盘进行了全面深入的了解，你就会发现前置胎盘不像你想象得那么可怕。

### 前置胎盘是什么

前置胎盘是胎盘附着在子宫下段或宫颈口处，极容易引起胎盘剥离或早产。其主要症状是阴道出血，此种出血不伴随疼痛感，因此很容易被孕妈妈忽视。如果怀孕期间有不明原因的出血，都应该去医院检查。

通过超声波检查确诊为前置胎盘的孕妈妈，只要不做剧烈运动，一般到 32 周之后会随着子宫位置的上升而有所缓解。如果 32 周之后情况没有好转，孕妈妈就要特别注意预防胎盘剥离和早产。也就是说，只要做好预防工作，前置胎盘并没有想象中的那么可怕。

### 🐟 如何预防胎盘剥离和早产

如果发生胎盘前置，就有可能导致胎盘剥离和早产，生活中孕妈妈要多注意，行动要小心。

✿ 前置胎盘的孕妈妈要避免用力搬重物。

✿ 视情况暂停性行为；阴道出血应立即就诊。

✿ 每日留意胎动是否正常，如果觉得胎动明显减少时，需尽快就医检查。

✿ 前置胎盘的孕妈妈饮食也要特别注意。辣椒作为一种辛辣食品，对前置胎盘的孕妇来说是禁忌食品之一。前置胎盘的孕妈妈饮食宜清淡，营养全面，合理搭配，要多食用含铁较高的食物，如红枣、瘦肉、动物肝脏等，预防贫血。

✿ 患有前置胎盘的孕妈妈一定要注意多卧床休息，避免大动作，减少运动量。

✿ 前置胎盘的孕妈妈最好选择大医院或医学中心产检，这样一旦发生早产、大出血等问题时，可以得到及时有效的处理。

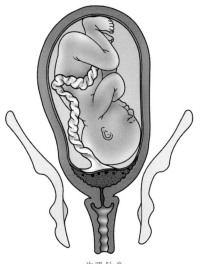

前置胎盘

孕 6 月 能听到妈妈说话啦

119

# 第 143~144天 孕妈妈不要过于担忧

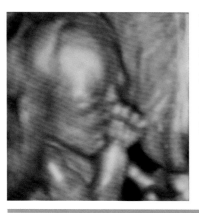

### 女胎宝宝的子宫形成了

如果胎宝宝是一个漂亮的小女孩，那么到今天为止，她的子宫就完全形成了。如果她是一朵苹果花，子宫就是被花瓣包裹着的子房，秋天到来的时候，就会变成香甜的"苹果"。

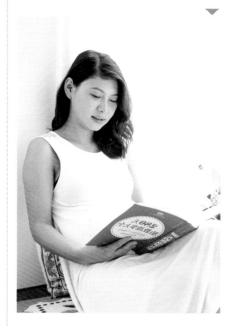

孕妈妈可以多做一些喜欢做的事，比如看书，来转移注意力，缓解紧张的情绪。

母亲的天性让孕妈妈把胎宝宝的健康看得重于一切，然而过于关注这件事情，不仅会让孕妈妈的精神处于过度紧张的状态，有时候，难免也会让孕妈妈产生各种杞人忧天的想法。

## 孕妈妈的一万个"万一"

如果过度关注怀孕这件事，孕妈妈就会搜索、查询各种关于怀孕的资料，然而当孕妈妈了解的负面信息越多，她的担忧就会越来越多。因缺乏安全感而深陷焦虑的孕妈妈的脑子里总会冒出无数个万一：万一胎宝宝缺钙发育不好怎么办？万一胎宝宝缺氧了怎么办？万一……其实孕妈妈这种紧张焦虑的状态本身就是对胎宝宝最大的伤害。

## 如何消除孕妈妈的各种担忧

孕妈妈之所以会如此过度关心怀孕这件事，可能是因为空闲时间太多。所以，孕妈妈一定要充实自己的生活，多到户外活动活动，或者在网络孕婴论坛中结交朋友，或者读一些优美有趣的散文、童话。

### 孕产专家贴心提醒

#### 吃些零食调节情绪

心理学家发现，吃零食能够缓解紧张情绪，消减内心冲突。在手拿零食时，零食会通过手的接触和视觉，将一种美好松弛的感受传递到大脑中枢，有利于减轻内心的焦虑和紧张。临近分娩，孕妈妈难免会感到紧张甚至恐惧，可以试着通过吃坚果、饼干等零食来缓解压力。

#### 吃些水果愉悦心情

水果中的某些植物化学成分，可改善人们的心情，有益人体健康。孕妈妈心情不好时，可以吃一根香蕉或一个苹果，还可以吃些樱桃、草莓等。孕妈妈可根据自己的喜好选择水果种类。

总之，丰富你的生活，转移你的注意力，做一些令自己开心的事情，你会发现生活原来从不曾改变，美好与幸福其实一直都在。

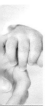

图解胎儿发育280天

# 第 145~147 天 孕期抽筋巧应对

第 21 周 第 5~7 天

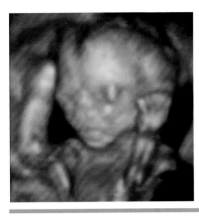

### 🐟 拳打脚踢的胎宝宝

胎宝宝的小胳膊、小腿变得越来越有力了，当他特别高兴或非常生气的时候，他会在你的肚子里拳打脚踢，直到你轻轻地抚摸他才会乖乖安静下来。

到了孕中期，身体的种种不适都变得特别严重。有时候你还在睡梦中，可腿部抽筋的疼痛却惊得你直冒冷汗。为什么最近总是抽筋呢？ 应该怎样缓解这些不适呢？

## 缺钙容易导致抽筋

孕期全程都需要补充更多的钙。尤其是在孕中晚期，孕妈妈的钙需求量更是明显增加，一方面母体的钙储备需求增加，另一方面胎宝宝的牙齿、骨骼钙化加速等，都需要大量的钙。当孕妈妈的钙摄入量不足时，胎宝宝就会摄入母体骨骼中的钙，致使孕妈妈发生抽筋、腰酸背痛等症状，甚至会导致软骨病。另外，妊娠期腹内压力的增加，会使血液循环不畅，也是造成腿易抽筋的原因。

## 孕期抽筋巧应对

1 适当进行户外活动，多进行日光浴。

2 饮食要多样化，多吃海带、芝麻、豆类等含钙丰富的食物，如海带炖豆腐、木耳炒圆白菜、鱼头炖豆腐等，另外，每天一杯牛奶也是不可少的。

3 睡觉时调整好睡姿，采取最舒服的侧卧位。伸懒腰时注意两脚不要伸得过直，并且注意下肢的保暖。

4 注意不要让腿部肌肉过度劳累，不要穿高跟鞋，睡前对腿和脚部进行按摩。

生姜水泡脚能缓解疲劳，还能促进血液循环，帮助入睡。

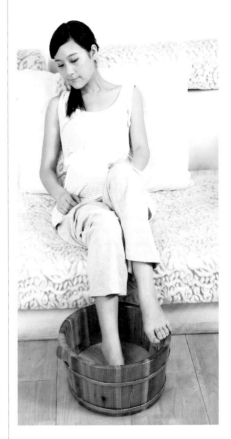

5 从怀孕第 5 个月起就要增加对钙质的摄入量，每天 1500 毫克左右。

6 睡前把生姜切片加水煮开，待温度降到脚可以承受时用来泡脚。生姜水泡脚不但能缓解疲劳，还能促进血液循环，帮助入睡。有条件的可以用桶，水量没到小腿肚以上，这对避免抽筋特别有效。

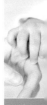

# 第22周（148~154天）

**骄傲地做个大肚子孕妈妈吧!**

体重增长加速，每周大约增重 300 克。子宫的增大、腹部的隆起，使你看起来已是一个十足的孕妈妈了。腹部的明显突出，使得你的身体重心发生了偏移，因此要穿舒适的平底鞋来保持身体的平衡。

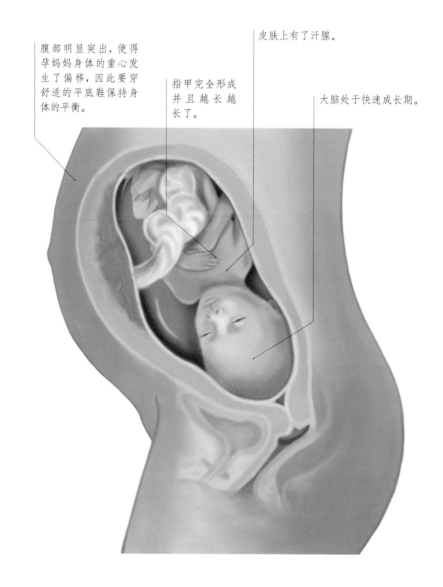

腹部明显突出，使得孕妈妈身体的重心发生了偏移，因此要穿舒适的平底鞋保持身体的平衡。

指甲完全形成并且越长越长了。

皮肤上有了汗腺。

大脑处于快速成长期。

# 第 148~149 天 舒服的姿势全解

第 22 周 第 1~2 天

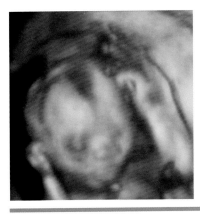

### 🐟 胎宝宝耳朵灵敏

现在，胎宝宝会被外界的声音或活动所惊醒：突然发出的噪音，喧闹的音乐，甚至汽车或洗衣机的震动都会吵醒胎宝宝。在这周，胎宝宝的大脑会迅速发育。

到了孕中期，很多孕妈妈都会有坐立不安的感受，总想着看看宝宝的样子，多希望宝宝早点出来。但是为了宝宝能足月，并健康成长，孕妈妈一定要忍耐一下。

## 俯身弯腰时

孕 6 个月后，孕妈妈要尽可能地避免俯身弯腰的动作，以免给脊椎造成过重的负担。如果孕妈妈需要从地面拣拾起什么东西，应该轻轻蹲下，再缓缓站起。

## 起床时

现在起身得缓慢地去做动作，以免腹腔肌肉过分紧张。仰躺着的孕妈妈起身前要先侧身，肩部前倾，屈膝，然后用肘关节支撑起身体，盘腿，以便腿部从床边移开并坐起来。

## 坐着的时候

孕妈妈正确的坐姿是要把后背紧靠在椅子背上，必要时还可以在腰部放一个小枕头。如果孕妈妈是坐着工作的，最好每隔半小时放松一下，起来走走，因为这样不仅有助于血液循环，还可以预防孕期多发的痔疮。

## 睡觉时

仰卧时增大的子宫会压迫腹部主动脉，影响对子宫的供血和子宫的发育，所以最好取左侧卧位睡眠，这样对孕妈妈和胎宝宝都有利。当然，整晚只保持一个睡眠姿势是不太可能的，可以左右侧卧位交替。

### 🐟 让你的脚舒服些的小方法

✿ 坐卧时尽可能抬起双脚。

✿ 不要站立过久，要记得休息。

✿ 做脚部运动。坐在床边或椅子上，收缩脚趾，然后踢出脚跟并将脚趾尽量张开。伸出双腿，脚趾朝上，让脚趾做画圈运动，同时也转动双脚与脚踝。

✿ 脚部按摩。让准爸爸双手握着你疼痛的脚，然后用拇指在脚底按摩，并顺着足弓慢慢地以画圈的方式进行按摩。

✿ 穿棉质袜子。

✿ 穿合适的鞋。选择较宽松的低跟鞋，鞋底要有防滑效果。

孕妈妈要穿合适的鞋子，最好选择平底鞋，鞋底要有防滑效果。

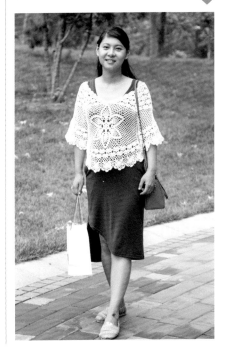

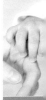

孕 6 月 能听到妈妈说话啦

123

# 第 150~151 天 自测宫高和腹围

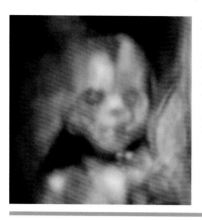

第 22 周 第 3~4 天

### 🐟 睁开明亮的眼睛

胎宝宝睁开明亮的眼睛，每天看着周围的一切，仿佛觉得周围的一切都已经如此熟悉。胎宝宝吮吸着自己软软的手指，享受着安全又温暖的每一天。

到了这个时候，孕妈妈每周都要测量宫高和腹围。

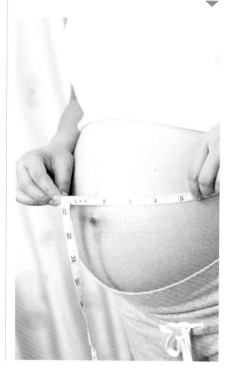

现在胎宝宝在孕妈妈肚子里面是怎样的状况呢？这是每个孕妈妈都关心的问题。测量宫高和腹围，是最直接地获得胎宝宝生长数据的方式。

## 如何自测宫高和腹围

宫高和腹围的增长是有一定规律和标准的，每次产检都要测量宫高及腹围以估计胎宝宝的发育情况。孕晚期通过测量宫高和腹围，还可以估计胎宝宝的体重。自己在家测量宫高和腹围，再对照以下的表格，也能够估算胎宝宝的发育是否在正常范围内。

◆宫高的测量：从下腹耻骨联合处至子宫底间的长度为宫高。

◆腹围的测量：通过测量平脐部环腰腹部的长度即可得到。

注意：如果连续 2 周宫高没有变化，孕妈妈需立即去医院。

### 🐟 宫高和腹围的标准

| 孕周 | 宫高 (厘米) | 腹围 (厘米) |
|---|---|---|
| 满 20 周 | 15.3~21.4 | 76~84 |
| 满 24 周 | 22~25.1 | 80~91 |
| 满 28 周 | 22.1~29 | 82~94 |
| 满 32 周 | 25.3~32 | 84~95 |
| 满 36 周 | 29.8~34.5 | 86~98 |
| 满 40 周 | 30~34 | 89~100 |

# 第152~154天 胎宝宝不是越大越好

第22周第5~7天

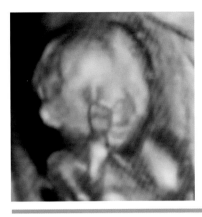

### 🐟 男胎宝宝的睾丸开始下降

如果胎宝宝是男孩，今天他的睾丸开始从骨盆里下降到阴囊里。卵巢和睾丸都是从同一组织发育而来，只不过卵巢会一直留在其原来的位置上而已。

根据我国标准，新生儿出生体重等于或大于4千克，就被称为巨大儿。巨大儿会导致分娩困难，并且对孕妈妈和胎宝宝的健康都会产生不良影响。所以，胎宝宝可不是越大越好。

## 巨大儿有什么不好

巨大儿出生时会导致分娩过程延长，最后不得不采用产钳或胎宝宝吸引器助产，甚至剖宫产。对母亲可能造成产道撕裂伤，重者甚至发生子宫和膀胱破裂。另外，由于胎宝宝过大，宝宝娩出后子宫常常收缩不良，还可能造成产妇产后出血甚至死亡。因为胎宝宝偏大，导致难产的机会增加；如果母亲是妊娠糖尿病患者，分娩的巨大儿还可能出生后发生低血糖等情况。

巨大儿与孕妈妈营养过剩有关。很多孕妈妈认为吃得越多，宝宝越健康，于是只吃大鱼大肉及各种保健品，而又运动不足，导致自身体重严重超标，胎宝宝的体重也随之猛增；另外，一些遗传因素以及孕妈妈患有糖尿病或糖耐量降低时，往往也容易生出巨大儿。

### 🔵 孕产专家贴心提醒

**如何预防巨大儿**

科学摄取营养，调整生活节奏，这是降低巨大儿发生率的关键。孕妈妈应随时监控体重，按时检查，多听取医生建议。

**胎宝宝偏大怎么办**

坚持运动。孕妈妈要进行适当的运动，比如散步、做孕妇操，不要整天待在家里坐着或者躺着，避免营养过剩。

孕中期遵医嘱做糖尿病检查，合理调整饮食，避免妊娠糖尿病的发生。如果发生妊娠糖尿病，更应该接受医生对营养摄取的指导，避免胎宝宝增长过快。

巨大儿会导致孕妈妈分娩困难。

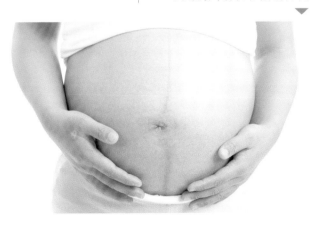

孕6月 能听到妈妈说话啦

125

# 第23周 （155~161天）

**有时情绪低落，别担心，可能是激素惹的祸！**

与孕前相比，体重已增加了 5~8 千克。笨重的体形和雌激素的影响，有时会使你莫名烦躁，情绪低落，因此，孕妈妈要学会调适心情。有的孕妈妈还会出现皮肤瘙痒的症状，这是胎盘中分泌的激素影响肝脏的缘故。

听觉敏锐，已经能分辨出子宫内和外界的任何声音。现在是培养亲子感情的最佳时期，准爸爸和孕妈妈一定要多和胎宝宝说话。

有的孕妈妈会出现皮肤瘙痒的症状，这是胎盘中分泌的激素影响肝脏的缘故。

胎宝宝的外观像个有模有样的小人儿了，身体也变得匀称了。

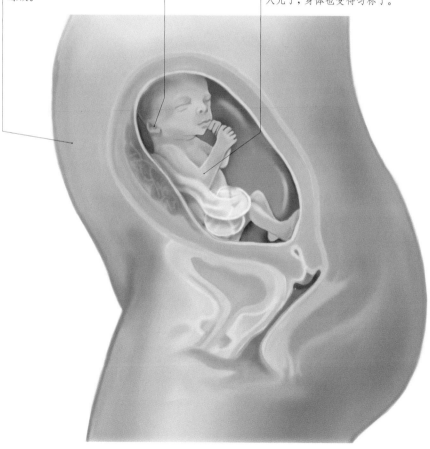

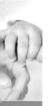

# 第 155~156 天 喝孕妇奶粉有讲究

第 23 周 第 1~2 天

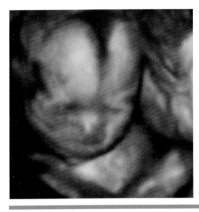

### 胎宝宝还比较瘦

就像夏天刚刚坐果的梨子一样，现在的胎宝宝还比较干瘦，但是随着皮下脂肪的慢慢堆积，胎宝宝很快就会变得跟秋天的南瓜一样圆润可爱。

孕妇奶粉是在牛奶的基础上，进一步添加孕期所需要的营养素制成的。这些营养素包括叶酸、铁、钙、DHA 等，可以满足孕妈妈们在孕期的营养需要。孕妈妈可以每天通过摄入一两杯孕妇奶粉来补充营养。

### 喝孕妇奶粉有讲究

孕妇奶粉对孕妈妈身体有好处，但是也不能乱喝，喝的时候要讲究科学。要控制量，不要既喝孕妇奶粉又喝其他牛奶、酸奶，或者吃大量奶酪等奶制品，这样会增加肾脏负担，影响肾功能。而且，不是每个孕妈妈都需要喝孕妇奶粉，那些营养均衡，体重等各项指标都在正常值范围内的孕妈妈们就没有必要喝，否则可能造成胎宝宝营养过剩，出现巨大儿，孕妈妈本身也有可能因为摄入热量过多而导致肥胖。

如果血色素偏低，孕妇奶粉里添加的铁剂能够有效帮助预防贫血。有些孕妈妈怕长得太胖，不敢喝牛奶，但孕妇奶粉一般属于高蛋白低脂肪，只要按量服用，就不用担心体重问题。

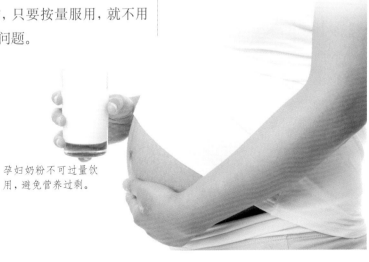

孕妇奶粉不可过量饮用，避免营养过剩。

### 食物搭配，获取完全蛋白质

❀ 全麦面包和奶酪(谷物与乳制品)

❀ 麦片与牛奶(谷物与乳制品)

❀ 全麦通心粉与奶酪(谷物与乳制品)

❀ 全麦面包与花生酱(谷物与豆类)

❀ 脆麦片与酸奶(谷物与乳制品)

❀ 扁豆汤与全麦米饼(豆类与谷物)

❀ 米布丁 (谷物与乳制品)

❀ 豆类与大米 (豆类与谷物)

❀ 通心粉与肉酱(谷物与肉类)

❀ 奶油西蓝花 (乳制品与蔬菜)

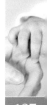

孕 6 月 能听到妈妈说话啦

# 第 157~158 天 孕期胀气别担心

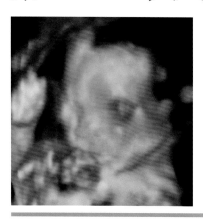

第 23 周第 3~4 天

### 🐛 呼吸系统仍不成熟

胎宝宝的呼吸系统仍然相当不成熟。在胎宝宝的肺能够做到吸气时输送氧气到血管，呼气时排出二氧化碳之前，还要发育相当长的一段时间。

怀孕之后，不少孕妈妈会因为肚子鼓鼓胀胀的而感到不舒服，连胃口也跟着变差了。胀气不但影响孕妈妈的心情，还可能让胎宝宝营养不足，使健康打折，但是也不用太担心，孕期胀气只是暂时性的。

## 孕早期

孕早期的胀气为激素分泌改变所致。大部分的孕妈妈胀气最严重的时候，就是在怀孕后的前 3 个月，还会并发一些恶心、呕吐的症状，过了这段时间就会慢慢减轻。

## 怀孕中后期

子宫扩大，压迫到肠，使肠蠕动减缓。如果孕妈妈本身就有肠胃方面的不适，如便秘、胀气、肠蠕动能力较差，或是肠胃炎、胃酸过高，甚至是胃溃疡等疾病，孕期胀气的时间会持续比较久，可能持续到怀孕五六个月。

## 34 周后症状逐渐减轻

怀孕后期的胀气和前期的胀气不同，前期是因为胃胀气、肠蠕动变差造成的；进入怀孕后期，子宫增大，胎宝宝开始压迫到腹部上方，也就是上肠胃道，包括胃、十二指肠的部位，所以在怀孕 34 周之前，吃的食物太多或太油腻，就会有恶心、胃痛的症状；但是孕 34~36 周，胎宝宝会逐渐下降到骨盆，孕妈妈则会有松了一口气的感觉。

### 🐛 如果有以下症状，要立即就医

孕中期虽然不易发生危险，但仍要小心，出现下面这些异常情况时要马上去医院。

✿ 阴道出血。

✿ 脸部或手指严重肿胀。

✿ 严重腹痛。

✿ 阴道大量涌出液体，有时会慢慢流出，一直感觉湿湿的。

✿ 胎动突然剧烈或胎动消失。

✿ 高热或寒颤。

✿ 严重呕吐或难以进食及饮水。

✿ 视线突然模糊。

✿ 尿痛。

✿ 持续头痛或严重头痛。

✿ 受伤或遭遇事故，比如不小心摔倒，让你担心胎宝宝的状况时。

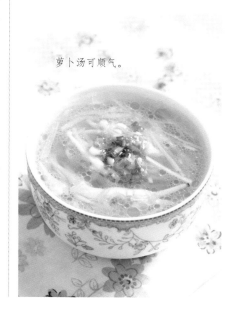

萝卜汤可顺气。

图解胎儿发育 280 天

# 第 159~161 天　锻炼骨盆底肌肉

第 23 周 第 5~7 天

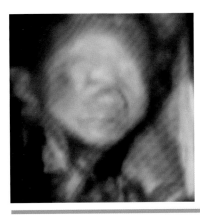

### 🐟 胎宝宝的小模样

为了给自己增加点乐趣，胎宝宝会眨眨眼睛玩耍。这时候，他漂亮的眼睛就像夜空中的星星一样一闪一闪，亮晶晶的。

骨盆底肌肉支托着孕妈妈的子宫、膀胱等，长期过度牵拉骨盆底肌肉会造成骨盆底肌肉松弛、子宫脱垂和性欲减弱等后果。所以，为了自身的健康，孕妈妈一定要坚持锻炼骨盆底肌肉。

**锻炼骨盆底肌肉的好处**

　　坚持锻炼骨盆底肌肉，可以促进直肠的血液循环，对预防和缓解痔疮大有好处；锻炼骨盆底肌肉，可以加强膀胱的收缩力，对缓解尿失禁十分有效；坚持锻炼骨盆底肌肉能增强阴道的肌肉弹力，不仅可以帮助缩短第二产程，而且对侧切后的伤口复原大有裨益。除此之外，坚持锻炼骨盆底肌肉，可以防止阴道松弛，避免产后性生活质量下降。

　　总之，锻炼骨盆底肌肉可以帮助孕妈妈缓解漏尿的症状，避免阴道松弛，打开骨盆，提高宫缩力，最终帮助胎宝宝顺利娩出。

**找到骨盆底肌肉的位置**

　　想要锻炼骨盆底肌肉，首先需要弄明白它的位置。其实，不雅观但形象地说，当你忍住小便的时候，你感觉到下身收紧的地方就是你的骨盆底肌肉。

**这样来锻炼**

　　你可以随时随地，采取任何姿势来锻炼骨盆底肌肉。收紧骨盆底肌肉，默数 10 秒，放松，默数 10 秒，接着收紧。如此反复，坚持 10 分钟左右。在锻炼骨盆底肌肉的时候，要确保身体的其他部位是放松的。如果你不能确定，就坐在椅子上，当你收紧骨盆底肌肉时，用双手摸

站立时也可以收缩骨盆底肌肉，加强子宫的收缩力。▼

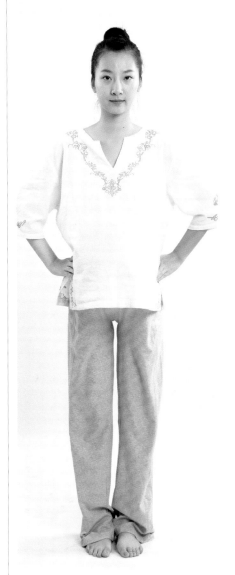

摸你的腹部、臀部或腿部，如果你感觉身体的肌肉是放松的，就证明你的锻炼方式是正确的。

孕 6 月　能听到妈妈说话啦

129

# 第24周（162~168天）

**动作变得笨笨的，举手投足要多加注意啦！**

现在你会觉得自己变得笨拙起来。可能你还会发现原来凹进去的肚脐开始变得向外突出。不要紧，这是正常的，等你分娩之后自然会恢复原样。你还可能会出现便秘的现象，这是由于子宫增大，影响肠道蠕动和血液流动造成的，可多吃蔬果进行缓解。

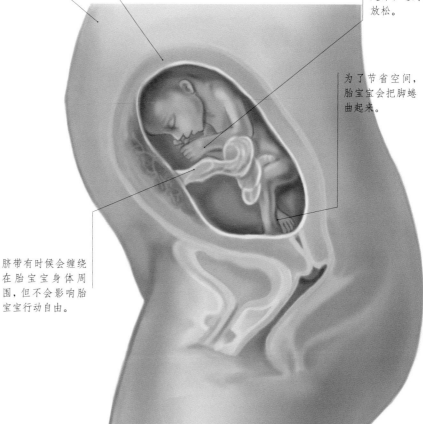

乳房外形饱满，挤压时会有稀薄的乳汁流出。

子宫底的高度在耻骨联合上方18~20厘米处，小腹隆起明显。支撑子宫的韧带被拉长，孕妈妈偶尔会觉得疼痛。

在神经的控制下，胎宝宝可以把双臂和手同时举起来，这对他来说是一种放松。

为了节省空间，胎宝宝会把脚蜷曲起来。

脐带有时候会缠绕在胎宝宝身体周围，但不会影响胎宝宝行动自由。

# 第162天 孕期疼痛缓解有妙招

第24周第1天

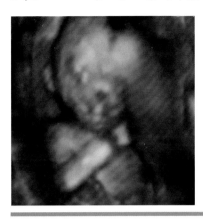

## 胎动越来越频繁

胎宝宝渐渐长大，子宫里的空间变得越来越"窘迫"。胎动越来越频繁。虽然你能明显地感受到撞击，但是可能还要几个星期别人才能通过触摸你的腹部感觉到胎动。

进入孕中期，随着腹部的不断增大，孕妈妈身体很可能出现疼痛，比如，腰背疼、韧带疼、腹股沟疼等。这些疼痛会导致孕妈妈生活不便，还可能导致夜晚睡眠质量下降。现在就来看看这些疼痛产生的原因及缓解办法吧。

## 孕期疼痛的原因

背痛：这种疼痛多发生于怀孕中后期，是因为怀孕使你的韧带放松，而导致肌肉负担过重，特别是腹部的肌肉因为过度拉扯使你不得不用背部的力量来支撑你日益增加的体重，从而产生背痛。

手腕麻木与刺痛：孕妈妈的手指和手腕会有一种针刺及灼热的感觉，有时从手腕到整个肩膀都会感觉疼痛，这种情况也被称作"腕骨综合征"。这是怀孕时体内聚集了大量的额外体液也储存在了手腕的韧带内，从而造成了手腕肿胀。

乳房胀痛：很多孕妈妈在孕早期就出现了乳房胀痛。这是由于怀孕时体内大量分泌雌性激素，乳房发胀、乳头变得敏感造成的。此时孕妈妈最好穿柔软舒适的棉质文胸，沐浴后双手涂些护油按摩乳房。

头痛：怀孕时血压发生改变，体内分泌激素量也和原来不同，有时孕妈妈会感到眩晕和疼痛。

## 缓解招数

❀ 穿稍微有点跟的鞋子，不超过5厘米为宜，可以缓解孕妈妈背部肌肉的紧张。

❀ 手腕麻木并伴有刺痛时，可以减少白天手的活动量。运用手腕工作时多注意姿势，比如打字时让手腕自然放平，稍微向下弯曲一些，或者在手腕下面垫一个鼠标垫。晚上睡觉时，手自然地举在头顶，放在枕头上。

❀ 乳房疼痛要经常按摩，增强乳房的承受力。

❀ 头痛时，孕妈妈要躺下休息。保证充足的睡眠，有助于减少头痛发生。

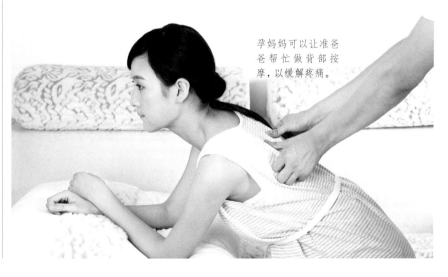

孕妈妈可以让准爸爸帮忙做背部按摩，以缓解疼痛。

# 第 163~164 天 做运动，缓解不适

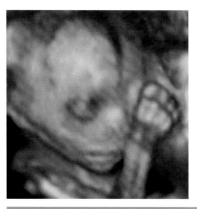

第 24 周第 2~3 天

### 皮肤表面皱皱的

这个月，胎宝宝的皮肤表面会发生一些变化。现在，胎宝宝的皮肤是皱起来的。当皮下脂肪增多、肌肉生长，皮肤看起来就会光滑些。

孕期不适是大多数孕妈妈的困扰，很多孕妈妈产后回忆起自己的孕期生活，仍然会对孕期不适带来的痛苦记忆犹新。其实这些不适是可以缓解的，只要做一些简单的小运动就能收获不错的效果。

## 扩胸运动

作用：缓解胳膊的肿痛，对消化不良也会起到一定的作用。

方法：双手举过头顶，慢慢吸气，然后呼气，缓慢放下双臂，伸直置于胸前，再放回身体两侧，最后放到背后。重复 5 次，感觉手臂紧张时停止。

## 颈部运动

作用：可缓解颈部和肩部疼痛。

方法：下巴靠近胸部，头部按顺时针和逆时针方向各转动两三次，放松颈部和肩部的肌肉，缓解紧张。注意要小心和缓慢地转动，直到颈部或肩部的不适缓解时停止。

## 肩部运动

作用：可缓解因不良姿势造成的上背部疼痛。

方法：两手臂弯曲，手指尖置于双肩处，肘关节向前做画圈动作，然后再向后做，每组做 10 下，感到上背和肩部肌肉的不适缓解时停止。

## 背部运动

作用：可缓解上背部的肌肉和上肢肌肉的疼痛。

方法：向两侧伸开双臂，同时手掌打开，做画圈动作，幅度由小到大，做 10 次。然后反方向画圈，动作由大到小，做 10 次。每节可重复 2 次。

## 伸腿弯腿

作用：有利于血液循环，防止静脉曲张和腿脚水肿。

方法：扶墙或家具站稳，抬高一条腿，使踝关节弯曲，脚趾朝向自己。换另一条腿重复此动作。然后坐下，再做同样的动作。注意不要让脚趾绷得太直、太紧，以免抽筋。

## 伸展小腿

作用：缓解腿部抽筋，促进血液循环。

方法：如果发生腿部抽筋，就平坐地板上或床上，两腿平伸。让准爸爸一只手压住你抽筋的腿，另一只手抓住脚，把脚趾向你头部的方向牵拉，慢慢施加压力，直至缓解抽筋。

### 缓解招数

简单的瑜伽小动作也可以让孕妈妈的不适症状得到缓解。

### 墙上俯卧撑

面对墙一臂距离站立，双脚分开，与肩同宽，两手掌贴墙。慢慢呼气的同时屈臂，注意从头到脚保持一条直线。

### 站立蹲式

双脚分开大约 1.5 个肩宽，双臂平伸，掌心朝外，掌根用力向外推，呼气时屈腿下蹲。如果感觉以上动作有难度，可以将双手在胸前合十，或者放于身体前方。

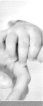

# 第 165~166 天 胎心监护知多少

第 24 周 第 4~5 天

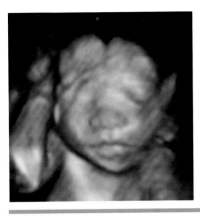

### 🐟 胎宝宝体重增加

胎宝宝正处于匀速生长期。在胎宝宝发育的这个阶段，肌肉、骨骼和器官组织的生长使他的体重增加。这段时间的脂肪产量非常少。

胎心监护是通过监测胎动和胎心率来反映胎宝宝在母体内的状况。在胎心监护检查过程中，医生能够监测胎宝宝的心跳，包括胎宝宝休息和活动时的胎心率分别是多少。

## 家庭胎心监护的方法

　　家用的胎心监护仪器：产检时留心医生听胎心的位置，在家中就可以自己用家用胎心监护仪找到胎心的位置，重复听了。胎宝宝小于5个月时，听胎心通常在脐下，腹中线的两侧；孕 6~8 月时，胎心位置会随之上移；孕晚期时，胎心位置基本固定，观察医生听胎心的位置即可。

　　家用胎心听诊器：主要是大锥形的双输口听头顶面的两个输口各接有胶管，胶管另一端各接有一只耳塞，双输口听头侧面装有一只电子计时器，极大地方便了孕妈妈随时自我听胎心的需要。

准爸爸亲耳听：孕 6 个月后，准爸爸用耳朵贴在孕妈妈腹部就可以听到胎宝宝的心音了，听到的正常胎心音就像钟表的"滴答"声，每分钟 120~160 次。

## 胎心监护的必要性

　　孕期中，有可能会出现脐带绕颈或孕妈妈自身原因导致的胎宝宝宫内缺氧。而产前胎心监护的目的就是检测胎宝宝的正常发育情况，在胎宝宝缺氧早期及时发现并纠正。

## 注意事项

▶在做胎心监护 30 分钟至 1 小时前吃一些食物，比如巧克力。

▶最好选择一天当中胎动最为频繁的时间进行。

▶选择一个舒服的姿势进行监护，避免平卧位。

准爸爸将耳朵贴在孕妈妈的腹部就可以听到胎宝宝的心音。
▼

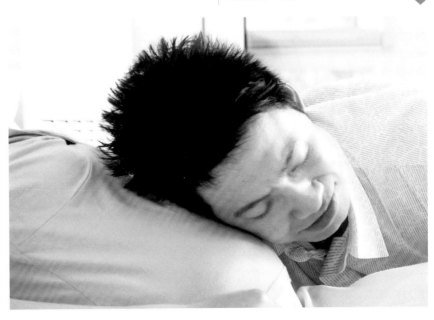

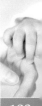

# 第 167 天 流鼻血不要慌

第 24 周 第 6 天

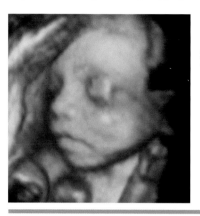

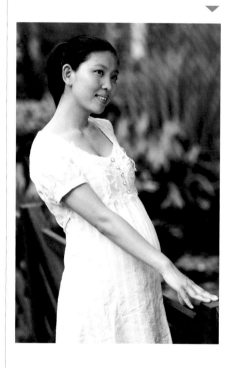

孕妈妈可以多做做运动，提高自身免疫能力。

### 🐟 心音越来越强

胎宝宝每天都能听见你心跳的声音、说话时声音的回响、呼吸的声音及肠胃的隆隆声。胎宝宝的心音变得越来越强，把耳朵贴近腹部会听到胎心音（如用听诊器会听得更清楚）。

孕激素使得孕妈妈的血管扩张充血，同时，血容量比非孕期增高，而人的鼻腔黏膜血管比较丰富，血管壁比较薄，所以容易破裂引起出血。尤其是当经过一个晚上的睡眠，起床后，体位发生变化或擤鼻涕时，就更容易流鼻血。

## 流鼻血怎么处理

随身携带一些纸巾备用。若发生流鼻血，请不要紧张，可走到阴凉处坐下或躺下，抬头，用手捏住鼻子上部，然后将蘸冷水的药棉或纸巾塞入鼻孔内。如果不能在短时间内止住流血，则可以在额头上敷上冷毛巾，并用手轻轻拍额头，从而减缓血流的速度。

孕妈妈流鼻血还有一些紧急应对措施，具体如下：

1 将流血一侧的鼻翼推向鼻梁，并保持 5~10 分钟，即可止血。如果两侧均出血，则捏住两侧鼻翼。鼻血止住后，鼻孔中多有凝血块，不要急于将它弄出，尽量避免用力打喷嚏和用力揉，防止再出血。

2 左鼻孔流血，举起右手臂，右鼻孔流血，举起左手臂，数分钟后即可止血。

3 取大蒜适量，去皮捣成蒜泥，敷在脚心上，用纱布包好，可较快止血。

4 坐在椅子上，将双脚浸泡在热水中，也可止鼻血。

## 如何预防

注意调整饮食结构，少吃辛辣的食物，多吃富含维生素 C、维生素 E 的食物，比如绿色蔬菜、黄瓜、西红柿等，苹果、芒果、桃子等水果，以及豆类、蛋类、乳制品等食物，可以巩固血管壁，增强血管的弹性，防止破裂出血的情况发生。

少做擤鼻涕的动作，避免因损伤鼻黏膜血管而出血。每天用手轻轻地按摩鼻部和脸部一两次，促进局部的血液循环与营养的供应，尤其是在冬天。

春秋空气干燥的季节，最好使用加湿器，增加空气湿度。夏季天气炎热时最好避免外出，温度增加导致的内热加重也可能引起流鼻血。气温高的时候最好待在室内，可以适当吹吹风扇或空调，防止内热加重。

# 第168天 夏季要拒绝吃冷饮

第24周第7天

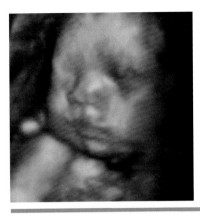

### 胎宝宝的小模样

胎宝宝的胎毛又长长了一些，柔软浓密的胎毛布满了他的全身，好像冬瓜上白色的小刺毛一样，它是很好的保护层，能避免羊水对皮肤造成伤害。

冰激凌是大多数女孩喜欢的食物。但是一旦升级为孕妈妈，你就不能只为自己的食欲考虑了，冷饮的温度过低，孕妈妈食用后很容易引起不适，而且对胎宝宝也不利。

### 孕期食用冷饮坏处多

在孕期，孕妈妈的胃肠对冷的刺激非常敏感。多吃冷饮会使胃肠血管突然收缩，胃液分泌减少，消化功能降低，从而引起食欲缺乏、消化不良、腹泻，甚至引起胃部痉挛，出现剧烈腹痛现象。

孕妈妈的鼻、咽、气管等呼吸道黏膜往往充血并伴有水肿，如果贪食冷饮，充血的血管突然收缩，血液减少，可致局部抵抗力降低，使潜伏在咽喉、气管、鼻腔、口腔里的细菌与病毒乘虚而入，引起嗓子痛哑、咳嗽、头痛等。严重时能引起上呼吸道感染或诱发扁桃体炎。

此外胎宝宝对冷的刺激也极为敏感，当孕妈妈喝冷水或吃冷饮时，胎宝宝会在子宫内躁动不安，使胎动变得异常频繁，这种情况如果持续的时间比较长，则会引起胎宝宝宫内缺氧。

## 消暑又健康的食物

❀ 新鲜的绿色蔬菜：很多绿色蔬菜在夏季可以做凉拌菜，既能保留营养又清凉爽口。

❀ 新鲜的水果：可以做水果沙拉或者直接生吃。

❀ 蔬果汁：如果不喜欢吃蔬菜或水果可以榨汁。

❀ 野菜：野菜大部分可以直接生吃，既能消暑又富含营养。

❀ 汤粥：夏季可以适量选择一些清热解毒的豆类，如绿豆，熬成解暑汤粥。放温了之后再喝，既营养又解暑，是夏天的不二选择。

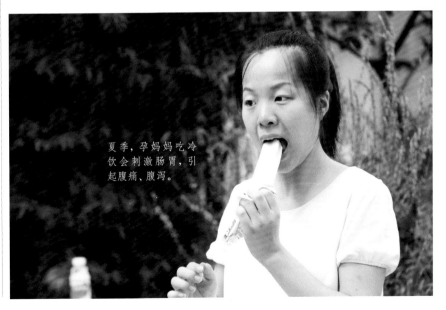

夏季，孕妈妈吃冷饮会刺激肠胃，引起腹痛、腹泻。

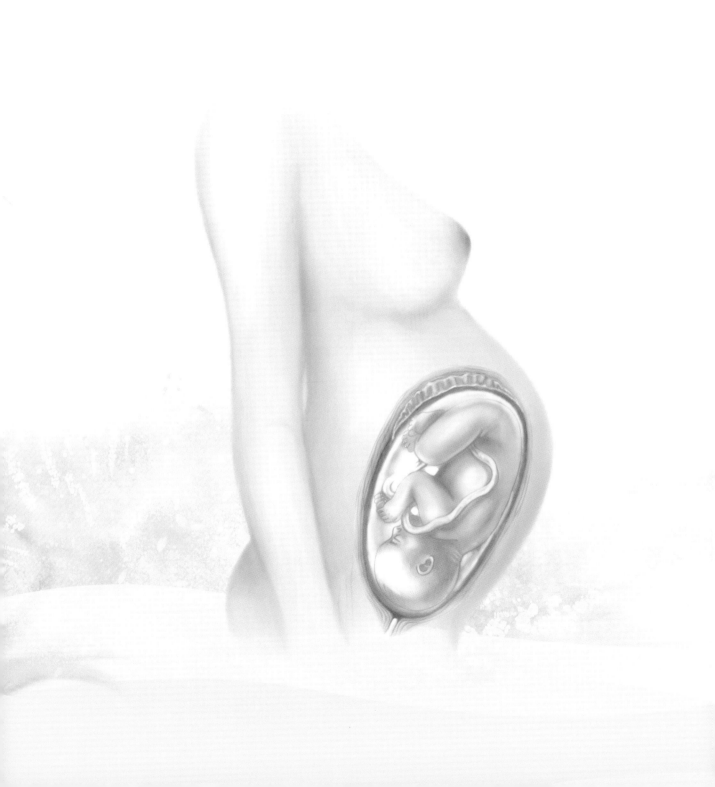

# 孕 7 月

## 会打嗝啦

　　现在胎宝宝发育良好，他像一棵顽强的小树苗，已经在你的子宫中深深地扎下根来。这时候，孕吐已经是遥远的过去，你也不用再整日小心翼翼地应对各种身体不适。放松身心，好好地享受这难得的孕期时光。

　　这是最惬意的时光，是最温柔的浪漫。与心爱的人在一起，相知相守，孕育幸福，这就是生活赐予的最好礼物。

# 第25周（169~175天）

**感觉身体很累的时候，要注意休息哦！**

这一周，孕妈妈腹部、乳房、大腿等处的妊娠纹更加明显，皮肤像要被撑裂了似的。现在，孕妈妈更容易感到疲惫，由于腹部越来越沉重，为保持平衡，需要腰部肌肉持续向后用力，腰腿痛因而更加明显。你还可能会感到眼睛不适，怕光、发干、发涩，这是比较典型的孕期反应。

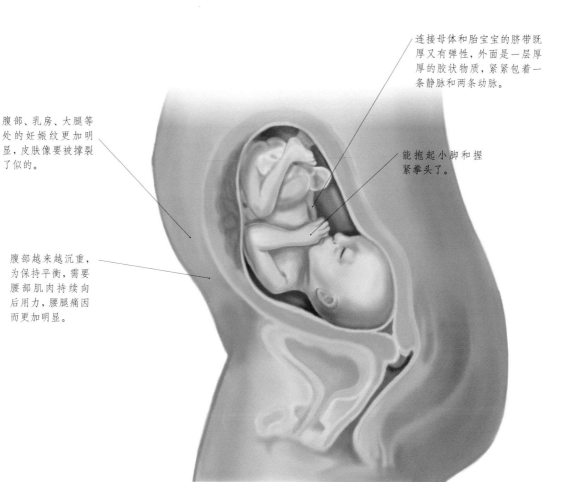

连接母体和胎宝宝的脐带既厚又有弹性，外面是一层厚厚的胶状物质，紧紧包着一条静脉和两条动脉。

腹部、乳房、大腿等处的妊娠纹更加明显，皮肤像要被撑裂了似的。

能抱起小脚和握紧拳头了。

腹部越来越沉重，为保持平衡，需要腰部肌肉持续向后用力，腰腿痛因而更加明显。

# 第169天 服用营养素，因人而异

第25周第1天

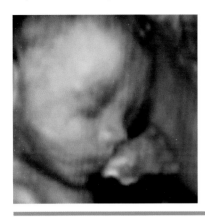

## 胎动更明显

现在，孕妈妈肚子里的小房子对胎宝宝来说已经变得狭促，因为胎宝宝总是不停地伸展身体，希望把他的小房子撑得大一些。到了现在，孕妈妈会明显地感觉到胎动，抚摸腹部时他很可能会做出反应，这是他在跟你交流呢。

不少孕妈妈可能会遇到这种情况，你的各项检查结果都很正常，可却总感到头晕胸闷。医生可能会建议你服用营养素补充剂。那么孕妈妈需不需要服用营养素补充剂呢？服用营养素补充剂又需要注意什么呢？

## 因人而异服用营养素补充剂

营养素补充剂包括两类，即补充某一种维生素或矿物质的单剂营养素和补充三种或三种以上维生素和（或）矿物质的复合剂营养素。孕妈妈切不可盲目服用营养素，一定要先到医院检查一下自己到底缺少哪些维生素或矿物质，然后有针对性地选用营养素。

如果平时不挑食、不偏食，身体又没有什么不适症状的孕妈妈，只要膳食平衡，则完全没有必要服用营养素补充剂。如果不爱喝牛奶的孕妈妈经常腿抽筋，则可以选用补充钙剂的单剂营养素补充剂。如果膳食失衡非常严重，孕妈妈则可能需要补充复合维生素营养剂。

因为胎宝宝的血液需要从母亲身体中吸收铁、蛋白质等原料，孕期铁的消耗量较非孕期有所增加。同时孕期又面临血液稀释的问题，更容易引起血中血红蛋白的下降，可能导致贫血。所以孕妈妈要多吃一些含铁丰富的食物，比如动物肝脏、红色的瘦肉等。如果贫血严重也可以通过服用含铁的营养素补充剂来缓解。

## 服用营养素补充剂的禁忌

✿ 孕妈妈在服用营养素补充剂之前，一定要按照说明规定的量服用，因为所有的营养素补充剂都会有一定的副作用，过量食用容易造成慢性中毒。

✿ 切忌同时服用两种或两种以上的同类营养素补充剂，这样相当于过量服用，很容易出现头晕、发热、便秘等情况。

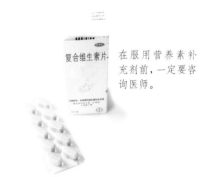

在服用营养素补充剂前，一定要咨询医师。

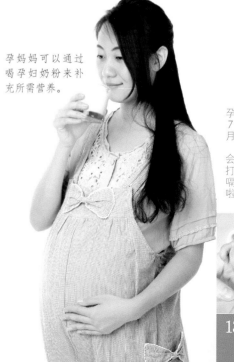

孕妈妈可以通过喝孕妇奶粉来补充所需营养。

孕7月 会打嗝啦

139

# 第 170 天　补充"脑黄金"，让宝宝更聪明

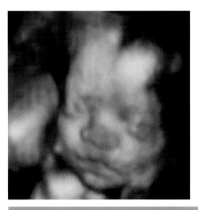

第 25 周第 2 天

### 🐟 胎宝宝力气变大了

胎宝宝的力气越来越大，当他使劲踢打的时候，孕妈妈的肚子上会鼓起一个可爱的小包，那是胎宝宝的小手或小脚丫的杰作。胎宝宝动的时候，跟他说说话，他可是能听到的哦。

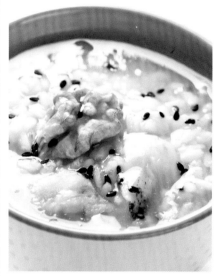

可以将核桃、芝麻等坚果类食物同大米熬成粥喝。

我们的大脑中 65% 是脂肪类物质，其中 DHA 和 EPA 是脑脂肪的主要成分，它们和脑磷脂、卵磷脂等物质合在一起，被称为"脑黄金"。为了保证胎宝宝的良好发育，孕妈妈一定要补充"脑黄金"。

## "脑黄金"的重要作用

　　"脑黄金"能预防早产，防止胎宝宝发育迟缓，增加宝宝出生时的体重。服用"脑黄金"的孕妈妈比一般孕妈妈的早产率低了 1%，宝宝出生体重平均增加了 100 克。"脑黄金"是人体大脑及视网膜的重要组成物质，因此摄入足够的"脑黄金"可以促进胎宝宝大脑细胞的增殖和神经传导、大脑突触的生长及视网膜的发育。

### 🐟 孕妈妈如何补充"脑黄金"

胎宝宝所需要的大量"脑黄金"只能从母体中获得，而随着孕期的发展，孕妈妈体内的"脑黄金"含量会逐渐减少，因此孕妈妈需要持续、充足地补充"脑黄金"。孕妈妈可以选择孕妇奶粉。孕妇奶粉采用科学配方，含有 DHA 等营养成分，能够满足孕妈妈孕期所需的营养，还可以帮助孕妈妈补充其他的微量元素。

孕妈妈还要多吃些富含 DHA 的食物，如核桃、松子、葵花子、杏仁、榛子、花生等坚果类食品。

海鱼、鱼油等也是补充"脑黄金"的佳品。

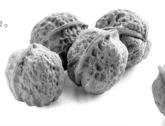

核桃含有丰富的不饱和脂肪酸、B 族维生素和维生素 E，营养丰富。

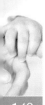

# 第 171~173 天 开始置办宝宝的物品吧

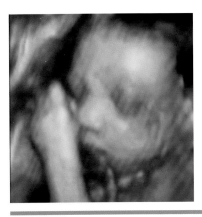

第 25 周 第 3~5 天

## 🔖 乳头开始发育

胎宝宝头部在迅速发育,颈部和躯干开始伸展,手和脚都能自由活动了。不管胎宝宝是男是女,乳头都开始发育了。本月末胎宝宝相当于一个柚子的重量。

趁着行动还比较方便,孕妈妈可以开始着手准备胎宝宝出生后需要的生活物品了。准备的时候最好问问有过小孩的同事、朋友和长辈,他们的经验会对你帮助很大。

## 不必一次置办齐全

不要想在怀孕时把宝宝出生以后很长时间用的东西都预备齐了,月子里需要的物品备齐了就行。如果想从容些,最多备到宝宝 3 个月用的就足够了。而且,一些大的品牌商品,会在一定的时期内推出打折的优惠,可以趁此机会采购一些既能保证质量,又能节省开支的物品。没必要每件东西都买新的,只洗过几水的宝宝服,从同事朋友那儿传过来的一些东西,只要质量好,尽可以放心使用。

## 与家人商量

好友或家人在征求你的意见时,直接把你的需要告诉他们,既给他们省了挑选礼物的时间,你也得到了最需要的东西,还能避免礼物的雷同。

## 先买试用装

婴儿的皮肤非常稚嫩,容易受到刺激而引起过敏。所以宝宝半岁以前尽量不要使用洗发沐浴产品,即使要买也必须是婴儿专用的。选购洗护用品可以从小包装的单品开始尝试购买,试用过几次,如果宝宝没有任何过敏迹象,再决定是否要购买同一品牌系列的产品。

## 🔖 孕产专家贴心提醒

### 向过来人取经学习

过来人都有经验,可以向她们取取经,问问她们在做生产准备的时候,什么东西是要多准备的,什么是买了根本没用的,再根据她们的建议购置。

### 一个品种不买太多

宝宝长得快,小号宝宝服很快就穿不上了,小号的奶嘴、纸尿裤也会很快过渡到中号或大号,加上季节更替,一个品种备多了,用不上反而造成浪费。

买了宝宝的衣物之后,最好清洗一下再叠好收起来。

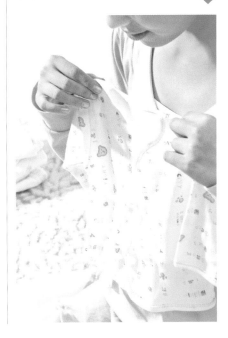

孕 7 月 会打嗝啦

141

# 第174天 我们一家三口去旅行吧

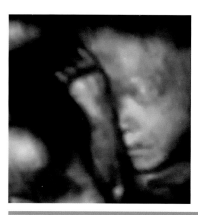

第25周第6天

## 🐟 胎宝宝开始调皮

孕妈妈能感受到胎宝宝每次的小调皮和入睡后的安静乖巧，在这一点上，准爸爸只能羡慕地摸着孕妈妈的肚皮，渴望胎宝宝能给他一些回应。

孕妈妈不要总是围绕怀孕这件事担忧太多，适时地放松一下。孕中期是最舒适的时候，胎宝宝也在腹中稳定了，带着胎宝宝来一次美好的旅行吧！

## 🐟 旅游需要准备的物品

❀ 产前检查手册：以备不时之需。

❀ 医生的电话号码：有需要时可以随时咨询医生。

❀ 钱包、银行卡：带卡出游是明智的选择。

❀ 身份证：订酒店、订机票、车票时都需要用到它。

❀ 机票或火车票：事先准备好，一定不要忘记。

❀ 相机：能够记录孕妈妈在美丽风景中的整个过程，对自己和宝宝都是一个很好的纪念。

### 出发前的准备工作

出发前要征求医生的意见，行程不要安排太紧，一定要留够充分的休息时间。此外，在出发前必须查明到达地区的天气、交通、医院等情况，这样有突发状况时可以及时就医。

### 全程要有人陪同

孕妈妈不宜一人独自出门，如果与一大群陌生人做伴也是不合适的，最好是由准爸爸、家人或好友等熟悉你的人陪伴前往。这样不但会使旅程愉快，当你觉得累或不舒服的时候，也可以得到体贴的照顾。

### 饮食要注意卫生

避免吃生冷、不干净或没吃过的食物，以免造成消化不良、腹泻、过敏等突发状况；奶制品、海鲜等食物容易变质，若不能确定是否新鲜，最好不要吃；多喝开水，多吃水果，可预防脱水和便秘。运动量不要太大或太刺激。运动量太大容易造成孕妈妈的体力不堪负荷，因而导致流产、早产及破水。太刺激或危险性高的活动也不可参与，例如：过山车、自由落体等。

旅途中要随时注意身体，若感觉疲劳要及时休息；若有任何身体不适，如下体出血、腹痛、腹胀、破水等，应立即就医。

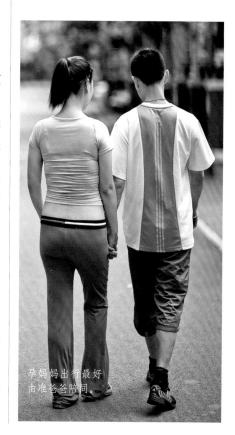

孕妈妈出行最好由准爸爸陪同。

# 第175天 给孕期留个纪念吧

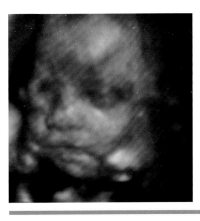

第25周第7天

### 🐟 脊柱结构开始形成

胎宝宝的脊柱由33块环状骨、150个关节和1000条韧带构成。这些结构将在这个月开始形成。胎宝宝这个时期会需要更多的钙，孕妈妈要注意补充。

很多孕妈妈都是第一次怀宝宝，心情无比激动，都希望给自己的孕期留个纪念，于是选择拍孕妇照的形式，纪念这令人难忘的时期。

孕妈妈拍照时要注意休息，不要太劳累。

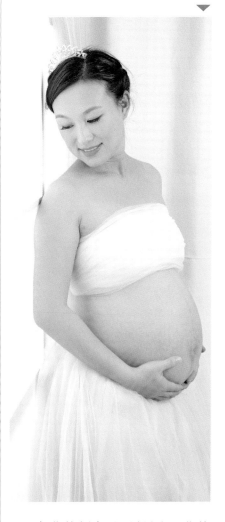

## 留心细节

孕妈妈容易疲劳，最好选择客人较少的时间段去，等候时间不会太长。最好选择风和日丽的日子和通风条件好的拍摄环境，以利健康。注意拍摄时间不宜太长，也不宜设计"高难动作"。

## 孕妈妈的担心

拍照时闪光灯会对肚子里的宝宝有影响吗？这个问题孕妈妈无需担心。照相是利用自然光或灯光，把进入照相机镜头的人或景物感光到底片上。在整个拍摄过程中，照相机不会产生有害射线，自然光或灯光也不会对身体造成危害。所以，孕妈妈不必担心。

## 拍什么样的

去婚纱摄影店可以拍大肚照，价钱相当于一辑普通的艺术照，约四五百元，有三四个造型，十几张照片，还可制作成相册、水晶相框、书签照、荷包照等。

## 什么时候拍

大肚艺术照要到怀孕七八个月的时候再拍。太早的时候，肚子突出的还不明显，拍出来效果可能不太好。太晚的时候，肚子太大，孕妈妈容易疲劳。

## 拍摄注意事项

选择专门给孕妇拍摄的影楼，这样专业性会比较强，而且有很多孕妇服装可以选择。

与化妆师沟通，尽量少用化妆品，不要用含铅的化妆品，尤其是唇彩。

既然是拍大肚照，至少要有一组露出肚子的照片。不要害羞，不必遮遮掩掩的，大方地把骄傲的大肚子露出来，还可以涂些亮亮的橄榄油。但要注意对腰腹部的保暖。

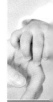

# 第26周（176~182天）

**充分补充营养，为胎宝宝的成长添动力！**

子宫持续增大，推动肋骨向上移动，因此会引起肋骨疼痛。即将进入孕晚期，胎宝宝会迅速发育，需要更多的营养和能量。孕妈妈每日饮食要规律，营养要均衡，适当锻炼，为胎宝宝的发育提供有利的支持。

脊柱仍在发育。

眼睛完全形成。

肺部仍在发育，已经会吸气和呼气。

子宫的增大会推动肋骨向上移动，因此会引起肋骨疼痛。

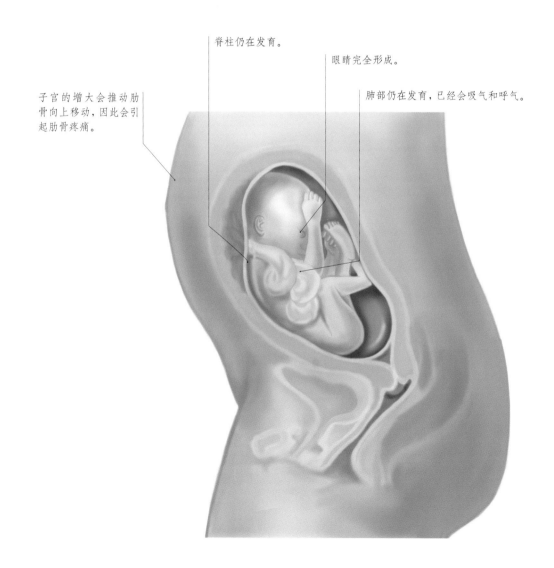

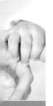

# 第176~177天 调整好作息时间

第26周 第1~2天

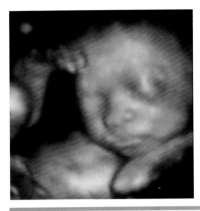

### 脂肪堆积速度变慢

在这个阶段，胎宝宝脂肪的堆积速度变慢，皮肤依然薄如蝉翼，透过皮肤，能清晰地看见他如小树般茁壮的骨骼和像小河般纵横的血管。

孕妈妈可不要扰乱胎宝宝的生活习惯，在他睡眠的时候，千万不要以做胎教为名，用声音、光亮或是动作去叫醒他，否则胎宝宝会不高兴的。

## 作息习惯很像妈妈

瑞士儿科医生研究发现，新生儿的睡眠类型与孕妈妈的睡眠类型有关。研究人员将孕妈妈分为早起和晚睡两种类型，然后对她们所生的孩子进行调查。结果发现，早起型母亲所生的孩子，一生下来就有早起的习惯，而晚睡型母亲所生的孩子，一生出来就有晚睡的习惯。所以，在胎宝宝出生前，胎宝宝和母亲就形成了相似的生活习惯。这一研究证明，母亲和子宫内的胎宝宝存在沟通。出生后母子间的情感沟通是出生前母子间沟通的延续。

### 可以通过光照胎教来调整胎宝宝作息

在孕晚期也可以通过光照胎教调整胎宝宝的作息，这可以使宝宝在出生后仍然保持良好的作息，即夜晚睡觉，白天活跃。当胎宝宝醒着时，用手电筒的微光照射孕妈妈腹部训练胎宝宝的昼夜节律，从而促进胎宝宝视觉功能的健康发育。但要注意切忌用强光照射，且时间不宜过长。

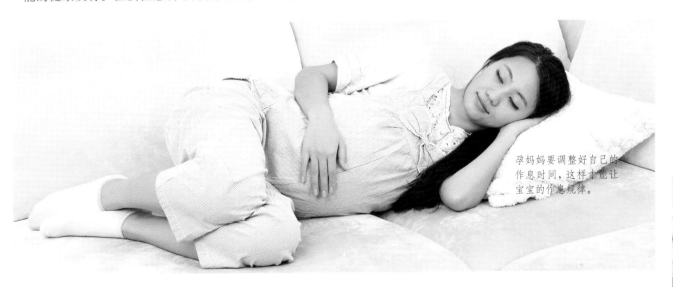

孕妈妈要调整好自己的作息时间，这样才能让宝宝的作息规律。

# 第 178~179 天 给宝宝取名字

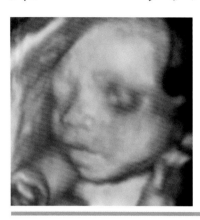

第 26 周 第 3~4 天

## 🐟 指甲在变长

胎宝宝的手指甲和脚趾甲慢慢长长，像一枚小小的贝壳扣在指端。它像蚌、蛤蜊的壳一样具有很好的保护作用。

一个好名字会给人带来意想不到的好处，一个坏名字也可能让人郁闷良久。究竟应该从哪些方面着手来为胎宝宝起一个好名字呢，让我们一起来总结一下。

## 保存爱情

从爸爸妈妈的名字里各取一个汉字组合成宝宝的名字，或选取爸爸妈妈最具纪念意义和相互默契的文字来命名，用宝宝的名字见证爱的甜蜜。

## 美好寓意

爸爸妈妈希望宝宝健康，品德好，快乐，优秀……查看字典，你会发现怿（快乐）、嘉（优秀）等很多字词都能表达你的美好意愿。

## 延续家谱

家谱是中国特有的文化遗产，很多家谱在立谱时，便确定了家族世系命名的辈分序列。不妨考虑宝宝在家谱中的辈分用字。

## 性别取名

男孩用名可刚毅一些，比方说"毅、杰、鹏"等；女孩用名可温婉可人一些，比方说"悦、璐"等。也可选择一些中性字，如"晖、烨"等，通俗大气，男女通用。

虽然给宝宝取名字是准爸爸和孕妈妈的特殊权利，但是准爸爸和孕妈妈也不要太过随心所欲。名字是宝宝一生的印记，宝宝出生后办理各种证件都需要登记名字。如果名字过于大众化则会模糊宝宝的个性，但是过于生僻的字词则会为宝宝办理证件等带来麻烦。

## 🐟 改名字一生只有一次

我国《条例》规定，子女采用父母双方姓氏时，可以按照双姓起名，不算作复姓。如果知道这个条例后，有些父母可能就会打算将子女的名字进行更改了。但《姓名登记条例》中同时还规定，为了防止滥用姓名权，频繁变更名字现象的发生，我国年满十八周岁的公民申请办理名字变更登记的，以一次为限。若出具虚假证明材料申请办理姓名登记或者姓名变更登记的，由户口登记机关给予警告，并处 500 元以下罚款。

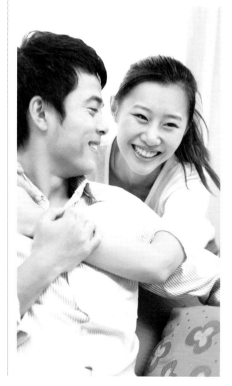

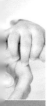

# 第 180~182 天 孕中期的衣物选购

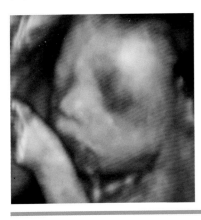

第 26 周 第 5~7 天

### 🐟 大脑脑波开始对外界有反应

接下来的 4 天，胎宝宝大脑脑波对视觉和听觉系统开始有反应。胎宝宝的感官系统与大脑发生各种联系。这些联系有助于胎宝宝出生后对输入信号的理解。

进入孕中期了，孕妈妈的肚子一天天见大，以前的贴身衣物几乎都不能穿了，选一个阳光灿烂、微风煦暖的午后，去逛逛街，选几件合身又舒服的贴身衣物吧。

**睡衣**

选择宽松的棉质睡衣套装，是分上衣、裤子的那种款式，并且上衣是便于哺乳的前扣式睡衣，这样产后可以继续穿着，也方便哺乳。

▶选购原则：在舒适和方便的基础上，可挑选颜色清新、款式新颖的睡衣。

▶建议选购数量：薄款和厚款分别两套。

**内裤**

孕妇内裤的布料为棉质，可吸汗，较舒适；可依腹围、臀围的大小变化来挑选；款式分为高腰、低腰两种；选底部多一层棉布的内裤，较透气且可吸收阴道分泌物。

▶选购原则：孕妇内裤需依怀孕时期腹围大小的改变来选购；也可购买纽扣式的内裤，即可适用于整个孕期。

▶建议选购数量：四五条。

**托腹裤**

托腹裤是将托腹带的设计加在内裤上，同时具有托腹和内裤的功能，有些还具有调节功能，可以预防并减轻腰酸背痛。

▶选购原则：亲自试穿，选择让自己舒服的托腹裤。

▶建议选购数量：以两三件为宜。

随着孕周的推移，孕妈妈的肚子会越来越大，此时可以穿托腹裤，或用托腹带。 ▶

**可以防震的**

走路时脚底要承受来自地面的冲击，所以鞋底的设计就很重要，孕妈妈可选择鞋底带气垫的气垫运动鞋。

**富有弹性的**

良好的弹性来自高质量的鞋底、鞋面材料，它可以给足部以弹性的活动空间，否则如果双脚被缺乏弹性的材料束缚，会造成摩擦、脚趾变形等问题。

**透气性好的**

在孕中期和孕晚期，孕妈妈的脚长时间地处于肿胀的状态，将鞋子撑得满满的，鞋子不透气，容易滋生细菌，引发脚气等疾病，应选择真皮或透气的材质。

**款式方便的**

怀孕时的鞋子款式并不单纯只是符合个人对美的喜好，还必须因肿胀的脚而决定，比如不适合穿窄细线条的鞋和尖头鞋等。

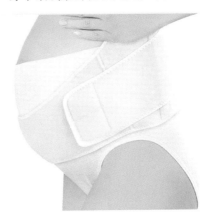

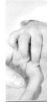

孕 7 月 会打嗝啦

147

# 第27周（183~189天）

**爱护乳房，保护好宝宝的"粮袋"！**

子宫上移到肚脐上方7厘米以上，而且子宫底高度达到27厘米。孕妈妈此时的血压会稍高一些，属正常现象。有些孕妈妈的乳房会分泌出少量乳汁。为了保持乳房的清洁和健康，孕妈妈可以每天用温水(不用香皂)轻轻擦拭乳房，以去除溢出的乳汁。

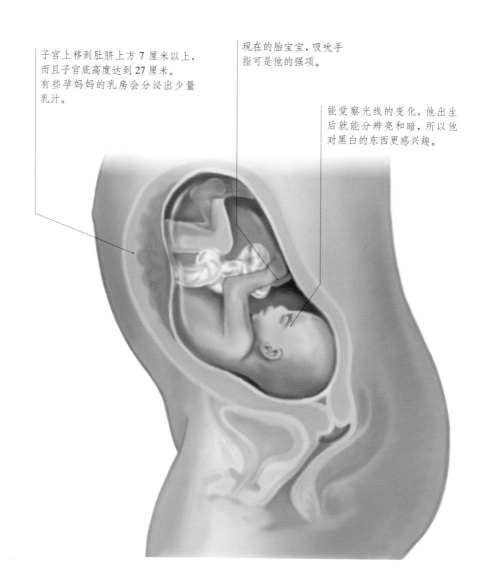

子宫上移到肚脐上方7厘米以上，而且子宫底高度达到27厘米。有些孕妈妈的乳房会分泌出少量乳汁。

现在的胎宝宝，吸吮手指可是他的强项。

能觉察光线的变化，他出生后就能分辨亮和暗，所以他对黑白的东西更感兴趣。

# 第 183 天 职场孕妈妈注意事项

第 27 周第 1 天

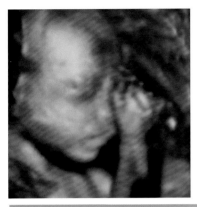

### 🐟 鼻孔张开

随着胎宝宝长大，羊膜囊也在生长。羊膜囊是一个封闭的水泡，在脐带周围形成一个水状密封圈，脐带就从中穿过。胎宝宝的鼻孔已经张开。像小鱼学习吐泡泡，小鸭子学习游泳一样，他正在练习如何呼吸。

身处职场的孕妈妈要学会自我保护，避免自己和胎宝宝受到伤害。每日吃工作餐要注意营养搭配，工作强度也要适当，不要超出身体的承受范围，当心流产和早产。

### 🐟 注意办公安全

✿ 椅子：不要用带着滑轮的转椅，以免失去平衡而跌倒。

✿ 电脑：孕早期远离电脑。怀孕后，使用电脑要适时适度，经常起身活动以缓解眼疲劳，有条件的可穿戴防辐射孕妇装。

✿ 复印机：尽量不要使用复印机，需要使用时最好请身边同事帮助。

✿ 定时换气：每隔两三个小时到户外去呼吸一下新鲜空气。

## "挑三拣四"工作餐

慎吃油炸食物：工作餐中的油炸类食物，在制作过程中使用的食用油可能是已经用过若干次的回锅油。这种反复沸腾过的油中有很多有害物质，因此，最好不要食用工作餐里的油炸食物。

拒绝味重食物：应少吃太咸的食物，以防止体内水钠潴留，引起血压上升或双足水肿。其他辛辣、味重的食物也应该明智地拒绝。

## 当心流产和早产

职业女性每天都要按时上下班，还要面对繁重的工作。因此，要特别注意，哪怕是出现轻微的出血症状，也应立即到医院接受检查。妊娠后期腹部增大，上下班路上必须更加注意安全。避免腹部受到外界撞击或挤压，否则有可能导致早产。

## 随时自我调适

孕期办公室健身操、午休小憩、换双平跟鞋、换把舒适的座椅、避免整天一个姿势对着电脑，这些都能让孕期工作舒服些。

## 不让产检和产假打乱工作

提前了解请产假程序并提前安排好交接的工作，在休产假前，让工作交接的人了解自己的工作脉络与流程，并提前进入工作状态，万一早产，可轻松离开。

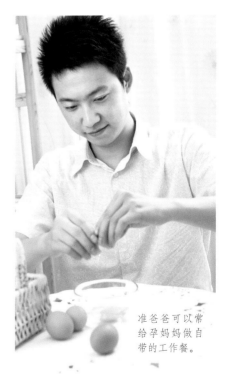

准爸爸可以常给孕妈妈做自带的工作餐。

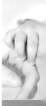

# 第 184~185 天 美丽孕妈妈自制水果面膜

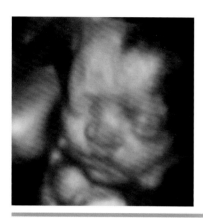

第 27 周第 2~3 天

### 🐟 肺部气囊开始发育

随后两天，胎宝宝肺部的气囊开始发育。当胎宝宝像小鸭子一样学习游泳的时候，气囊就会像一个小小的救生圈，帮他浮出水面。胎宝宝现在练习呼吸，就是在为出生后做准备。

美丽是女人一生的事业。孕妈妈可以在闲暇的午后或晚上入睡前，自制一些水果面膜。自己惬意地窝在躺椅或沙发上，听着优美动人的《蓝色多瑙河》，敷着自制的飘着清甜香味的水果面膜，只是想象一下，心情是不是也会放松很多？

### 猕猴桃面膜

猕猴桃含有丰富的矿物质和维生素 C，具有很好的美白保湿效果。

做法：先将猕猴桃的果皮剥除，然后将其放进干净的容器中捣烂成泥。然后在猕猴桃果泥中加入海藻粉或褐藻酸，搅拌均匀即可。

用法：将调制好的果泥均匀地涂抹在脸部，注意避开眼周和唇部。15~20 分钟后，即可用清水冲洗干净。

### 苹果面膜

苹果含有丰富的矿物质、蛋白质、有机酸和维生素类，可促进皮肤的新陈代谢，活化皮肤的细胞，并且改善肤质，滋养白净皮肤。

做法：把苹果去皮切块，放入榨汁机中打成泥状。将鸡蛋、蜂蜜、橄榄油和面粉放入苹果泥中，用面膜棒搅拌均匀，直至糊状。

用法：清洁皮肤后，用面膜刷将面膜均匀地涂到皮肤上。在脸上涂面膜时，请注意避开眼周和唇部。10~15 分钟之后，再用清水洗净。

### 🐟 做面膜的时机和周期

❀ 晚上睡觉前及白天外出晒太阳后是做面膜的最佳时机，这个时候做面膜，能够及时补充水分，有效帮助修复晒后肌肤，起到保湿的作用。每周做两次就可以了。

## 准爸爸帮孕妈妈制作面膜

孕妈妈肚子越来越大，行动越来越不方便，准爸爸可以协助孕妈妈制作面膜，鸡蛋酸奶面膜、草莓面膜、椰汁面膜……当孕妈妈心情烦躁或者低落的时候，准爸爸制作一些水果面膜送到孕妈妈的面前，相信孕妈妈的心情会马上阴转晴，并送给你一个阳光般温暖的笑容。

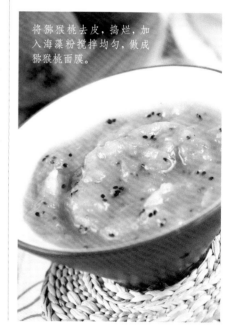

将猕猴桃去皮，捣烂，加入海藻粉搅拌均匀，做成猕猴桃面膜。

# 第 186~187 天 妊娠高血压综合征

第 27 周 第 4~5 天

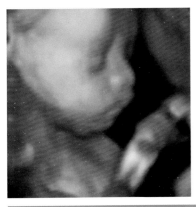

### 可以进行音乐胎教了

胎宝宝的大脑脑波开始对视觉和听觉系统产生反应，这也是以后的他看见流星会雀跃，听见欢快的音乐会舞动的原因。这个时候如果做胎教，选择音乐胎教、美学胎教是再好不过的。

妊娠高血压综合征对孕妈妈和胎宝宝都十分不利，因此孕妈妈一定要按时做产检，注意预防该疾病的发生。一旦发现患病也不要过于紧张，按照医生的指导方案积极进行治疗即可。

## 预防方法

❀ 注意休息：正常的作息、足够的睡眠、保持心情愉快对于预防妊娠高血压有重要作用。

❀ 注意血压和体重：可每日测量血压并做记录，如有不正常情况，应及时就医。

❀ 均衡营养：勿吃太咸、太油腻的食物；多吃新鲜蔬菜和水果，适量进食鱼、蛋、奶等高蛋白、高钾及低钠食物。

❀ 坚持体育锻炼：散步、孕妇操、简单的瑜伽等运动可使全身肌肉放松，促使血压下降。

## 对孕妈妈和胎宝宝的影响

对孕妈妈的影响：妊娠高血压疾病易引起胎盘早期剥离、心力衰竭、凝血功能障碍。

对胎宝宝的影响：妊娠高血压综合征引起的子痫是导致早产、宫内胎宝宝停育、新生儿窒息的主要原因。

## 易患妊娠高血压疾病的人群

▶初产妇。

▶体形矮胖者。

▶患有原发性高血压、慢性肾炎、糖尿病合并妊娠者。

▶双胎、多胎、羊水过多的孕妈妈。

▶有家族病史的孕妈妈。

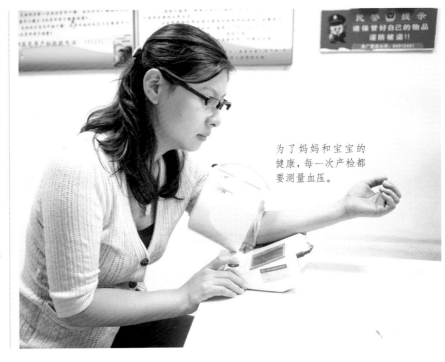

为了妈妈和宝宝的健康，每一次产检都要测量血压。

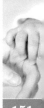

孕 7 月　会打嗝啦

151

# 第 188 天 预防妊娠糖尿病

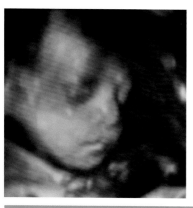

第 27 周第 6 天

### 🐟 脑容积变大

这个月胎宝宝的前脑（额头后面的脑部）会长大，脑容积变大，能包容所有发育的大脑组织，同时仍然保持大脑半球的划分。胎宝宝的脑波图像和那些足月出生的婴儿很像，处理视觉和听觉信息的大脑部分开始活动。

虽然妊娠糖尿病大多可在孕妈妈产后自行恢复，但是由于其可能导致胚胎发育异常、增加孕妈妈的感染概率、加大孕妈妈酮症酸中毒的风险，所以一定要提前预防。

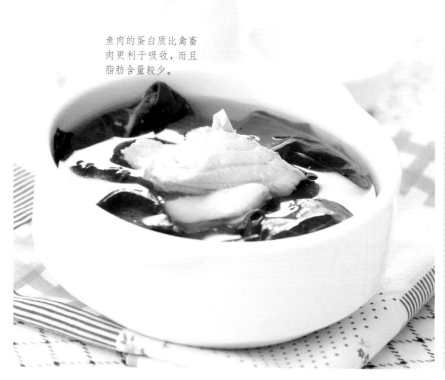

鱼肉的蛋白质比禽畜肉更利于吸收，而且脂肪含量较少。

**注意餐次分配**

为维持血糖值平稳及避免妊娠糖尿病的发生，餐次的分配非常重要。因为一次进食大量食物会造成血糖值快速上升，且母体空腹太久时，容易产生酮体，所以建议少食多餐，将每天应摄取的食物分成五六餐。特别要避免晚餐与隔天早餐的时间相距过长，睡前要吃点点心。

### 🐟 也许你还不知道

尽量多吃粗粮、多摄取膳食纤维：不要误以为不吃淀粉类主食就可控制血糖或体重。主食尽量选择粗粮，更有利于血糖的控制。在可摄取的分量范围内，多摄取高膳食纤维食物，如以糙米取代白米饭，增加蔬菜的摄取量，吃新鲜水果，不喝果汁等。

### 🐟 注重蛋白质摄取

鱼肉是妊娠糖尿病患者补充蛋白质的最佳来源。对于妊娠糖尿病患者而言，为了给自己和胎宝宝提供足够的营养，一定要均衡膳食结构，要以清淡的食物为主，严格控制盐、糖、脂肪等的摄入即可。鱼肉的蛋白质比禽畜肉更利于吸收，而且脂肪含量较少，此外，还富含硒，能降低血糖、改善糖尿病症状。

# 第189天 上孕产课，学习知识

第27周第7天

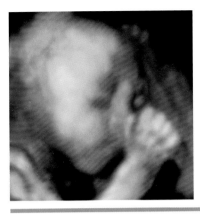

## 生命力变得强大

这个时候，胎宝宝的生命力已经非常强大了，万一胎宝宝提前降生，经过悉心的护理，也可以存活。但孕妈妈还是要在生活中注意自己的一举一动，尽量避免发生早产。

孕妈妈可以上关于孕产的课程。了解得越多，会让自己越自信，这也是与其他孕妈妈交流的好时机，孕妈妈会发现自己所担心的其实也是她们担心的。

## 什么时候开始上

怀孕一两个月就可以上孕产课了，也有准备怀孕就开始上的，但大部分孕妈妈都是在怀孕六七个月时才开始上，可能认为这样记得牢，太早学怕用时就忘记了。正规的分娩课都有固定的课程安排，一般会上6~12周，每周上一两节课，正好可以在你分娩前1周左右上完。孕妈妈可以根据自己的时间选择是上平时班还是周末班，是上午班还是下午班，还有的更随机，孕妈妈可以自己看课表随时来上课。很多课程是在不同的时间重复安排的，如果错过了还可以在别的时间补回来。

## 也许你还不知道

### 哪里有孕产课

一般社区的医院或妇幼保健院都有这种孕产课程，你也可以在网上查找一下本地区有哪些母婴中心有这种课程，或者让那些生过宝宝的妈妈帮你推荐一个。

### 孕产课程系统科学

孕产课授课内容系统、灵活，结合实例、模拟操作等授课方式，通俗易懂、易于记忆的授课言语，便于孕妈妈接受、效仿和自我观察。孕产课程科学全面地涵盖备孕、孕期、产后各个时间段孕妈妈必修知识和育儿知识，教你如何养育一个聪明健康的宝宝。

## 特别提醒——孕产课会教你什么

**孕产课内容：**

❀ 怀孕期间孕妈妈的身体变化、胎宝宝的变化。

❀ 怀孕期间的营养。

❀ 孕妇体操。

❀ 孕期的安全问题。

❀ 孕期的不适及对策。

❀ 产前检查项目和内容。

❀ 做胎教的各种方法。

❀ 微量元素测查。

❀ 分娩的过程，应付阵痛的方法。

❀ 产后注意事项，包括坐月子和锻炼。

**育儿课程内容：**

❀ 母乳喂养方法。

❀ 新生儿日常护理，如洗澡、换尿布的方法。

❀ 新生儿常见病的预防和护理。

❀ 新生儿意外情况应对。

❀ 新生儿用品的选择。

❀ 婴儿抚触方法。

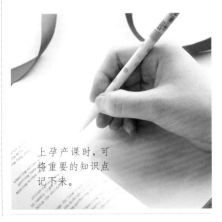

上孕产课时，可将重要的知识点记下来。

# 第28周（190~196天）

**呼吸有些费劲，这是胎宝宝不断长大的缘故**

子宫底已上升到肋骨下缘，顶压膈肌，如果孕妈妈以前还感觉不明显，这时就会明显觉得呼吸有些困难。因腹部沉重，睡觉时平躺的姿势也会让孕妈妈有些不舒服了，最好侧卧。有些孕妈妈也许会出现脚面或小腿肿现象。

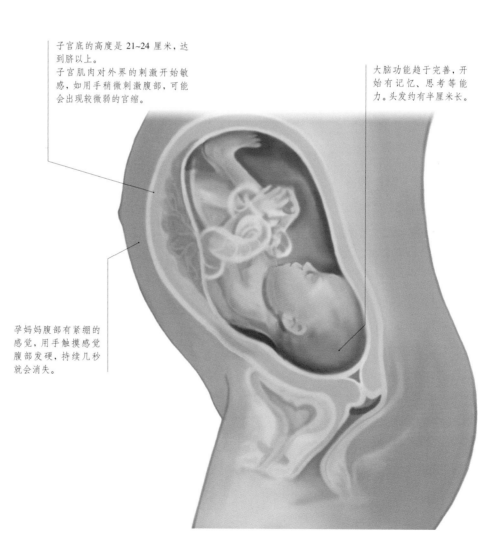

子宫底的高度是21~24厘米，达到脐以上。
子宫肌肉对外界的刺激开始敏感，如用手稍微刺激腹部，可能会出现较微弱的宫缩。

大脑功能趋于完善，开始有记忆、思考等能力。头发约有半厘米长。

孕妈妈腹部有紧绷的感觉，用手触摸感觉腹部发硬，持续几秒就会消失。

# 第190天 小零食，大学问

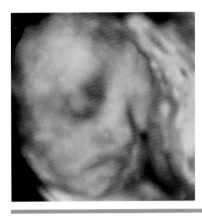

第28周第1天

### 肌肉紧张度提高

随着胎宝宝的成长，包裹他的羊膜囊也在变大。羊膜囊是一个密闭的水泡，胎宝宝就像生活在里面的小蝌蚪。胎宝宝肌肉的紧张度渐渐提高，他的手现在可以有力地抓握了。

现在胎宝宝长得很快，需要很多的营养物质和能量，孕妈妈可能会经常产生饥饿感，为了及时补充能量，多准备一些健康美味的小零食吧！

## 小零食的大好处

多数零食"耐嚼"，能起到健齿作用，既锻炼了牙齿，又有健脑作用。吃零食能调节情绪，零食可以使人的精神进入最佳状态。美国耶鲁大学的心理学家发现，吃零食能够缓解紧张情绪，消减内心冲突。在手拿零食时，零食会通过手的触摸和视觉，将一种美好松弛的感受传递到大脑中枢，产生一种难以替代的慰藉感，有利于减轻内心的焦虑和紧张。

有研究表明，下午吃零食能改善记忆能力。孕妈妈每天在下午吃点小零食，能显著降低血液中的胆固醇，并补充能量，改善记忆力。

## 选购零食先看成分表

零食包装袋反面是购买前首先应该阅读的。对健康的零食而言，低糖、低脂肪、低热量、低胆固醇、不含食品添加剂（如人工色素、防腐剂、味精等）是其必备的条件。

## 哪些零食不宜吃

✿ 各种含糖高的零食包括冷饮、糖果等，其主要成分是水和糖，多吃影响食欲，且冷的刺激可使肠管痉挛易引起腹痛。

✿ 油炸食品含热量高，不易消化，如炸鸡腿、炸糕等。膨化食品如雪饼、虾条等，主要是由淀粉、糖类和膨化剂制成，蛋白质含量很少，多吃可致肥胖。

✿ 果冻主要是增稠剂、甜味剂、人工合成香料等，营养成分很少。

✿ 含咖啡因的饮料和食品，多吃会导致孕妈妈出现恶心、呕吐、头痛、心跳加快等症状。同时咖啡因还会通过胎盘进入胎宝宝体内，影响胎宝宝发育。

含糖和人工添加剂较多的彩色糖果最好不要吃，会影响胎宝宝的正常发育。

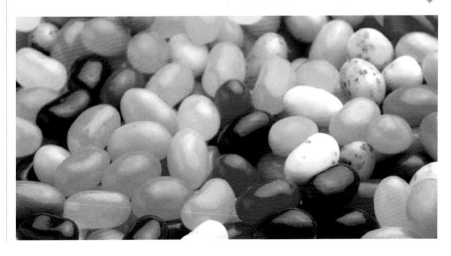

孕7月　会打嗝啦

155

# 第191~192天 预防便秘和痔疮

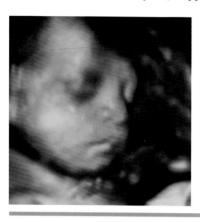

第28周第2~3天

## 🐟 身体有哈密瓜大

如果胎宝宝是一个小王子，在接下来的日子里，睾丸会完全降到阴囊里。而且胎宝宝身体的各个器官都在继续发育，现在他的身体几乎有一个哈密瓜那么大。

很多孕妈妈都会被便秘困扰，严重的还会导致痔疮，这无疑会对孕妈妈的生活造成很大的困扰。现在我们就一起来看看如何预防和缓解便秘、痔疮。

### 为什么会出现便秘和痔疮

妊娠期间，特别是进入孕后期，由于孕激素的影响，胃肠道蠕动减少，大便在结肠停留时间延长，水分被吸收，致使大便干燥，常有便秘出现；又由于腹内压力的增加，增大的子宫对下腔静脉的压迫，影响下腔静脉及静脉回流，常有痔疮出现，或是原有的痔疮症状加重。孕妈妈发生痔疮的症状时，必须根据其症状的严重程度及怀孕的时期选择适当的治疗方法，原则上仍以保守疗法为主，确实需要进行手术者，也应尽量在怀孕中期以适当的方法给予手术治疗，这样不但手术后的并发症少，还有良好的治疗效果。

### 用食物和运动预防肠道胀气、便秘

由于孕妈妈体力活动减少，胃肠蠕动缓慢，加之子宫挤压肠部，肠肌肉乏力，常常出现胀气和便秘，严重时还可能引发痔疮。

孕妈妈要注意摄入预防便秘、富含膳食纤维的食物，如芹菜、韭菜等蔬菜，全谷类食物，新鲜水果和菌菇类；每天喝水最好达到1~1.5升；每天有规律地锻炼，比如每天保持快走半小时。孕晚期，孕妈妈可以多进行散步、孕妇瑜伽或者孕妇体操等运动，每次锻炼时间在20~30分钟。

*孕妈妈要注意多补充水分，可以适当在水里加点蜂蜜，预防便秘。* ▶

### 🐟 预防和缓解

✿ 多喝水。

✿ 多食含膳食纤维多的蔬菜，如芹菜、韭菜等，要粗细搭配，合理膳食。

✿ 养成定时排便的良好习惯，预防便秘，才能预防痔疮的发生。

✿ 温水坐浴及涂抹软膏栓剂可缓解便秘。使用软膏栓剂时，必须注意用药安全，一些含有类固醇和麝香的药物应尽量避免使用。

✿ 每天休息时抬高双腿至少1小时。睡觉时双腿抬高，膝盖微屈。

✿ 洗温水浴（水温不宜过热）。

✿ 在痔疮部位冰敷或者敷上药棉。

✿ 不要长时间地坐着或者站着。

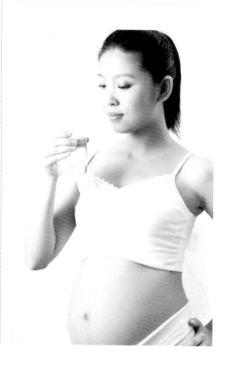

# 第 193~194天 孕期口腔保健不可少

第 28 周第 4~5 天

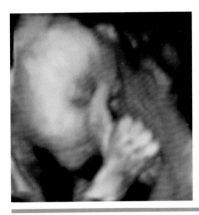

## 🐟 胎宝宝越来越强壮了

随着孕周的增长，胎宝宝长得越来越结实，他的踢腿和敲打也越来越有力了。此时期胎宝宝比较活跃，也是进行胎教的好时机。他非常喜欢妈妈的声音哦，快来给他讲故事吧！

孕期如果牙齿出现问题，要及时看牙医，不能随便用药，因为药物通过孕妈妈的口腔进入胎宝宝的身体里，会影响胎宝宝的健康。

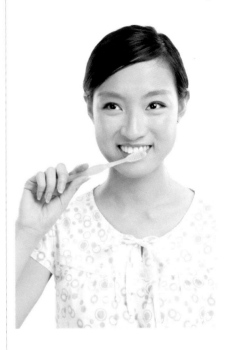

孕期一定要注意勤刷牙，最少每天早晚各刷牙一次。

## 摄取充足钙质

胎宝宝的骨骼形成需要大量的钙质，如果孕妈妈摄入钙质不足，胎宝宝就会从孕妈妈体内直接获取钙质，这就会导致孕妈妈缺钙。孕妈妈应多吃一些富含钙质的食物，如虾皮、牛奶、豆制品等，以补充自身及胎宝宝对钙的需要。

## 吃过食物勤漱口

有些孕妈妈喜欢吃酸味食物，吃过酸味食物后一定要及时用白开水漱漱口，尽量降低牙齿所受的腐蚀程度。少吃甜食，因为甜食入口之后都会变成酸性物质。也可以使用孕期专用漱口水漱口，但是一定不要吞咽漱口水。

## 选用软毛牙刷

孕期孕妈妈的内分泌系统会发生很大变化，牙龈黏膜会充血、水肿，孕妈妈应选用软毛牙刷，每3个月更换一次。建议孕妈妈每天吃过饭后的3分钟内，用软毛牙刷刷牙，每次3分钟。以免餐后细菌在牙齿表面沉积，形成龋齿。

## 功能牙膏缓解牙齿不适

如果孕妈妈出现龋齿现象，可选用含氟牙膏；如果有出血、水肿，可选用消炎止血的药物牙膏，如添加了黄芩、冰片、薄荷、金银花等中草药精华的牙膏，它们具有止血和杀菌清凉功效，牙周病患者使用后会感觉清爽舒适。

## 经常叩齿使牙齿坚固

经常做上下叩齿动作不仅能增强牙齿的坚固性，同时可增加口腔唾液分泌量，其中的溶菌酶具有杀菌、洁齿的作用。

## 🐟 孕产专家贴心提醒

为了口腔健康，一定要减少吃糖的次数，尤其是午休和晚上睡前不要吃糖。多吃一些芹菜、萝卜等含膳食纤维的蔬菜或水果，对清洁口腔很有利，而且充分的咀嚼可以起到锻炼牙齿、按摩牙龈的作用。

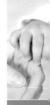

孕 7 月　会打嗝啦

# 第195天 警惕静脉曲张

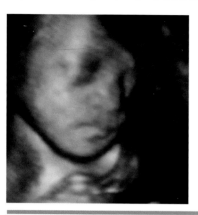

第28周第6天

### 🐟 可以"呼吸"空气了

今天是很重要的一天，胎宝宝的肺已经发育到可以自己呼吸空气了。如果宝宝提前出生，也能很快自己呼吸，适应外面的世界。胎宝宝处于快速发育时期，孕妈妈要保证营养的供应。

孕中期或孕晚期，很多孕妈妈会发现大腿上出现了紫色的斑块或者沿静脉走向的隆起链，这就是静脉曲张。静脉曲张不会引起长期的循环障碍或凝血，但是非常影响美观，成为孕妈妈的烦恼。

## 为什么孕期易出现静脉曲张

妊娠后盆腔血液回流到下腔静脉的血流量增加，增大的子宫压迫下腔静脉而影响血液回流，致使出现下肢及外阴静脉曲张。根据研究发现，孕期静脉曲张并不会造成孕妇及胎儿全身性循环系统的障碍。

轻度静脉曲张不会引起任何症状，当其加重时，会出现沉重感和疲劳感。

虽然静脉曲张在生产后多半会缓解，但是在下次怀孕时又会再度复发而且越来越明显，导致中年时期的严重静脉曲张症，因此平时的保健预防、穿着医疗弹性袜相当重要。

## 🐟 缓解静脉曲张的好办法

下列几个方法能减少下肢的压力，不但可以减轻静脉曲张的症状，也可以避免静脉曲张的产生。

❀ 每天适度温和地运动：在家附近或公园散散步可以帮助血液循环。

❀ 保持体重：将体重控制在医生建议的范围之内。

❀ 休息时将双腿抬高：帮助血液回流至心脏。

❀ 避免长期采取坐姿、站姿或双腿交叉压迫：长期站立或压迫双腿易造成腿部静脉充血，使血液回流困难；建议睡觉时脚部垫个枕头。

❀ 睡觉时尽量采取左侧卧：因为左侧卧可以避免压迫到腹部下腔静脉，减少双腿静脉的压力，可以利用枕头填补腹部与床的间隙。

❀ 穿医疗弹性袜：每天晨起穿好弹性袜再下床，这样可以避免过多的血液堆积在双腿。这种医疗级弹性袜可以在医疗器材商店买到。刚开始可以试着穿强度20~30毫米汞柱的弹性袜，适应之后可以穿效果较佳的30~40毫米汞柱的弹性袜。

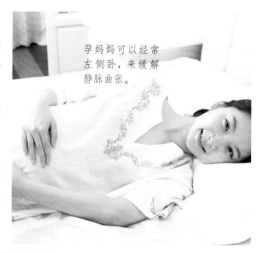

孕妈妈可以经常左侧卧，来缓解静脉曲张。

# 第 196 天 怎样防止孕期过敏

第 28 周第 7 天

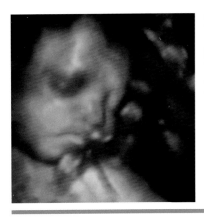

### 🐟 "大鱼" 游啊游

胎宝宝的身体越来越大，当他翻身的时候，妈妈的肚皮上会鼓起波浪状的大包，感觉好像有一条大鱼在妈妈的肚子里游来游去。

许多过敏反应会在怀孕期间变得更严重，例如皮肤过敏；而有些女性从未有过敏情形，到怀孕时才首次出现，因此很容易失去警觉。

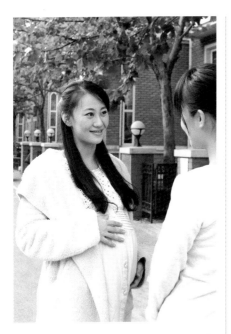

关于怎样防止过敏，孕妈妈可以和过来人多交流交流。

### 防止孕期皮肤过敏

➤保持干净：要丢弃的食物必须密封，以免引来蟑螂，因为蟑螂的排泄物会引起过敏。

➤避免接触尘螨：可使用防螨寝具，并勤加清洗。

➤注意室内湿度：相对湿度最好保持在 50% 左右，必要的时候可使用加湿器。

➤注意预防真菌繁殖：尤其夏天，真菌的孢子会随空气飘浮，所以要注意空气清洁，可使用空气清洁机。

➤远离花粉：春季和夏季公园里鲜花盛开，孕妈妈如果要到公园散步或踏青不妨戴口罩以避免吸入花粉。

### 🐟 孕产专家贴心提醒

**穿着以棉质为佳**

皮肤过敏者衣服穿着以宽松为主，腰带勿过紧，以免皮肤受压迫。避免穿毛料衣物及使用毛毯，因为会刺激皮肤，且毛絮及毛毯中的灰尘会引起哮喘发作。

**家中不要铺地毯**

地毯容易堆积灰尘和细菌，对孕妈妈的呼吸道不利，容易引发过敏，所以家有孕妇则最好不要铺地毯。

**避免更换洗护用品**

怀孕前用什么品牌的洗发水，如果发质没有因为激素变化而发生太大的改变，最好继续沿用。突然换用其他品牌的洗发水，特别是以前从未使用过的品牌，皮肤可能会不适应，或发生过敏现象。

**避免食用易引起过敏的食物**

部分孕妈妈会对特殊的食物产生过敏，比如有的孕妈妈吃鸡蛋过敏，有的喝牛奶过敏，有的吃榴莲、花生等过敏，这就要孕妈妈找准自己的过敏源，并且拒绝吃这些易引起过敏的食物。

孕 7 月　会打嗝啦

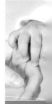

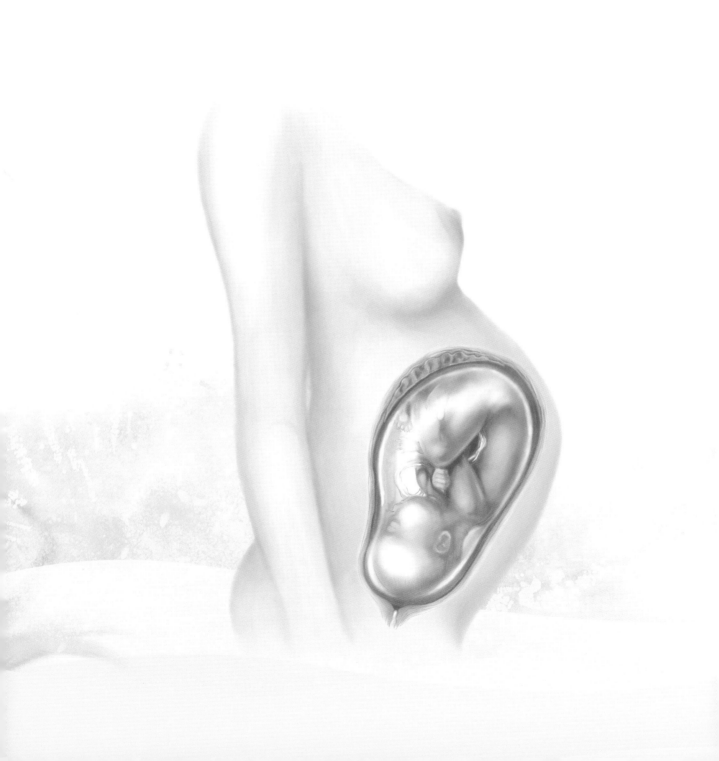

# 孕 8 月

## 感受到光

　　本月开始进入孕晚期了，各种身体不适可能又会出现。但只要坚持一下，再过两三个月就能见到宝宝了，就能轻轻地握着他胖乎乎的小手，亲吻他软软的脸蛋儿了，想到这些是不是觉得一切变得都不那么难熬了呢？

　　孕妈妈，加油吧！为了宝宝，一切的煎熬都是值得的。

# 第29周（197~203天）

**每两周体检一次，为宝宝的健康保驾护航**

截止到本周，你的体重增加 8.5~10 千克为正常。不规律的宫缩此时也时有发生，你会觉得肚子偶尔会一阵阵地发硬、发紧，这是正常的。如果宫缩频繁，有可能早产，需立即就医。从这周开始，每两周需接受一次产前检查。

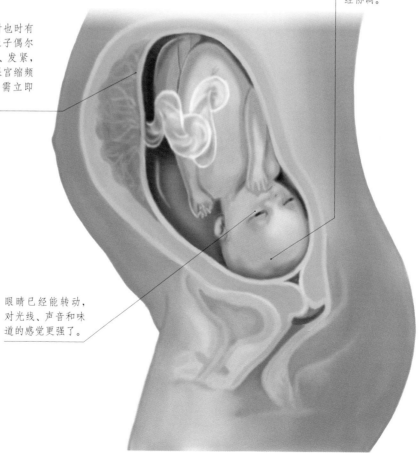

脑的沟回增多，神经细胞之间的联系使得脑的作用加强了，还能控制呼吸和体温，头和身体的比例已经协调。

不规律的宫缩此时也时有发生，你会觉得肚子偶尔会一阵阵地发硬、发紧，这是正常的。如果宫缩频繁，有可能早产，需立即就医。

眼睛已经能转动，对光线、声音和味道的感觉更强了。

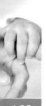

# 第 197~198 天 孕期护肤三部曲

第 29 周 第 1~2 天

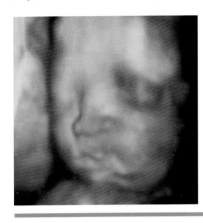

## 🐟 已经有情绪了

胎宝宝这个小调皮已经有自己的情绪了，当爸爸妈妈长时间忽视他的时候，他会拳打脚踢地表示抗议。由于胎宝宝的不断增大，孕妈妈的肚子里的"小房子"已经被占满，现在他活动起来有些困难。

美丽是一种态度。相信热爱生活的孕妈妈一定会细心呵护自己，保养好自己的柔嫩肌肤，快来一起分享一下孕妈妈们的护肤宝典吧！

## 🐟 别忽视了防斑和防晒

❀ 防斑：约 1/3 的孕妈妈会产生妊娠斑，但没必要太担心，等宝宝出生后妊娠斑会自然淡化、消失。若急着消斑反而徒劳无益，一些祛斑、美白护肤品中的成分还可能对胎宝宝造成伤害。

❀ 防晒：虽说孕妈妈要多晒太阳以利于钙的吸收，但也要避免过于暴晒。可选用适宜的防晒产品，但注意应尽量选择纯物理防晒的产品，这样的产品一般不会有油腻感。

### 护肤三部曲

清洁：一定要选择温和、不刺激的产品，比如纯植物油或纯矿物油的卸妆油、婴儿油，不含皂基的洁面皂、婴儿皂，适合敏感肌肤的洗面奶、洁面粉等。

护肤：孕妈妈的肤质不会因怀孕而发生非常显著的变化。只要选择经过国家质量认证的护肤品，特别是一些可信度较高的品牌，其中成分并不会影响到胎宝宝。应尽量选用不含香料、不含酒精、无添加剂或少添加剂的产品。

控痘：有些人在孕期会长痘痘，而抗痘产品中的某些活性成分在怀孕的前 3 个月要慎用。不过孕妈妈可以保持良好的生活习惯，多吃蔬菜和水果，多喝水，这样有助于排出毒素，可以有效控制痘痘。

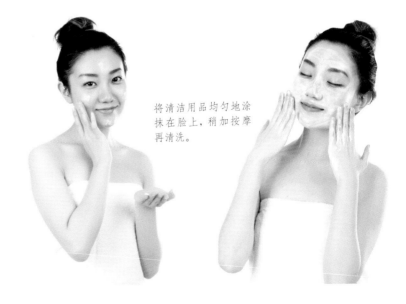

将清洁用品均匀地涂抹在脸上，稍加按摩再清洗。

孕 8 月 感受到光

# 第199~200天 洗头有讲究

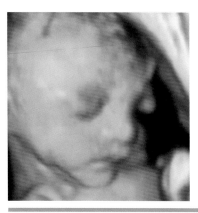

第29周第3~4天

### 🐟 肺部已经发育完善

胎宝宝的眼睛已经发育完全，将来，可以陪妈妈一起观赏雨后绚丽多姿的彩虹。胎宝宝的肺也已经发育完善，通过它宝宝可以吸进新鲜的氧气，而将体内产生的二氧化碳呼出。

洗头对一般人来说是再简单不过的事情，不过对于挺着大肚子的孕妈妈来说，可就不那么简单了。弯腰洗头会很不舒服，淋浴的话，站太久也很累。由于无法顺利弯腰而带来的问题最多，为了不压到肚子，需要变通方法。

### 坐着洗头

可以拿一个小板凳放在浴缸里，坐着用淋浴洗头，身体既不会浸没在水里，又比较轻松。

### 到美发店洗

这个方法省心省力，躺着享受一下洗发服务还是很惬意的，顺便按摩一下颈椎、肩膀也不错。不过，最好带上自己的洗发水，这样比较安全。

### 请准爸爸帮忙

孕妈妈可以躺在躺椅上，由准爸爸来帮着洗头，这对于准爸爸来说是举手之劳，不仅解决了孕妈妈洗头难的问题，还能让洗头过程充满爱意。

### 洗发姿势

坐在高度适宜、可让膝盖弯成90°的椅子上，头往前倾，慢慢地清洗。不过最好坐在有靠背的椅子上，请家人帮忙冲洗。

### 洗头后湿发的处理

顶着湿漉漉的头发外出或者上床睡觉非但不舒服，而且容易着凉，引起感冒。如果用吹风机吹干也存在一些隐患。有些吹风机吹出的热风含有微粒的石棉纤维，可以通过孕妈妈的呼吸道和皮肤进入血液，经胎盘而进入胎宝宝体内，可能对胎宝宝产生不利影响。

其实干发帽、干发巾就可以很好地解决这个问题。戴上吸水性强、透气性佳的干发帽，很快就可以弄干头发。不过要选用抑菌又卫生、质地柔软的干发帽、干发巾。洗完头擦干头发后，要注意及时清洗干发帽或者干发巾，避免异味和细菌感染。

洗头时，可以先将发梢放入水中浸湿，然后再慢慢清洗发根，动作要缓慢，避免伤害到肚子里的宝宝。

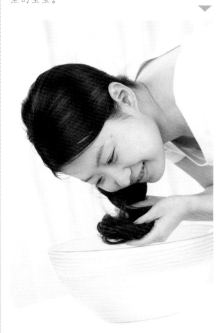

图解胎儿发育280天

# 第 201~203 天 轻轻松松除纹祛斑

第 29 周 第 5~7 天

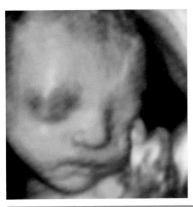

### 皮肤触觉发育完全

胎宝宝对光线、声音、气味和味道更敏感了，皮肤的触觉也已发育完全。他在为看到你、听到你的声音、通过你独特的气息来识别你、品尝你营养的乳汁做准备。

对美丽的孕妈妈来说，妊娠纹和妊娠斑可谓是最大的困扰。其实，孕妈妈如果对冰箱中的各种食材有所研究的话，就会发现许多食物都具有祛斑功效。

## 除纹食物花名册

1 对抗妊娠纹火力最强的"武器"就是西红柿，它所含番茄红素的抗氧化能力是维生素 C 的 20 倍。

2 牛奶可改善皮肤细胞活性，延缓皮肤衰老，增强皮肤张力，刺激皮肤新陈代谢，保持皮肤润泽细嫩。

3 三文鱼肉及其鱼皮中富含的胶原蛋白是皮肤最好的"营养品"，能减慢机体细胞老化，使孕妈妈远离妊娠纹的困扰。

4 猪蹄中丰富的胶原蛋白可以有效对付妊娠纹，增强皮肤弹性和韧性，对延缓衰老具有特殊意义。

## 祛斑食物排行榜

1 各类新鲜水果、蔬菜含有丰富的维生素 C，具有消退色素的作用，如柠檬、猕猴桃、西红柿、土豆、圆白菜、菜花。

2 黄豆中所富含的维生素 E 能抑制皮肤衰老，增加皮肤弹性，具有很不错的抗斑功效。

3 谷皮中的维生素 E，能有效抑制过氧化脂质产生，从而起到干扰黑色素沉淀的作用。因此，适量吃些糙米，补充营养的同时又能预防斑点的生成。糙米中含有大量膳食纤维，而膳食纤维近年来已被证明具有润肠通便的功能。因为糙米胚芽能改善肠胃机能、净化血液，

预防便秘、肠癌及肥胖，帮助新陈代谢及排毒等作用，从而避免了黑斑等氧化脂质的产生。

孕妈妈在食用祛斑食物时，也要注意防晒，这样才有效果。

### 西蓝花沙拉

妊娠纹的生长跟个人体质也有关系，孕妈妈不妨放松心情，给自己做点小零食，缓解下紧张心情。西蓝花沙拉既简单易做，又营养丰富，非常适合孕妈妈食用。

**做法：**

❀ 将西蓝花洗净后，放沸水锅中焯烫一下，捞起，放凉水里过凉，然后控干水分捞出，码放在盘子中央。

❀ 将新鲜玉米粒和豌豆粒洗净、焯熟，均匀地撒在西蓝花上面。

❀ 挤上孕妈妈喜欢吃的沙拉酱，点缀上用胡萝卜做成的星星即可食用。

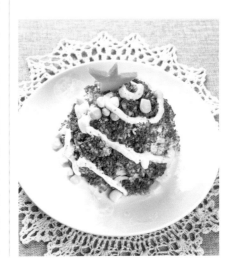

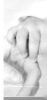

# 第30周（204~210天）

**肚子大得看不见脚，孕妈妈坚持住！**

孕妈妈这时会感到身体越发沉重，肚子大得看不到脚下，行动越来越吃力。而且子宫底上升到肚脐和胸口之间，对胃和心脏造成压迫，使孕妈妈出现胸闷、胃痛的症状，食欲也减弱了许多。

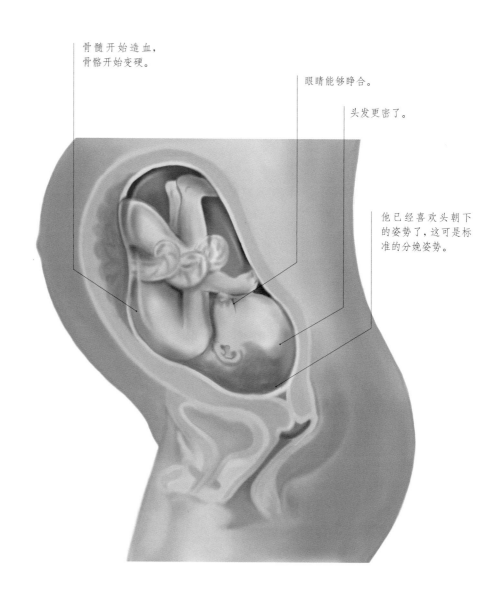

骨髓开始造血，骨骼开始变硬。

眼睛能够睁合。

头发更密了。

他已经喜欢头朝下的姿势了，这可是标准的分娩姿势。

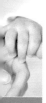

# 第 204~205 天 孕期尿频巧应对

第 30 周 第 1~2 天

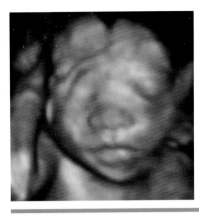

### 🐟 大脑表面出现沟回

胎宝宝大脑由于生长迅速，表面开始出现褶皱，这是正常而必需的，这些褶皱叫作沟回。有沟回的大脑要比光滑没有沟回的大脑含有更多的脑细胞，潜能更大。

孕早期可能有 50% 的孕妈妈尿频，但是到了孕晚期，有将近 80% 的孕妈妈被尿频困扰，晚上会多次起床跑厕所，严重影响了睡眠质量。这种现象是由于膨胀的子宫压迫膀胱引起的。

孕妈妈尿频时要避免食用辛辣刺激性食物，可多吃西红柿等果蔬。

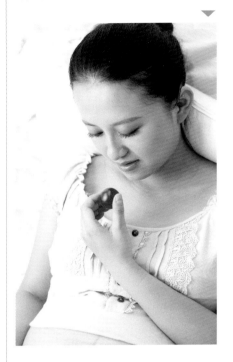

## 尿频的原因

尿频大多数是由于增大的子宫压迫到膀胱，让孕妈妈总有"尿意"。

另外，还有心理因素或某些器官的病变所导致，比如情绪紧张或膀胱尿道炎等。

对病变引起的尿频，孕妈妈要引起重视，如发现自己分泌物增多、尿频并有排尿疼痛等症状时，别以为是正常现象不加处理，或是担心服药会影响胎宝宝的健康发育而拒绝看病，那样最后可能导致流产等严重后果。

## 对策

有尿意就要及时排出，不要憋着。睡觉前少喝水。

在孕晚期，排尿时可前后摇动身体，有助于减轻膀胱受压及排空膀胱。如果发生尿痛或小便浑浊现象，应及时就医。

生殖泌尿道的感染常常表示身体抵抗力不足，因此孕妈妈必须注意是否有其他感染同时存在，比如感冒、念珠菌阴道炎等。抵抗力不足可能源于免疫系统的过度负担，情绪不稳定、压力过大就是其中的原因。

除了调适心理上的压力外，孕妈妈最好也要注意避免刺激性饮食，此外发炎、过敏等情况或过多使用化学药物，也会增加心理的不适，加重尿频。

1 随时排净小便：出门前、参加会议或活动前及自由活动期间应及时排净小便，学会"忙里偷闲"。

2 使用护垫：以防漏尿尴尬，每一两小时换一次。

3 加强肌肉力量的锻炼：可做会阴肌肉收缩运动，如此不仅可收缩骨盆肌肉，以控制排尿，亦可减少生产时产道的撕裂伤。

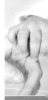

孕 8 月　感受到光

167

# 第 206~208 天　怎样消除假性副乳

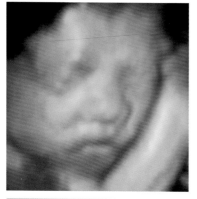

第 30 周 第 3~5 天

### 🐟 能辨别爸爸妈妈的声音了

这个神奇的小家伙，竟然能通过声音来分辨准爸爸和孕妈妈了，因为胎宝宝一直住在孕妈妈的"小房子"中，所以每当听到孕妈妈的声音，都会高兴地手舞足蹈，这总是让准爸爸嫉妒不已。

到孕中期和孕后期，体重增长迅速的孕妈妈可能发现自己的腋下靠近乳房的部位有一个肿块，如果仔细观察，很像一个小小的乳房，这就是假性副乳。

## 如何消除假性副乳

假性副乳多是因为乳房发育胀大，而孕妈妈却仍然穿戴怀孕前的文胸，导致一部分乳房组织不能被文胸包裹，而向外扩散，时间一长，就容易形成假性副乳。消除假性副乳一定要从根本做起，适时地更换文胸的尺码，才能有效预防和消除副乳。

孕期假性副乳是不会影响胎宝宝健康发育的，也不会影响哺乳，所以，孕妈妈出现这种情况不必过于担心，过度紧张反而会影响胎宝宝健康。此外，随着孕期的持续，副乳也会增大，产生分泌物是正常的。

## 🐟 消除假性副乳的两种方法

### 手臂打圈

双臂向身体两侧伸直，与地面平行。手掌朝外向上翘起，与手臂保持90°。然后以肩为中心，顺时针方向打圈 20 下，放下手臂，休息 1 分钟。接着重新保持刚才的姿势，以肩为中心，逆时针方向打圈 20 下，放下手臂。孕妈妈可按个人体力来调整运动时间，只要稍微有些累，就停下休息。

### 内推法

双臂下垂，用右手拇指将左侧赘肉向内推 20 下。然后反过来，用左手拇指将右侧赘肉向内推 20 下。

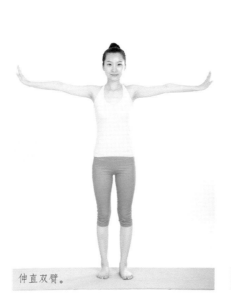

伸直双臂。

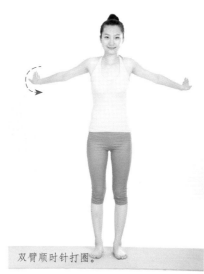

双臂顺时针打圈。

# 第 209~210 天 腹痛需分辨

第 30 周 第 6~7 天

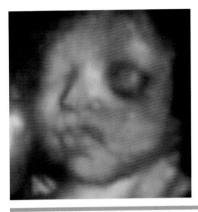

## 大头朝下

胎宝宝的骨骼在逐渐变硬，现在他正不断地囤积脂肪。胎宝宝的大脑和肺继续发育，眼睛能够睁合，骨髓开始造血，脚趾也在生长。他已经喜欢头朝下的姿势了，这可是标准的分娩姿势。

到了孕晚期，孕妈妈的身体会"紧锣密鼓"地为胎宝宝的出生做准备，出现腹痛的次数会比孕中期明显增加。对于孕晚期腹痛，要具体情况具体分析。

## 假性宫缩导致下腹阵痛

在孕晚期，孕妈妈夜间休息时，有时会因假宫缩而出现下腹阵痛。

通常持续仅数秒钟，间歇时间长达数小时，不伴有下坠感，白天症状即可缓解。

大约在分娩前一个月，宫缩就已经开始了。临分娩前，感觉到不是很有规律的肚子痛，不要太在意。随着胎宝宝长大，孕妈妈的子宫也在逐渐增大，增大的子宫不断刺激肋骨下缘，可引起孕妈妈肋骨钝痛。一般来讲这属于生理性的，不需要特殊治疗，左侧卧位有利于缓解疼痛。

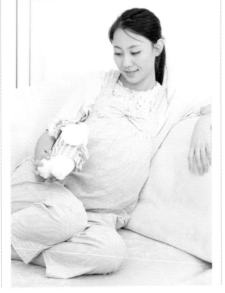

孕妈妈出现假性宫缩时不用害怕，休息一会儿就好了。

## 特别提醒——有规律腹痛是临产征兆

假宫缩无规律，休息后会减轻，而一旦出现有规律的腹痛，就可能是临产的征兆，要做好入院的准备。

## 也许你还不知道

### 病理性腹痛

病理性腹痛会引发危险，对母子不利，一旦发现要马上到医院就诊。

胎盘早剥：多发生在孕晚期，孕妈妈可能有妊娠高血压疾病、慢性高血压病、腹部外伤。下腹部撕裂样疼痛是典型症状，多伴有阴道流血。所以在孕晚期，患有高血压的孕妈妈腹痛或腹部受到外伤时，应及时到医院就诊，以防出现意外。

如果孕妈妈忽然感到下腹持续剧痛，有可能是早产或子宫先兆破裂，应及时到医院就诊，切不可拖延时间。

## 孕妈妈的小疑问

### 痉挛性腹痛正常吗？

如果你在痉挛性腹痛的同时，伴有见红、出血、发热、寒战、阴道分泌物异常、触痛和疼痛，或者休息几分钟之后，疼痛仍然没能缓解，建议你及时去医院就诊。

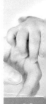

# 第31周（211~217天）

**胃肠不舒服，坚持下，到34周时会缓解！**

这时你会感到呼吸越发的困难，喘不上气来。子宫底已经上升到了横隔膜处，吃下食物后也总是觉得胃里不舒服。这时最好少吃多餐，以减轻胃部的不适。虽然存在许多不适，但是别着急，情况大概在34周时就会有所缓解。

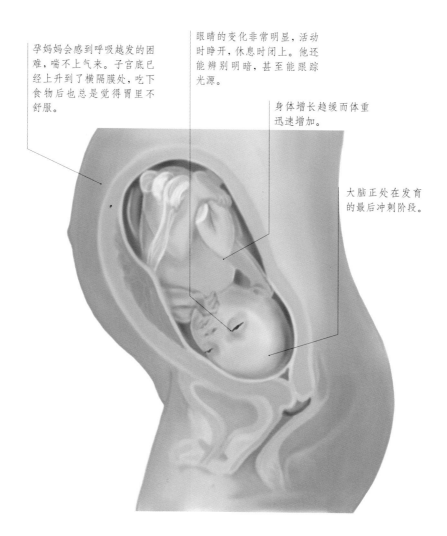

孕妈妈会感到呼吸越发的困难，喘不上气来。子宫底已经上升到了横隔膜处，吃下食物后也总是觉得胃里不舒服。

眼睛的变化非常明显，活动时睁开，休息时闭上。他还能辨别明暗，甚至能跟踪光源。

身体增长趋缓而体重迅速增加。

大脑正处在发育的最后冲刺阶段。

# 第211天 孕晚期，更要注意心理保健

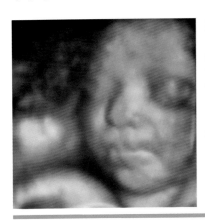

第31周第1天

### 🐟 骨髓能产生红细胞了

胎宝宝骨腔中的骨髓已经能负责生产红细胞了。假如胎宝宝是一只蜂王，那么他体内无数的红细胞就是一只只辛勤劳作的小蜜蜂，不停地为胎宝宝输送营养，保护他的安全。

进入孕晚期以后，孕妈妈子宫已经极度胀大，各器官、系统的负担也接近高峰，因而，孕妈妈心理上的压力也是比较重的。为了更好地迎接分娩，孕妈妈需要提前做好以下准备

### 了解分娩知识

克服分娩恐惧，最好的办法是让孕妈妈了解分娩的全过程以及可能出现的情况，对孕妈妈进行分娩前的有关训练。

许多地方的医院或有关机构均举办有"孕妇学校"，在怀孕的早、中、晚期对孕妈妈及其丈夫进行教育，专门讲解有关的医学知识，以及孕妈妈在分娩时的配合方法。这对有效地减轻孕妈妈心理压力，解除思想负担以及做好孕期保健，及时发现并诊治各类异常情况等均大有帮助。

### 做好分娩准备

分娩的准备包括孕晚期的健康检查、心理上的准备和物质上的准备。一切准备的目的都是希望母婴平安，所以，准备的过程也是对孕妈妈的安慰。如果孕妈妈了解到家人及医生为自己做了大量的工作，并且对意外情况也有所考虑，那么，她的心中就应该有底了。孕晚期，特别是临近预产期时，准爸爸应留在家中陪伴孕妈妈，使她心中有所依托。

### 🐟 不宜过早入院

❀ 毫无疑问，临产时身在医院，是最保险的办法。可是，提早入院等待时间太长也不一定就好。

❀ 医疗设备的配置是有限的，如果每个孕妈妈都提前入院，也是不现实的，而且医院不可能像家中那样舒适、安静和方便。

❀ 孕妈妈入院后较长时间不临产，会有一种紧迫感，尤其看到后入院者已经分娩，对她也是一种刺激。

❀ 产科病房内的每一件事都可能影响住院者的情绪，这种影响有时候并不十分有利。

在孕晚期，准爸爸可以和孕妈妈一起为宝宝准备生活用品，以调节紧张的心情。

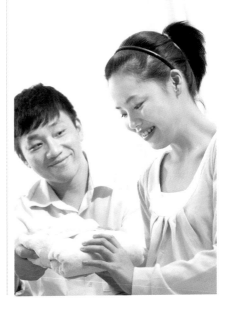

孕8月 感受到光

# 第212天 剖宫产后再怀孕

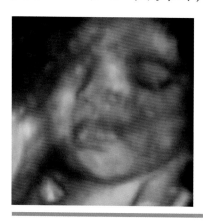

第31周 第2天

### 🐟 髓鞘开始形成

这几天，胎宝宝的髓鞘开始形成。假如胎宝宝的神经细胞是一个小章鱼，髓鞘就像小章鱼的腕足，它可以很迅速地接收信息，传递信息。

随着剖宫产率的不断升高，剖宫产后再次怀孕分娩的问题摆到了不少女性面前。那么，剖宫产后再次怀孕的注意事项有哪些呢？

### 防止腹部受挤压

剖宫产后再怀孕的孕妈妈容易出现子宫破裂等情况，因此必须注意预防瘢痕处裂开，不能受到挤压。妊娠晚期在日常生活中，乘车、走路等要避开人群的拥挤，家务劳动要适量，睡眠时应侧卧，性生活应有节制，避免腹部受到撞压。

### 注意胎动情况

一般孕晚期每小时要有3~5次或一天（12小时）至少要有30~40次的胎动。剖宫产术后，带有伤痕的子宫如果有轻微的破裂及胎盘的异常，均将影响到腹中的胎宝宝，这时胎心音会随之消失。如果出现胎动次数突然减少甚至停止，或者是胎动突然加剧然后很快停止等情况，就预示着胎宝宝可能出现异常情况，应该及时到医院检查。

### 发生腹痛及早就医

瘢痕子宫到孕晚期有的会出现自发性破裂，腹痛是主要表现。由于子宫瘢痕愈合不良，随着妊娠月份的增加，宫内压力增大，虽无任何诱因，子宫也可能从其瘢痕处胀发而破裂。子宫破裂时会出现轻重不等的腹痛，有时腹痛虽轻但子宫已破裂，必须提高警惕。

### 再次分娩应以剖宫产为宜

第一次怀孕后采用剖宫产分娩再孕的产妇，第二次分娩有80%是做剖宫产，这比自然分娩安全。没

有特殊情况的，医生一般会建议满37周后再进行剖宫产。

另外需要提醒的是，头胎剖宫产的妈妈如果计划生二胎，最好相隔2年以上再怀孕。太早怀二胎容易出现意外，所以，为了保护自己的身体，在这2年内，一定要做好避孕措施。

### 🐟 选择适当的手术时机

再次剖宫产的手术时机应该选择适当，太早，胎儿很难存活；太迟，有可能导致子宫破裂或者死胎。只要胎儿发育成熟，就能够进行手术，不一定要等到临产才进行手术。

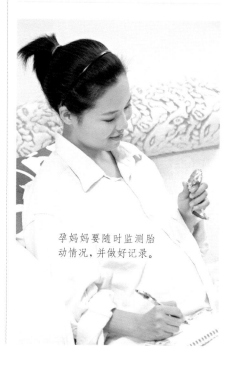

孕妈妈要随时监测胎动情况，并做好记录。

# 第213天 睡眠质量很重要

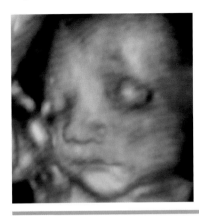

第31周第3天

### 🍬 大脑开始复杂化

随着皮下脂肪的堆积，胎宝宝身体上的胎毛正在消退，就像春天来了，积雪会慢慢融化一样。胎宝宝的大脑现在开始复杂化。如果他今天出生，他就已能够看、听、记忆和学习。

很多孕妈妈在孕晚期会有失眠的困扰，各种问题导致睡不着觉，甚至整夜失眠。孕妈妈可以放松点，调整好状态，不必为分娩而紧张不安。轻松愉悦的心情对失眠症状有一定的帮助。

## 为什么总是睡不着

为什么孕前很少失眠，怀孕了却总是睡不着了呢？这是由体内激素水平的改变引起的。在孕期影响人体的激素主要是雌激素和孕酮，会令孕妈妈情绪不稳，怀孕的女性在精神和心理上都比较敏感，对压力的耐受力也会降低，常会抑郁和失眠。另外，尿频、饮食不当和腿脚抽筋也会引起失眠。

## 尽量不要仰卧

当孕妈妈仰卧时，增大的子宫就可压迫脊柱前的腹主动脉，导致胎盘血液灌注减少，使胎宝宝出现由于缺氧、缺血引起的各种病症，如

宫内发育迟缓、宫内窘迫，甚至还可造成死胎。对孕妈妈来说，由于腹主动脉受压，回心血量和心输出量均降低，而出现低血压，孕妈妈会感觉头晕、心慌、恶心、憋气等症状，且面色苍白、四肢无力、出冷汗等，

严重时还可引起低血压，也可引起排尿不畅、下肢水肿、痔疮等。

## 床的软硬很重要

孕妈妈的身体越来越笨重，所以越来越贪恋柔软、舒适的席梦思床，但为了胎宝宝的健康，还是睡软硬度合适的床吧。睡软床不合适，但也不是说要睡硬床才好，不软不硬才是最理想的。

### 🍬 挑选床垫的窍门

先坐在床垫边，站起来后，若发现床垫刚坐的位置出现下陷，即表示床垫太软。也可以让准爸爸平躺在床上，尝试将手掌插入腰和床垫的缝隙，若手能轻易在缝隙中穿插，即表示床太硬；若手掌紧贴缝隙，即表示软硬适中。如果是木板床，可以垫上两三层厚棉垫，棉垫总厚度不宜超过9厘米。

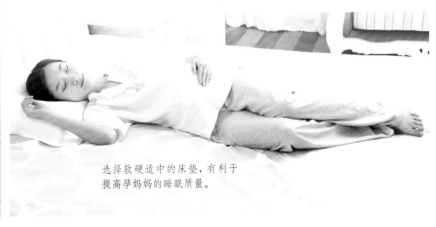

选择软硬适中的床垫，有利于提高孕妈妈的睡眠质量。

# 第214~215天 提前考虑胎盘、脐带血的处理

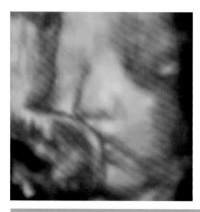

第31周 第4~5天

### 🍬 指甲长全了

现在虽然胎宝宝的指甲已经长全了，但是它们像第一场春雨后的新芽一样柔软。所以，即使胎宝宝偶尔挠挠自己的小脸蛋，也完全不用担心划伤自己。

胎盘富含营养，有些地方会将胎盘当成营养品补气血，有些则带回家自己销毁或请医院销毁。孕妈妈要提前综合考虑，提早决定如何处理胎盘和脐带血。

## 胎盘是否带走

医院会尊重孕妈妈的选择，可以将胎盘带回家自行处理，也可以交由医院帮忙处理。很多孕妈妈将胎盘带走之后埋在大树下或公园里，这样并不卫生，容易污染土壤和地下水。最好的方式是交给医院统一处理。如果胎盘健康，会经过处理制成中药。胎盘经过正规处理之后对一些体质较弱的病人有提高免疫力的作用，但正常人食用毫无用处。如果胎盘可能造成传染病传播，医院会进行消毒处理后作为医疗废物进行处理。

## 脐带血是否保存

脐带血是胎宝宝娩出、脐带结扎并剪断之后残留在胎盘和脐带中的血液，以前都是废弃不用的。现代研究发现，脐带血的造血干细胞有一定的定向分化能力，在一定程度上可以修复造血干细胞和免疫系统，可以治疗白血病。现在越来越多的父母开始考虑保留脐带血。

如果孕妈妈决定保留脐带血，要提前和当地脐带血保存机构联系，按照相关程序对身体进行评估、签订协议和缴费。在入院后也要立刻打电话通知脐带血保存机构。

### 🐟 关于脐带血的小知识

✿ 并不是谁都可以保存脐带血的，只有经过活性检测，确定没有血液病史的人才可以保存脐带血。而且脐带血的量非常少，自存脐带血只能用于治疗宝宝10岁以下的血液病。

✿ 自存脐带血的费用一般包括采集费和保存费两部分。保存费需要每年续缴，但一般采集费脐带血储存费用=6000元（脐带血采集制备费）+700元/年（每年的保管费）×20年（首次签约年限），当然其收费标准各地不同。

✿ 现在有专家学者倡导捐献脐带血，这是因为自存脐带血的使用概率较低，而公用脐带血血库却可以救助很多患有血液病的患者。

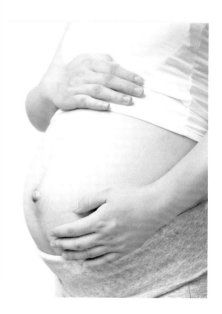

# 第 216~217 天 职场孕妈妈小诀窍

第 31 周第 6~7 天

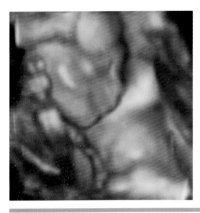

### 🐟 骨骼变得壮壮的

胎宝宝的骨骼开始硬化。现在的宝宝就像初夏的一颗草莓，因为将要成熟，所以生长的速度不会再像之前那样快了。在最后的这段日子里，如果是男孩，睾丸会完全下降到阴囊。

对于肚子日益增大的孕妈妈来说，以前在办公室轻松的办公方式，现在可能不那么轻松了。不妨用一点小窍门来提升你的办公舒适指数吧！

### 不要逞强

如果同事小心地照料你，不要不好意思。在你的生命里，这是一个非常特殊的时期，所以不必感到害羞而拒绝别人的帮助。

### 自我减压

如果在工作场所不能自己调节压力，尝试一些办法去对付它，如深呼吸、舒展肢体、近距离散步等。

### 调整座椅的高度

在电脑前工作不会损害胎宝宝的发育，但孕妈妈更容易受腕管综合征的影响，因此须采取措施把你的桌椅调整得尽可能舒适。

### 把脚放舒服

可以在办公桌底下放个鞋盒作搁脚凳，并放双拖鞋。穿舒适柔软的平跟鞋，减少脚部压力。工作一段时间后要适当地做伸展运动，抬腿并适当按摩小腿部以缓解压力。

### 多喝水

在办公桌上准备一个大水杯，随时填满它。

### 不要憋尿

如果想去洗手间，就尽快去，不要憋着。如果有长期憋尿习惯，膀胱肌肉会逐渐变得松弛无力，收缩力量变弱，于是会接着出现排尿不畅、排尿缓慢等现象，甚至影响分娩。

孕妈妈可以调整座椅到合适的高度，并在脚下垫上一个凳子，来缓解身体的不适。

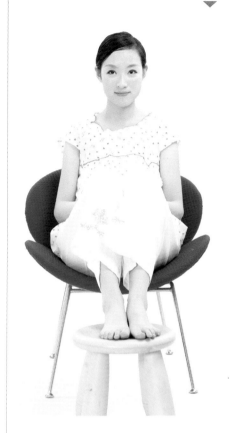

### 不要搬运重物

在工作中如果需要搬运重物，千万不要勉强，不要做长时间站立或蹲下的工作，并且避免从事身体受到震动和冲击的工作。

### 适当休息、活动

如果你开始感到腰痛，就要注意不能一种姿势保持太久，或者采取不正确的姿势进行工作，工作间隙休息时可以做些轻微的运动，如活动脚踝、伸屈四肢等。

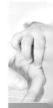

孕 8 月 感受到光

# 第32周（218~224天）

**腹部持续增大，这是胎宝宝在使劲儿长大呢！**

这个时期，孕妈妈的体重每周增加500克也是正常的，因为现在的胎宝宝生长发育相当快，他将完成出生前三分之一甚至一半以上的体重增长。孕妈妈此时的阴道分泌物增多、排尿次数也增多了，要注意外阴的清洁。

子宫进一步增大，宫高达到25~28厘米。腹部隆起极为明显。肚脐突出。

头还在增长，头部朝下。大脑发育迅速。皮肤颜色变深。身体显得胖乎乎的。脸部仍布有皱纹。

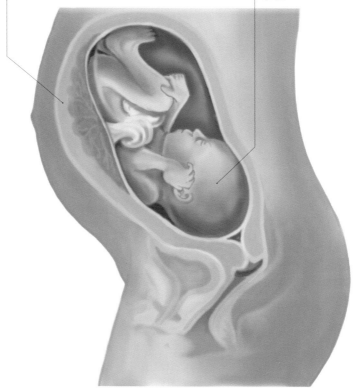

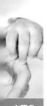

# 第218天 预防胎宝宝提前报到

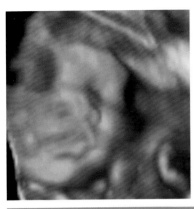

第32周第1天

### 🐟 活动空间减少

胎宝宝越来越大了，他的活动空间在减少，他的手脚不能自由地伸展了。现在，他的大脑发育得更完善了，可以同时接收和处理各种信息，比如一边听爸爸妈妈讲故事，一边吮吸柔软的小手指。

早产儿是胎龄在37足周以前出生的活产婴儿。其出生体重大部分在2500克以下，头围在33厘米以下，其器官系统尚未发育完善，生存力较弱，因此应预防胎儿早产。

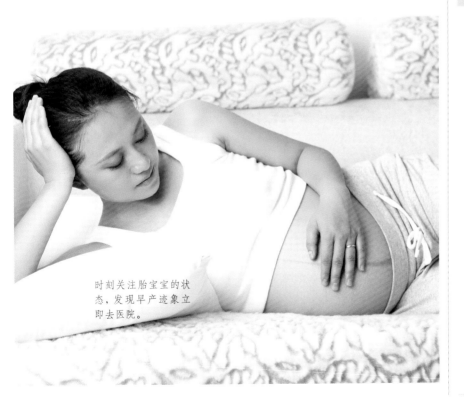

时刻关注胎宝宝的状态，发现早产迹象立即去医院。

## 早产的症状

孕妈妈现在更要时刻关注胎宝宝的安全，当出现以下其中一种情况时必须去医院检查。

▶阴道出血：少量出血是临产的先兆之一，但有时宫颈炎症、前置胎盘及胎盘早剥时均会出现阴道出血，这时出血量较多，应立即去医院检查。

▶破水：温水样的液体流出，就是早期破水，但一般情况下是破水后阵痛随之开始，此时可平卧，最好把臀部垫高，并马上送医院。

### 🐟 预防早产的小妙招

❀ 保证充分休息和睡眠，放松心情，别有压力。

❀ 均衡摄入营养丰富的食物，不吃过咸的食物，以免导致妊娠高血压疾病。

❀ 不要从事会压迫到腹部的劳动，不要提重物。

❀ 经常清洁外阴，防止阴道感染。

❀ 怀孕后期绝对禁止性生活。

❀ 出现抑郁症的症状时，及时向医生咨询。

❀ 一旦出现早产迹象应马上卧床休息，并且取左侧位以增加子宫胎盘供血量；有条件应住院保胎。

# 第 219~220 天 关注胎动

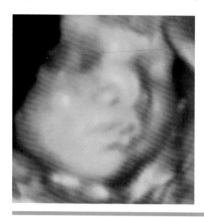

第 32 周 第 2~3 天

### 🐟 眼睛对光亮有反应了

胎宝宝的视力已经发育得很好,他的眼睛对光线的亮度有较强反应,已经能够辨别明暗了。如果准爸爸用电筒照着孕妈妈肚皮的右侧,小家伙会因为想要抓住这束亮亮的红光而转向右侧。

胎动可以反应胎宝宝的安危,胎动的次数并不固定,只要胎动有规律,变化不大,即证明胎宝宝发育是正常的,反之,则要引起注意。

胎宝宝在妈妈肚子里的活动

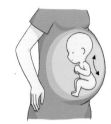

常常会伸展背部。

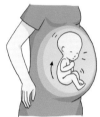

听到声音时会做出反应。

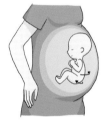

有时只是呼吸,妈妈的肚子也跟着动。

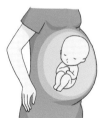

有时候身体会缩成一团。

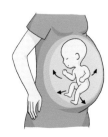

生气或高兴时会用力踢妈妈肚子。

## 胎动突然减少

考虑:孕妈妈发热。

孕妈妈的体温如果持续过高,超过 38℃ 的话,会使胎盘、子宫的血流量减少,小家伙也就变得安静许多。所以,为胎宝宝健康着想,孕妈妈需要尽快去医院,请医生帮助。怀孕期间,孕妈妈要注意休息,特别要避免感冒;有流行性疾病发生时,要避免去人多的地方。

## 胎动突然加快

考虑:孕妈妈受剧烈的外伤。

孕妈妈受到外力撞击时,就会引起胎宝宝剧烈的胎动,甚至造成流产、早产等情况。因此孕妈妈要少去人多的地方,以免被撞到。

## 胎动突然加剧,随后很快停止运动

考虑:胎盘早期剥离。

这种情况多发生在孕中期以后,有高血压、严重外伤或短时间子宫内压力减小的孕妈妈多容易出现此状况。

## 胎动会出现短暂的剧烈运动,随后又很快停止

考虑:脐带绕颈或打结。

有上述情况出现时,孕妈妈会感觉到出现急促的胎动,经过一段时间后又突然停止,这就是胎宝宝发出的异常信号。

一旦出现异常胎动的情况,要立即就诊,以免耽误时间造成遗憾。

# 第 221~222 天 胎位不正早发现

第 32 周 第 4~5 天

### 🐟 头发变长了

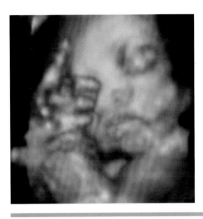

胎宝宝头发开始长长，根据遗传倾向，出生时可能是满头秀发，也可能是几缕发丝贴着头皮。胎宝宝比之前长高了很多，也长胖了很多，在孕妈妈腹中的"小房子"里已经快活动不开了。

胎位是否正常对于孕妈妈的顺利分娩是有很重要的影响的，尤其是在孕晚期的时候更是非常重要。胎位不正应及时发现，正确纠正，但一定要在医生指导下进行。

## 胎位的触摸方法

正常的胎位：胎宝宝的头可以在下腹的中央，即耻骨的联合上方摸到，如果在这个部位摸到圆圆的、较硬、有浮球感的东西就是胎头。

若胎位不正，就要及时纠正过来。如无法纠正，就要提前一两周入院，医生会根据你的情况选择安全的分娩方式。

## 胎位纠正法

▶ 胸膝卧位操

适用于怀孕 30 周后，胎位仍为臀位或横位者。于饭前或饭后 2 小时，或于早晨起床及晚上睡前做，应先排空膀胱，松开裤带。

方法：双膝稍分开（与肩同宽）跪在床上，双膝成直角，胸肩贴在床上，头部向下压，双手放在头的两侧，形成臀部高、头部低的姿势，头部和臀部高低差别越大越好，以使胎宝宝头顶到母体横隔处，借重心的改变来纠正胎儿方位。每日做 2 次，每次 10~15 分钟，1 周后复查。

▶ 侧睡法

横位或枕后位可采取此方法。侧卧时还可同时向侧卧方向轻轻抚摸腹壁，每日 2 次，每次 15~20 分钟，也可在睡眠中注意侧卧姿势。一般在怀孕 26~30 周时都建议侧睡。

胸膝卧位操

双膝分开（与肩同宽）呈直角，跪在床上。

头部向下压，双手放在头的两侧，形成臀部高、头部低的姿势。

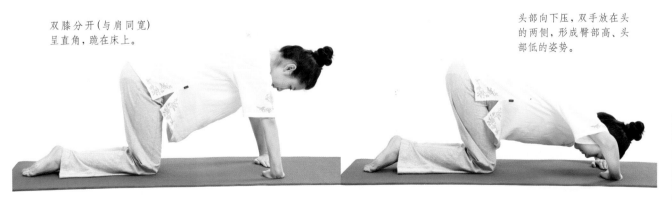

# 第223天 美丽孕妈会"战痘"

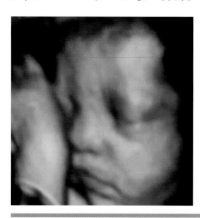

第32周第6天

## 充满羊水的世界

因为胎宝宝的"小房子"是一个封闭的空间，这里没有飘着花香的新鲜空气，仍然是一个充满了羊水的世界，所以他的嗅觉器官要到出生之后才能更好地发挥作用。

有些孕妈妈怀孕后会发现自己的皮肤变得油乎乎的，脸上长出好多痘痘，这令爱美的孕妈妈苦恼不已。孕期不能使用外用药，以前的"战痘"药方都被禁了。别急，这里教你几招，准保健康安全又有效。

## 为啥会长痘痘

怀孕时，受激素的影响，皮肤的皮脂腺分泌量会增加，这是一种正常的生理现象。大多数孕妈妈都会觉得脸变油、鼻子变大。但在少数人的脸上，甚至前胸、后背却会因为毛孔阻塞、细菌增生而产生恼人的青春痘。

如果孕妈妈身体上的痘痘比较多，准爸爸不妨带着孕妈妈一起去看看中医。他们会根据孕妈妈的体质为她开一些对胎宝宝无害的药方，但是，一定要注意去正规医院的中医处问诊。

孕妈妈在洗脸的时候，不妨用双手轻轻按摩面颊，以起到畅通毛孔的效果。

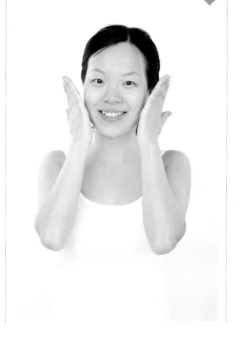

## 孕期"战痘"小建议

✿ 保持脸部及全身的清洁。使用适合自己肤质的洁面产品洗脸。洗脸时，轻轻按摩患处，以利毛孔畅通。

✿ 注意饮食，多吃蔬菜、水果，少吃油炸、高热量及辛辣食物。怀孕当中，痘痘长得厉害的孕妈妈，可找中医开一些中药。

✿ 不当的外用品会引发皮肤长痘，或是让痘痘更加恶化。常可见到孕妈妈们为了掩饰脸上的痘痘，搽了好厚好厚的粉底。其实，这样做，只会让毛孔阻塞更严重。

✿ 保持心情愉快、睡眠充足。越紧张，越烦恼，痘痘长得越多。

✿ 不要挤捏痘痘，以免手上的细菌造成二次感染，或是留下永久性的疤痕。

✿ 把目前使用的药品、保养品和化妆品带给皮肤科医生过目，让医生判断是否和痘痘有关。

✿ 配合医生的建议按时治疗，才能得到适当的控制。

# 第 224 天 一个枕头的妙用

第 32 周第 7 天

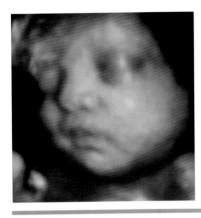

### 🐟 脚趾甲完全长成

胎宝宝的脚趾甲到今天完全长成。到了现在，胎宝宝已经能够记忆他每天听到的声音（母体的血流声与孕妈妈的声音以及外界的声音），他对声音开始有反应，也开始有意识。

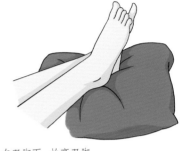

垫在双脚下，抬高双脚，有助于下肢血液循环，缓解水肿。

不少孕妈妈在孕晚期这几个月中，因为腹部太大，往往睡不好觉，此时，一个小小的枕头就可以解决孕妈妈的烦恼。

**用枕头帮助睡眠的几种方式**

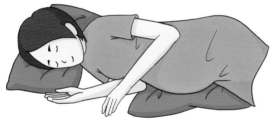

垫在小腿下，抬高下肢，有助于缓解小腿酸痛。

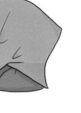

垫在腹部，支撑腹部，可缓解孕妈妈睡眠不适。

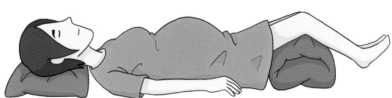

垫在大腿下，抬高大腿，缓解腿部肿胀感，有助于睡眠。

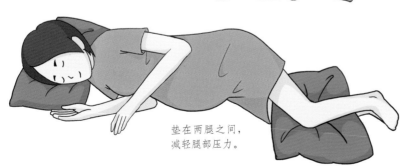

垫在两腿之间，减轻腿部压力。

孕 8 月　感受到光

181

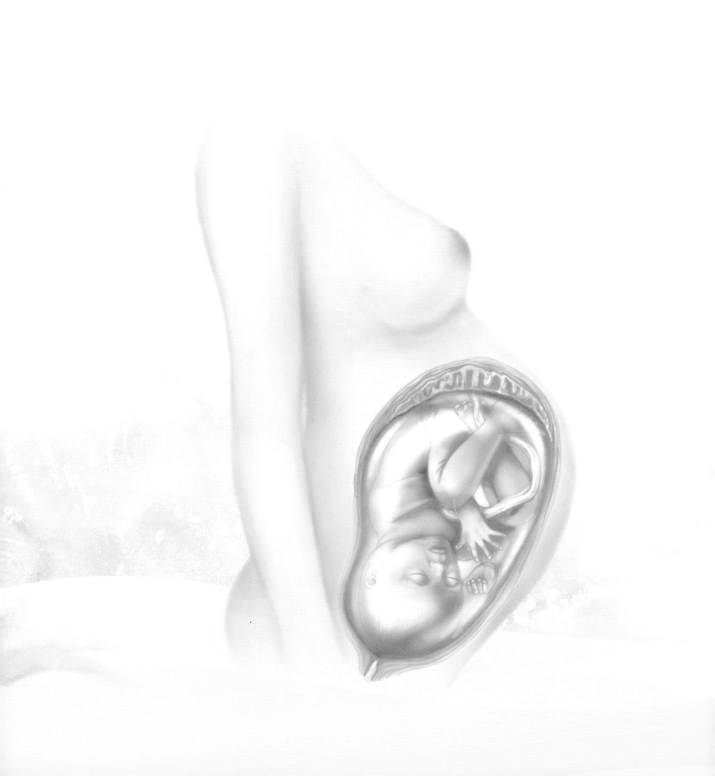

# 孕9月
## 胎动特别有力

　　这时的孕妈妈很像夏末的一棵果树，经历了狂风、暴雨、烈日，即使被累累的青果压弯了腰，却依然不忘在傍晚凉爽的风中招摇，向世人炫耀自己的丰硕果实。

　　孕晚期的各种不适、疼痛接踵而来，笨重的身体总是让孕妈妈疲惫不堪。可是只要一想到腹中健康可爱的胎宝宝和体贴入微的准爸爸，孕妈妈便顿时充满力量。

# 第33周（225~231天）

**各种不适仍在持续，为了心爱的宝宝，妈妈再坚持一下！**

由于胎头下降，压迫膀胱，孕妈妈现在会感到尿意频繁。可能还会感到骨盆和耻骨联合处酸疼不适，腰痛加重。这些现象标志着胎宝宝在逐渐下降。全身的关节和韧带逐渐松弛，是在为分娩做身体上的准备。不规律宫缩的次数增多，腹部经常阵发性地变硬、变紧，外阴变得柔软而肿胀。

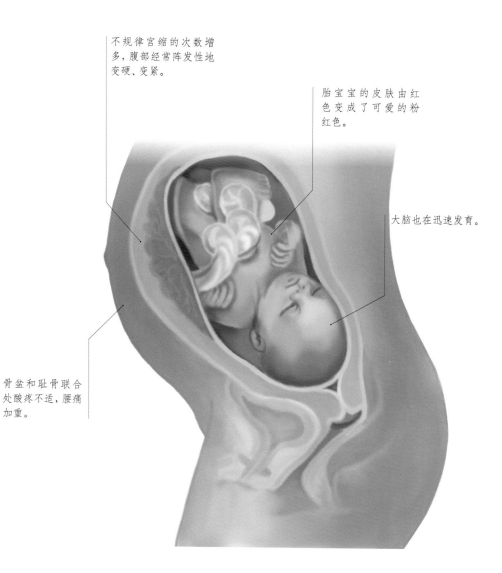

不规律宫缩的次数增多，腹部经常阵发性地变硬、变紧。

胎宝宝的皮肤由红色变成了可爱的粉红色。

大脑也在迅速发育。

骨盆和耻骨联合处酸疼不适，腰痛加重。

图解胎儿发育280天

# 第225天 孕妈妈要及时检查胎位

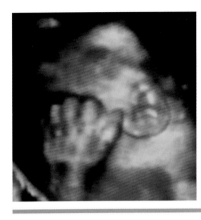

第33周第1天

### 🐟 遇光线会闭上眼睛

这个时期,胎宝宝会时常吸吮他的手指。同时,对光线也有了较强烈的反应,如果准爸爸用手电筒照射胎宝宝的头部,他会马上闭起眼睛。

这时的胎宝宝已经撑满了整个子宫,也不能在孕妈妈的肚子里变换体位,胎位已经固定下来,大多数胎宝宝最后都会因头部较重,而自然头朝下就位的。

## 胎宝宝都有什么姿势

从胎宝宝身体的长轴与母体长轴关系来看,有两种产式:两长轴相平行的,是直产式;两长轴相垂直的,称为横产式。

直产式又有头先露和臀先露之分。胎头朝下,最先进入骨盆的,叫做头先露(即头位);胎宝宝臀部朝下,最先进入骨盆的,叫做臀先露(即臀位)。

足月胎宝宝中头位最多,为正常胎位;臀位很少,横产式(又叫横位)更少。臀位和横位都是异常胎位,不利于分娩。

## 孕期要及时检查胎位

检查胎宝宝在子宫内的位置非常重要。在满7个月以前,由于胎宝宝小,羊水多,胎宝宝在子宫内有比较大的活动范围,胎位易于变动。而满8个月以后,胎宝宝长大,与子宫壁贴近,羊水相对减少,胎位相对比较稳定,如果这时胎位不正,就比较难纠正了,可以遵照医生的合理建议分娩。

## 学会胎位触摸法

孕妈妈摸自己的肚子时,可以通过胎宝宝的胎头位置判断现在的胎位是否正常。正常胎位时,胎宝宝的头可以在下腹的中央,即耻骨的联合上方摸到,如果在这个部位摸到圆圆的、较硬、有浮球感的东西就是胎头。

但要是在上腹部摸到胎头,在下腹部摸到宽软的东西,表明胎宝宝是臀位,属于不正常胎位。在侧腹部摸到呈横宽走向的东西为横位,也属于不正常胎位。这两种胎位应在预产期前2周入院,并在医生指导下采取合适的分娩方式结束妊娠。

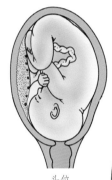

头位

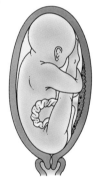

伸腿臀位

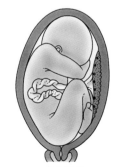

完全臀位

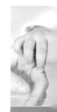

# 第226~227天 孕晚期如何补钙

第33周第2~3天

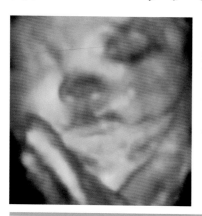

## 🐟 绿萝叶一般的指甲

胎宝宝的指甲在慢慢地变硬，由最初像柳絮一样的柔软变成现在如绿萝叶一般的柔软。同时，胎宝宝仍然在为出生储蓄蛋白质和脂肪，体重还在继续增加。

很多孕妈妈听说孕期补钙可以使宝宝健康活泼，于是就盲目地大量补充富含钙质的食品及钙剂。这是不对的，长期大量食用富含钙质的食品和钙剂，可能会对胎宝宝的生长产生不良影响。

## 补钙别过量

如果孕妈妈长期大量补钙，会引起食欲减退、皮肤发痒、毛发脱落、眼球突出，血中凝血酶原不足及维生素C代谢障碍等。若孕妈妈血中钙浓度过高，还会出现肌肉软弱无力、呕吐和心律失常等，而这些都不利于胎宝宝生长。孕妈妈摄入过量的钙还会影响铁等其他营养成分的吸收，可导致便秘，甚至容易患上结石。

所以，孕妈妈无需在整个孕期都补钙，只需在孕24~28周服用钙片，然后在孕32周以及之后重新开始吃钙片，直到宝宝出世即可。孕妈妈平时只需正常饮食，保持营养均衡即可。

即使在补钙期间，孕妈妈也不要随意大量补钙，而应该在医生的指导下服用钙剂。

补钙的最好方式自然还是食补。最好的补钙食品是各类奶制品，因为奶制品不仅含钙量丰富且容易吸收。孕妈妈补钙的食物主要有乳类、豆类、海产品、肉类与禽蛋类、蔬菜、水果等，具体如牛奶、海带、虾米、牛肉、蛋黄、核桃等。孕妈妈适量食用可增强免疫力，也可获得丰富的钙质和其他所需营养，对孕妈妈和胎宝宝都有好处。

## 🐟 准爸爸能为孕妈妈补钙做点啥

✿ 海带的钙含量非常高，而且富含碘、磷、硒等多种微量元素，其中含磷量比所有的蔬菜都高。所以准爸爸可以每周为孕妈妈炖两次海带汤，比如海带排骨汤、紫菜海带蛋花汤等。

✿ 另外，海带炖虾皮、海带排骨焖饭都是不错的选择，有利于孕妈妈补充营养，更有利于胎宝宝的生长发育，准爸爸可以多给孕妈妈做这些食物。

海带排骨汤是补钙的佳选，准爸爸可以为孕妈妈做这道汤品补钙。

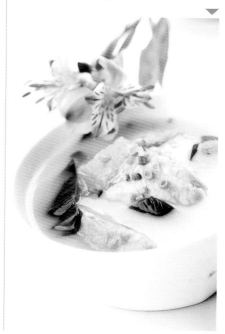

图解胎儿发育280天

# 第 228~229 天 脐带绕颈不可怕

第 33 周 第 4~5 天

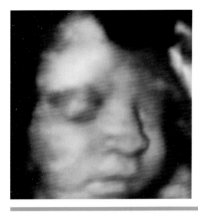

### 🐟 脐带是玩具

在胎宝宝的眼里，脐带只是一根粗粗的柔软的绳子。有时候他会像小猫玩线团一样拨弄它，有时候也会拉着它打转。胎宝宝越长越大，现在大多数时候他会像蚕蛹一样蜷着身子睡觉。

一听说脐带绕颈，孕妈妈都会非常担心。有的孕妈妈甚至会担心自己肚子里的胎宝宝因为太活泼而出现意外情况。事实上，脐带绕颈并没有那么可怕。

### 🐟 脐带绕颈了，孕妈妈该怎么办

胎宝宝脐带绕颈，孕妈妈要注意的就是减少活动，保持睡眠左侧位。孕妈妈要经常数胎动，如果突然发生胎动剧烈或胎动减少，要马上到医院检查。

定期通过胎心监测和超声检查等方法，判断脐带绕颈的相关情况，如果出现胎宝宝缺氧的情况，要马上询问医生，听从医生的建议，情况危急时可选择剖宫产。

## 脐带绕颈对胎宝宝有危险吗

脐带绕颈与脐带长度及胎动有关，如胎宝宝较多地活动或医生对孕妈妈实施了外倒转术 (经腹壁用手转动胎宝宝，使不利于分娩的胎位转成有利于分娩的胎位，称外倒转术)，都可能导致脐带绕颈。

脐带绕颈一周的情况很常见。几乎有 20% 的胎宝宝生下来时是脐带绕颈的，其中也不乏脐带绕颈 3 周的境况，但一般对胎宝宝都无大碍。但是如果脐带绕颈过紧，使脐血管受压，血循环受阻，导致胎宝宝脑组织缺血、缺氧，则可能造成宫内窘迫或新生儿窒息。

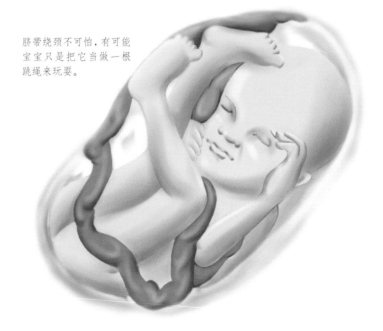

脐带绕颈不可怕，有可能宝宝只是把它当做一根跳绳来玩耍。

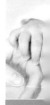

孕 9 月　胎动特别有力

187

# 第230天 如何选择临产医院

第33周第6天

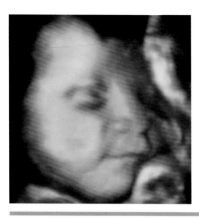

### 🐟 粉红色的皮肤

随着胎宝宝皮下脂肪的累积，皮肤的颜色从暗红变成透明、半透明的粉红色（甚至那些出生后肤色较深的胎宝宝此时也会是粉红色的皮肤）。

到了孕晚期，宝宝随时可能降临，提前规划好待产医院是十分有必要的。医院的选择要根据实际因素综合考虑，最好事先和家人商量一下，确定后到医院进行沟通，确认何时入院、如何办理入院手续等事宜。

### 🐟 公立医院 VS 私立医院

❀ 选公立医院好还是私立医院好呢？这可能是很多孕妈妈举棋不定的，其实到底什么医院好，可以根据自己的条件而定。每家医院都有它的优势，也存在一些不足，要综合各方面因素，全面考虑清楚。

| 医院状况 | 公立医院 | 私立医院 |
| --- | --- | --- |
| 医疗设备 | 视医院而定 | 先进，一般专科医院较多 |
| 医疗水平 | 相对较高，有保障 | 相对薄弱，缺乏突发事故应急能力 |
| 医护人员 | 充足，但频换主治医生，诊疗时间长，需要排队 | 由专门医生全程负责，工作时间比较弹性，可预约，适合上班族 |
| 医疗环境 | 一般 | 好 |
| 收费情况 | 不同等级的公立医院都由政府统一制定收费标准 | 较贵 |

## 如何选择医院

医院的口碑：医生的水平如何，这一点对于外行人来说是很难判断的。可以先从多种渠道收集一下有关信息，再做选择。高危孕妈妈要了解一下是否可以提前住院待产。

选择哪种分娩方式：对于孕期检查一切正常，想要自然生产的孕妈妈，在最后确定生产医院时一定要选择那种剖宫产率低的医院。因为有一些医院，为了多收费及省力，在生产时会找一些借口让孕妈妈最终选择剖宫产。另外想要采取无痛分娩的，也要提前到医院联系，确认是否提供无痛分娩。

离家的远近：即使是口碑再好的医院，如果离家太远，也会给家人的照顾带来很大困难。分娩时，车子是否能很方便地抵达医院，也是要考虑的问题，所以最好能选家附近的医院。

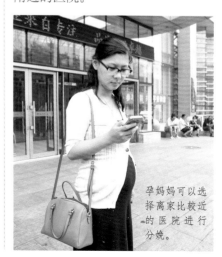

孕妈妈可以选择离家比较近的医院进行分娩。

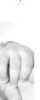

# 第 231 天 预防羊水早破

第 33 周第 7 天

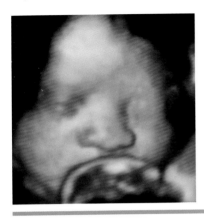

## 🐟 大脑迅速发育

在这最后的几周，胎宝宝的大脑迅速发育生长，头围增加了 9.5 毫米左右。这是胎宝宝智力发育的重要阶段，孕妈妈不要忽略了营养的补充，适当吃些核桃、松仁等坚果，对胎宝宝大脑发育大有裨益。

羊水是胎宝宝的保护伞，可以保护他免受外界的伤害，所以孕期要预防羊水早破，一旦出现羊水早破的症状，应立即就医。

🐟 也许你还不知道

**不同妊娠期的羊水状况**

| | |
|---|---|
| 孕早期 | 羊水来自母体血清，经胎膜进入羊膜腔。胎儿血液循环形成后，水分可通过胎儿皮肤排出，成为羊水的来源之一 |
| 孕中期 | 胎儿尿液排入羊膜腔，胎儿会吞咽羊水，使胎儿水量平衡。此时胎儿皮肤已角化，不再是羊水的通道 |
| 孕晚期 | 羊水的运转除胎尿的排泄及羊水的吞咽外，又增加了胎肺吸收羊水这一运转途径 |

## 羊水早破怎么办

一旦发生羊水早破，应立即让孕妈妈躺下，并且采取把臀部抬高的体位。

只要发生破水，不管孕妈妈是否到了预产期，有没有子宫收缩，都必须立即赶往医院就诊。即使在赶往医院的途中，也需要采取臀高的躺卧姿势，以减少羊水的流出。

当孕妈妈不明确自己究竟是羊水早破还是尿液流出时，可以将特定的化学试纸放入阴道里。如果是羊水早破，流到阴道里的羊水会使橘黄色的试纸变成深绿色。

## 🐟 特别提醒——预防羊水早破的明智之举

坚持定期做产前检查，孕 3~7 月每月去检查 1 次；孕 8~9 月每半个月检查 1 次；孕 10 月每周检查 1 次；有特殊情况随时去做检查。

孕中晚期不要进行剧烈活动，生活和工作都不宜过于劳累，每天保持愉快的心情，适当地到外面散步。

不宜长时间走路或跑步，走路要当心，以免摔倒，特别是上下楼梯时；切勿提重东西以及长时间路途颠簸。

孕期减少性生活，特别是孕晚期的 3 个月，怀孕最后 1 个月禁止性生活，以免刺激子宫造成羊水早破。

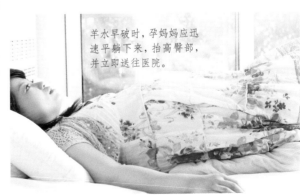

羊水早破时，孕妈妈应迅速平躺下来，抬高臀部，并立即送往医院。

# 第34周（232~238天）

**腹部大大的，手脚肿肿的，感觉有些辛苦！**

到了这一周，孕妈妈可能会发现脚、脸、手肿得更厉害了，脚踝部更是肿得老高。即便如此，也不要限制水分的摄入量，因为你和胎宝宝都需要大量的水分。

漫长的十月怀胎之旅，已经接近尾声，虽然有诸多的不适，但是一想到不久就要见到宝宝了，孕妈妈身上便充满了力量。为了那个小天使，多辛苦都值得。

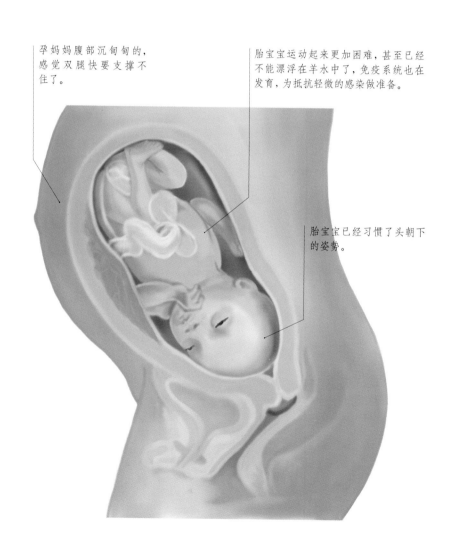

孕妈妈腹部沉甸甸的，感觉双腿快要支撑不住了。

胎宝宝运动起来更加困难，甚至已经不能漂浮在羊水中了，免疫系统也在发育，为抵抗轻微的感染做准备。

胎宝宝已经习惯了头朝下的姿势。

图解胎儿发育280天

# 第 232 天 舒缓情绪，释放压力

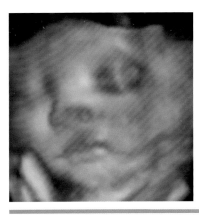

第 34 周第 1 天

## 🐟 等不及了，好想出来

现在，胎宝宝仍迅速发育。如果胎宝宝此时出生，他已能适应子宫外面的世界。特别是一些胎宝宝显然等不及了，要离开他们狭窄的宿舍，急着要出世了。

越临近分娩，孕妈妈的压力越大，情绪越紧张。千万不要让这种情绪一直持续，找到疏解的方法，会安然度过孕晚期。

## 自我心理救助，做快乐孕妈妈

自创好心情：遇到不如人意的事也不要自怨自艾、怨天尤人，应以开朗明快的心情面对问题，对家人要善解人意，心存宽容和谅解，协调好家庭关系。

试着坚持：告诉自己，那么长的一段时间都坚持下来了，还在乎剩下的这点时间吗？走出去，与其他孕妈妈或新妈妈多交流，从别人身上寻找自己缺少的快乐理由。

出去走走：心情不好的时候到户外走走，找一个风景优美的地方。把注意力放到大自然中，你会发现心中原有的沉重情绪会减轻不少。

向过来人请教：孕晚期产生焦虑、紧张甚至抑郁的情绪都是正常的，孕妈妈不要因此过分责备自己。一个好办法就是向已经当了妈妈的人请教，可以是自己的同事、同学、朋友或者长辈。和她们聊过之后你就会发现，你遇到的大多数情况、你担心的问题是普遍性的问题，很多孕妈妈都会遇到。

心情抑郁的时候，不妨出去走走，散散步，看看外面的风景。也许能让你紧张的情绪得到缓解。 ▶

## 🐟 孕晚期的 7 种忧虑

❀ 担心分娩时会有生命危险。

❀ 害怕分娩的疼痛，不知选择剖宫产还是自然分娩。

❀ 担心住院以后看到其他产妇的痛苦状。

❀ 怕超过预产期而出现意外。

❀ 腹内胎宝宝日渐增大，可能出现胎动加强、白带增多、消化不良、下肢静脉曲张和水肿等现象，日常生活越来越不便，心里非常焦躁不安，急盼快些分娩，及早结束妊娠的日子。

❀ 在选择母乳喂养还是人工喂养的问题上举棋不定。

❀ 分娩的日子很快到来，担心自己无法胜任妈妈的角色而产生忧虑。

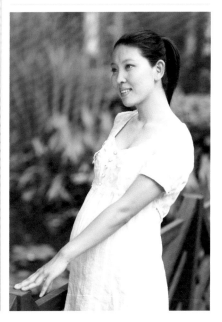

孕 9 月　胎动特别有力

# 第 233~234 天 胃灼热，这样预防

第 34 周 第 2~3 天

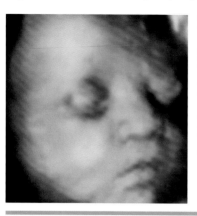

### 越来越顽皮啦

胎宝宝的大脑仍然在发育。调皮的宝宝有时候也喜欢和孕妈妈、准爸爸玩捉迷藏，当轻拍肚皮的时候，他像睡着了一样安静；可是当孕妈妈不注意的时候，又会突然猛踢孕妈妈的肚皮。

孕后期，孕妈妈总是觉得胃部有烧灼感，有时烧灼感逐渐加重而成为烧灼痛。尤其在晚上，胃灼热的程度加重，甚至影响孕妈妈的睡眠。这种胃灼热通常在孕晚期出现，分娩后会自行消失。

## 内分泌惹的祸

孕晚期胃灼热的主要原因是内分泌发生变化，导致胃酸反流，刺激食管下段的痛觉感受器，引起灼热感。此外，妊娠时巨大的子宫和胎宝宝对胃有较大的压力，肠胃蠕动速度减慢，胃液在胃内滞留时间较长，也容易使胃酸反流，引起胃灼痛。

## 如何预防

为了缓解和预防胃灼热，在日常饮食中孕妈妈应避免过饱，少食用高脂肪食物，不要吃口味重或油腻的食品，因为这些都会加重胃的负担，导致消化不良，胃酸分泌过多。另外，临睡前喝一杯热牛奶，对缓解胃灼热有很好的效果。除此之外，孕妈妈睡觉时可将枕头垫高一些，这样可防止胃酸倒流。孕妈妈要特别注意，即使到了孕晚期，也不可未经医生同意而自行服用治疗消化不良的药物。

发生胃灼热时，孕妈妈要避免食用葱、姜、蒜类刺激性食物。

### 胃灼热，哪些食物不宜吃

如果孕妈妈出现胃灼热，准爸爸切忌让孕妈妈食用韭菜、辣椒、葱、蒜之类的食物，因为这些食物会对肠胃造成强烈的刺激，加重孕妈妈的胃灼热。

当出现胃灼热时，坚持站立或从床上坐起来，借助重力帮助消化系统运动，或者喝一杯温热的开水等都可以缓解症状。平时吃饭细嚼慢咽、少量多餐，进餐时避免大量喝水，少吃大红肠、热狗及辛辣类、油脂类食物，餐前喝少量的酸奶，都能减少胃灼热现象的发生。但如果胃灼热长期存在，就需要请医生来检查了。

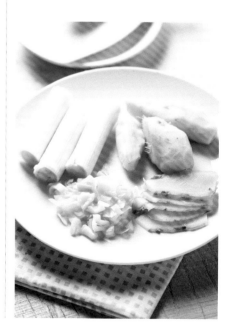

图解胎儿发育 280 天

# 第 235 天 孕晚期，细节更重要

第 34 周第 4 天

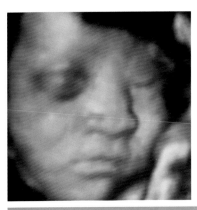

### 🎬 精力旺盛的小淘气

胎宝宝发育得很好，几乎可以适应外面的世界了，所以对这个"小房子"的禁锢，他总是拳打脚踢地表示抗议。

胎宝宝发育得很好，孕妈妈一定会非常开心。可是，千万不要忘了，在小宝宝出世之前，孕妈妈依然肩负着保护胎宝宝安全的重要使命，因此生活中的一些小细节，孕妈妈还是要特别注意的。

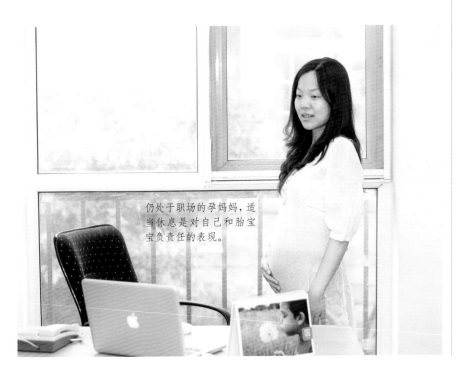

仍处于职场的孕妈妈，适当休息是对自己和胎宝宝负责任的表现。

## 别太贪嘴

不要因为嘴馋而吃一些不卫生的食品，比如路边的麻辣烫、烧烤串等。血糖偏高的孕妈妈尽量少吃含有甜味剂的食物，包括白糖、豆沙饼及巧克力、可乐、罐头水果、人造奶油、冰激凌、冰冻果汁露、沙拉酱等。

## 高龄孕妈妈宜提早休产假

大部分医生认为，高龄孕妈妈孕 36 周以后就不宜再工作。因为，这时孕妈妈的心脏、肺及其他重要器官的负担加重，而且孕妈妈笨重的身体对自身脊柱、关节和肌肉都会形成沉重的负担，所以孕妈妈应尽可能提前 1 个月休产假，充分休息。

## 做家务要注意

现在孕妈妈的肚子已经变得非常大，洗衣服会让孕妈妈腰酸背痛。体贴的准爸爸如果能包揽洗净家里所有要洗的衣物，孕妈妈一定会很欣慰。

## 何时适宜入院

住院时间根据医生建议来定。过早住院，无形中会让你和家人都产生不必要的心理压力。但是如果入院太晚，孕妈妈情况急迫，则会使医护人员手忙脚乱，在匆忙中难免增加孕妈妈及胎宝宝的风险。

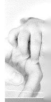

# 第236~237天 请月嫂要提前商量

第34周 第5~6天

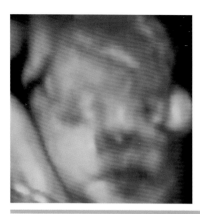

### 🐟 胎宝宝眼里都是蓝色的

胎宝宝的眼睛还不能分辨颜色，现在，所有的东西在胎宝宝眼里都是安静的蓝色，像蔚蓝的天空、深蓝的大海。

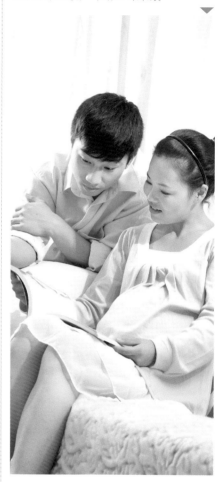

去家政中心看一看每位月嫂的介绍，根据自己家的情况选择一位称心的月嫂。

无论是顺产还是剖宫产，产妇的身体一般都比较虚弱。在住院期间，产妇需要有人特别照顾。全家人可以做好分工，只有事先分配好了，才能保证到时候不会手忙脚乱。

## 安排好月子期间家庭成员的分工

可爱宝宝的降生会给全家带来欢笑，但是繁琐的护理工作、夜间的哭闹、完全被打乱的生活也会引发许多家庭矛盾，所以在宝宝出生前就开个家庭会议，把宝宝出生后的工作分配一下，让所有家庭成员都明确自己的分工与责任，比如月子餐谁来做，尿布谁来洗，宝宝谁来照看等，尽力为宝宝创造一个和谐的家庭环境。

## 要不要请月嫂

现在各大医院及社会组织也会针对产妇推出月子看护等服务，这些护工受过专业培训并有一定的产妇和新生儿护理知识，对于新妈妈和新爸爸来说，她们的帮助十分有用。而且月嫂可以教会新妈妈许多新生儿护理知识，也可以避免家庭成员因为育儿观念的不同而产生矛盾。当然，专业月嫂的薪酬也是不菲的，所以，到底要不要请月嫂，可以根据家庭的实际情况来决定。

对于月子期间护理工作的安排，准爸爸一定要尊重孕妈妈的选择。因为月子对女人来说特别重要，如果护理不当则可能留下一辈子的病痛。

## 跟月嫂确定时间

如果请了月嫂，可以在住院前就让月嫂来照顾你，也可以入产房前，给月嫂打电话。经验丰富的月嫂照顾起你和宝宝来，更得心应手，可以大大减轻家人的负担。如果家里人手很多，也可以让月嫂晚来几天，但在出院前，最好请月嫂来。医生交待的事情可以请月嫂来记住，这总比你出院以后，一遍一遍地叮嘱月嫂强，而且也可以让月嫂早点熟悉宝宝的情况，这样回家后，照顾起你们母子来，才会更贴心、更顺利。

# 第238天 浪潮一样的分娩疼痛

第34周第7天

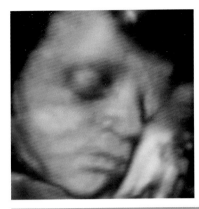

### 🐟 坚强的小家伙

虽然妈妈依然在为胎宝宝提供免疫保护，但坚强的胎宝宝已经开始发育自己的免疫系统了。就像小麻雀总要学会飞翔一样，胎宝宝最后也会获得保护自己的能力。

看到电视、电影中生孩子时的疼痛场景，你是否害怕了？其实没那么夸张，听一听过来人的描述，你会有一个正确的认识，也会增添一份勇气。

**过来人对分娩疼痛的描述**

1 宫口开全以前是越来越疼，比痛经还要疼，尤其是两三分钟一次的时候，坠疼明显。为了生产时能有力气，我没有喊叫，只是轻轻地哼，所以浑身发抖，好在我宫口开得比较快。到生的时候就是一种解大便的感觉，因为胎头压迫，反而感觉不到疼，只有胀，感觉胎头用力往外顶，总体来说，这种疼还是能够承受的。

2 分娩痛总是来时缓慢，逐渐增强，直至痛到顶点，最后又缓慢地退去。有人曾诗意地形容它就像是海浪向岸边涌来，最开始不疾不徐，然后浪头逐渐增强，越来越大，直至成为冲击海岸的冲天浪涛，随后潮水慢慢退去……

3 我是剖宫产的，生的时候一点感觉都没有，感觉像有支笔在肚皮上写字。但麻醉过了会痛，痛了三四天呢。

**做好准备最重要**

孕妈妈做好你应该而且能够做的事，听医生的建议，打消不必要的担心。只要你有信心，保证休息和饮食，运用你已学到的助产和镇痛技巧，就能为顺利分娩增添一份保障。

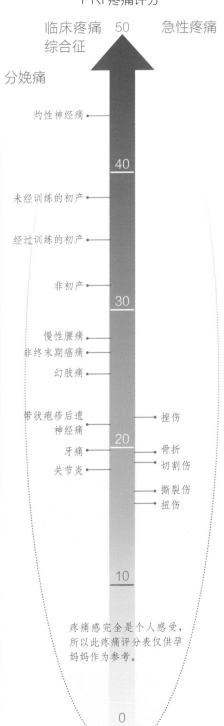

PRI 疼痛评分

临床疼痛综合征 50 急性疼痛

分娩痛

- 灼性神经痛
- 40
- 未经训练的初产
- 经过训练的初产
- 非初产
- 30
- 慢性腰痛
- 非终末期癌痛
- 幻肢痛
- 带状疱疹后遗神经痛 — 挫伤
- 20
- 牙痛 — 骨折／切割伤
- 关节炎 — 撕裂伤／扭伤
- 10
- 0

疼痛感完全是个人感受，所以此疼痛评分表仅供孕妈妈作为参考。

# 第35周（239~245天）

**身体酸酸的、疼疼的，这都预示着快要和宝宝见面啦！**

此时孕妈妈可能会觉得腹坠腰酸，骨盆后部附近的肌肉和韧带变得麻木，甚至产生一种牵拉式的疼痛，使行动变得更为艰难。在孕妈妈身上，这种现象可能逐渐加重，并将持续到分娩以后，如果实在难以忍受，可以向医生求助。

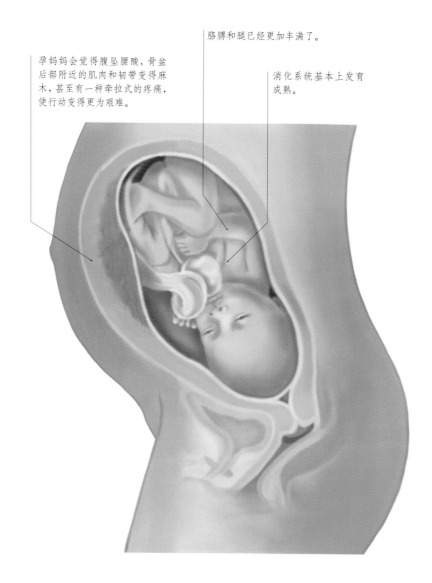

孕妈妈会觉得腹坠腰酸，骨盆后部附近的肌肉和韧带变得麻木，甚至有一种牵拉式的疼痛，使行动变得更为艰难。

胳膊和腿已经更加丰满了。

消化系统基本上发育成熟。

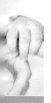

# 第 239 天 羊水过多或过少

第 35 周第 1 天

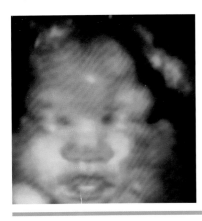

### 胎宝宝会有不同的姿势

根据胎宝宝的大小和在子宫里的姿势，胎位可能会高一点（压迫孕妈妈的肺）或低一点（压迫孕妈妈的骨盆）；胎宝宝躺的姿势不同也会使孕妈妈的肚子看起来宽一些或小巧一些。

羊水就像一面镜子，孕妈妈在产检时，医生通过 B 超检查或检测羊水的成分，可以了解到胎宝宝在子宫内的发育和成熟情况。那么，羊水到底有什么奇妙之处呢？羊水过多或过少对胎宝宝有危害吗？

## 羊水的作用

怀孕时，羊水能缓解外部的压力，保护胎宝宝不受外部冲击的伤害。羊水能稳定子宫内的温度，给胎宝宝一个相对恒温的环境。子宫收缩时，羊水能缓解子宫对胎宝宝的压迫，特别是对胎宝宝头部的压迫。羊水中还有抑菌物质，能防止胎宝宝受到感染。此外，羊水破了之后，能润滑产道，有利于胎宝宝分娩。

## 超过 2000 毫升为羊水过多

临床上羊水量以 300~2000 毫升为正常范围，超过了 2000 毫升就称为"羊水过多"。羊水过多会压迫孕妈妈腹部，影响正常的消化功能，还会挤到心脏和肺部，影响孕妈妈心肺功能，导致呼吸急促等不适。此外，羊水过多会使子宫长大增高，容易引起早产。

## 急性羊水增多应及时就医

如果是急性羊水增多，孕妈妈在几天之内子宫迅速增大，并伴有腹部胀痛、呼吸困难、行走不便或不能平躺等现象，要及时就医。此外，羊水过多的孕妈妈，一定要静静卧在床上，减少活动，以免引起羊水早破。

## 引起羊水过少的原因

羊水过少与胎宝宝畸形、胎盘功能异常、胎膜病变和孕妈妈身体不适有关。如果孕妈妈出现过严重腹泻、呕吐或喝水过少的现象，就有可能导致羊水不足。此外，孕妈妈血容量不足或缺氧也会引起羊水过少，此时要补铁、吸氧，还要多喝水增加血液循环。

## 羊水过少多产检

如果孕妈妈出现羊水过少的现象，要按照医生的要求频繁地进行 B 超检查和胎心监护。在家的时候要多喝水，每天数胎动的次数，如果胎宝宝突然变得不那么爱动，要立即去医院就诊。此外，由于羊水的减少会使自然分娩变得很麻烦，医生会建议孕妈妈进行剖宫产。

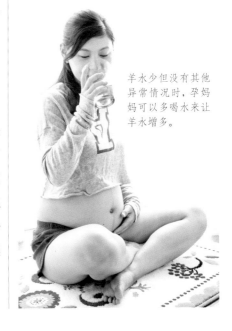

羊水少但没有其他异常情况时，孕妈妈可以多喝水来让羊水增多。

# 第240天 分清真假宫缩

第35周第2天

### 🐟 头围不断增加

大约有85%的胎宝宝都会在预产期前后2周内出生。现在孕妈妈和胎宝宝快要进入这个时间段了！虽然就要和妈妈见面了，但是小家伙还是努力地成长着，大脑迅速发育，头围不断增加。

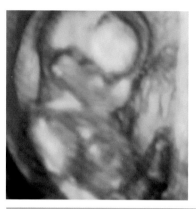

在分娩前两三周，孕妈妈通常会出现较频繁的不规律宫缩。这种子宫收缩只会引起轻微的胀痛，但往往会引起孕妈妈的高度紧张，以为就要生了，频繁去医院就诊，结果导致自己休息不好、奔波劳累，到真正临产的时候反而没了力气。所以孕妈妈要学会区分真假临产。

每位孕妈妈在怀孕晚期，总是要被真宫缩和假宫缩折磨。子宫收缩是鉴别是否临产的确切标志，下面给孕妈妈区别一下，作为参考，不必一有宫缩反应就惊慌失措地往医院赶。无论是真临产还是假临产，孕妈妈一定不要慌张，调整好心态和心情，镇静沉着地准备好物品去医院即可。

## 假宫缩

假宫缩无规律，时间间隔不会越来越小，宫缩强度也不会越来越强，通常比较弱。有时会增强，但之后又会转弱。宫缩疼痛部位通常只在前方疼痛。孕妈妈行走或休息片刻后，有时甚至换一下体位后都会停止宫缩。

## 真宫缩

有固定的时间间隔，随着时间的推移，间隔越来越小，每次宫缩持续30~70秒，宫缩强度稳定增加。先从后背开始疼痛，而后转移至前方。不管如何运动，宫缩照常进行。

若出现下列情况，请马上去医院：

在没有发生宫缩的情况下，羊膜破裂，羊水流出。

阴道流出的是血，而非血样黏液。

### 🐟 真假宫缩比较

| 真宫缩 | 假宫缩 |
| --- | --- |
| 宫缩有规律，每5分钟一次 | 宫缩无规律，每3分钟、5分钟或10分钟一次 |
| 宫缩逐渐增强 | 宫缩强度不随时间而增强 |
| 当行走或休息时，宫缩不缓和 | 宫缩随活动或体位的改变而减轻 |
| 宫缩伴有见红 | 宫缩通常不伴有黏液增多或见红 |
| 宫颈口逐渐扩张 | 宫颈口无明显改变 |

# 第241~242天 骨盆测量很重要

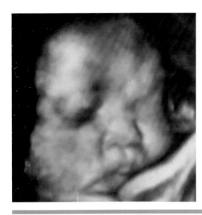

第35周 第3~4天

## 🐟 小指甲变硬了

胎宝宝那一枚枚小指甲在不停地长长，现在它们的硬度变得像纸张一样，等出生后，这些小指甲很可能会划伤宝宝，所以孕妈妈是否已经提前准备好了安全的婴儿指甲剪？

孕9月，医生一般会建议孕妈妈做骨盆测量检查。然而，一些孕妈妈会担心这项检查会很痛而拒绝，其实这是一种不明智的行为。

## 为什么要测量骨盆

产道的通畅与否将直接关系到孕妈妈的安危，为了防止由于骨盆过于狭窄而引起的难产，在孕晚期，医生会对孕妈妈进行骨盆测量。骨盆测量分为外测量和内测量两个部分，主要测量孕妈妈骨盆入口和出口的大小。

如果入口过小，宝宝的头部无法正常入盆。如果出口过小，胎头无法顺利娩出。如果分娩时间过长还会导致胎宝宝颅内出血，孕妈妈则会因频繁宫缩发生先兆子宫破裂。

## 如何进行骨盆测量

医院通常首先进行骨盆外测量，如果骨盆外测量各径线或某径线结果异常，会再临产时进行骨盆内测量，并根据胎宝宝大小、胎位、产力选择分娩方式。多数医院在孕28~34周之间测量骨盆，也有的医院在孕37~38周时，还要做一次鉴定，以判断胎宝宝是否能经阴道分娩。

## 怎样配合医生测量

在孕晚期产检时，要进行骨盆检查，千万不要因为害怕疼痛而拒绝进行。在配合医生检查时，做深呼吸运动，同时放松腹部肌肉，你越紧张，医生的操作越困难，你的痛苦也越大。

## 🐟 准爸爸宜陪孕妈妈做骨盆测量

✿ 骨盆测量确实非常疼，所以当孕妈妈要做这项检查时，如果医院允许，准爸爸一定要陪在孕妈妈的身边。看着她为宝宝所受的苦，准爸爸会觉得自己所做的事真的是微不足道。

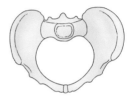

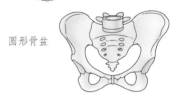

圆形骨盆

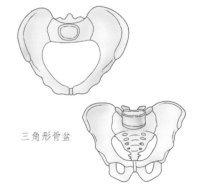

三角形骨盆

孕妈妈测量骨盆时，宜放松腹部肌肉，并听医生指导做深呼吸。

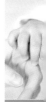

孕9月 胎动特别有力

# 第 243~244 天 学习拉梅兹呼吸法

第 35 周第 5~6 天

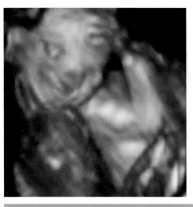

### 🐟 小脑袋继续长大

现在，无论胎宝宝是在打转，还是在翻身，孕妈妈的肚皮都会突然鼓起一大片。他的小脑袋还在长大，这周，胎宝宝的头围又增长了将近 1 厘米。

拉梅兹呼吸法是一种效果良好的分娩心理预防法，它可以分散孕妈妈的注意力，令分娩的疼痛感减轻，从而使分娩更加轻松顺利。下面，孕妈妈来了解一下拉梅兹呼吸法的具体步骤和做法吧。

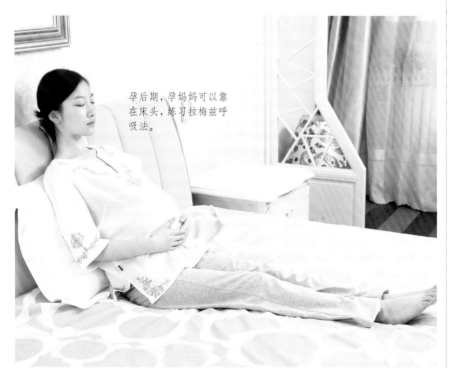

孕后期，孕妈妈可以靠在床头，练习拉梅兹呼吸法。

### 第一步——胸部呼吸

在宫颈口刚刚打开时，孕妈妈会体会到阵痛的初次来袭。这时候，用鼻子深深地吸一口气，尽量挺起胸部，好像把这口气暂时储存在胸部一样，然后用嘴吐出这口气。

### 第二步——"嘻嘻"式浅呼吸

当宫颈口开到 3~7 厘米时，阵痛几乎三四分钟一次。这时候，努力放松身体，集中注意力，用嘴吸一小口气，暂时储存在喉咙，然后轻轻用嘴呼出，就像欢快地笑着，发出"嘻嘻"的声音似的。

### 第三步——喘息呼吸

当宫颈口几乎完全打开时，阵痛每隔 1 分钟左右一次。这时，孕妈妈先深呼气，然后深吸气，接着迅速连做 4~6 次浅呼气。

### 第四步——哈气

这时候，强烈的疼痛感几乎让孕妈妈难以忍受，不要喊叫，这不但会消耗你的体力，而且对分娩毫无益处。先深吸气，然后快速有力地连吐 4 口气，接着使劲吐出所有的气。

### 第五步——推气

这时候，胎宝宝正在努力向宫颈口移动，孕妈妈要用力把肺部的气向腹部下压，呼气要迅速，接着继续吸一口气，像大便时一样，努力将气向腹部下压，直到分娩结束。

# 第245天 心慌气短不必惊慌

第35周第7天

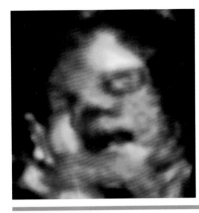

## 🐟 胖乎乎的小脚丫

由于更多的脂肪累积，胎宝宝的手和脚开始变得胖乎乎的。脂肪累积从孕中期的2%增加到此时的12%~15%。

怀孕8个月以后的孕妈妈常常有这样一种感觉：平时不觉得怎么累的动作，这时做了心就会扑通扑通地跳、大口喘粗气，即所谓的心慌、气短。这是为什么呢？

### 引起心慌气短的原因

主要因为在怀孕过程中，为适应胎宝宝的生长发育，孕妈妈的循环系统发生了一系列变化。

孕晚期，孕妈妈全身的血容量比未怀孕时增加了40%~50%，而心率则每分钟增加10~15次，心脏的排出量增加了25%~30%，心脏的工作量比未怀孕时明显加大。另外，孕晚期，子宫体增大，向上推挤心脏向左上方移位，再加上新陈代谢的旺盛，更是加重了心脏的负担，机体必须增加心率及心搏量来完成超额的工作。

所以，需要通过加深加快呼吸来增加肺的通气量，以获取更多的氧气和排出更多的二氧化碳。正常的心脏有一定的储备力，可以负担所增加的压力。因此孕妈妈不必过于担心。

## 🐟 心慌气短怎么办

✿ 即便发生心慌气短，只要在正常的程度范围内，孕妈妈也不必惊慌，休息一会儿即可缓解，也可侧卧静躺一会儿，但注意不要仰卧，以防发生仰卧位低血压综合征。

✿ 若是孕妈妈在怀孕前没有心脏病史，在怀孕最后3个月里发生心慌气短时，休息后也不能得到缓解的话，就要考虑是否有围产期心肌病的可能。

✿ 围产期心肌病的心慌、气短主要发生在夜间，半夜常常会因为胸闷不能入睡而坐起来呼吸，或者经常感到胸痛而与用力无关。若出现上述情况，应及时去医院请教医生。

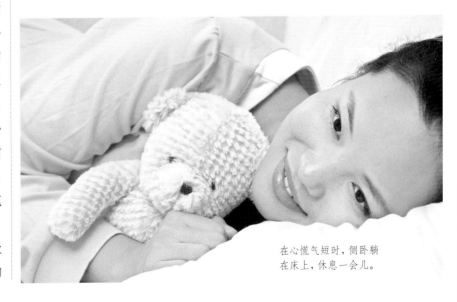

在心慌气短时，侧卧躺在床上，休息一会儿。

201

# 第36周（246~252天）

**体重达到最高峰，但是不适症状开始减轻啦！**

现在孕妈妈的体重增长已达到最高峰，已增重 11~13 千克。现在你需要每周做一次产前检查了。孕妈妈还会发现胎动少了，这是因为宫内变窄，胎宝宝不能自由活动了。本周有一个好消息，孕妈妈前一阵子的呼吸困难和胃部不适等症状在本阶段开始缓解，但是随着体重的增加，行动越来越不方便，孕妈妈会感觉腹部沉甸甸的，有明显的下坠感，有时孕妈妈会觉得宝宝可能要出来了。

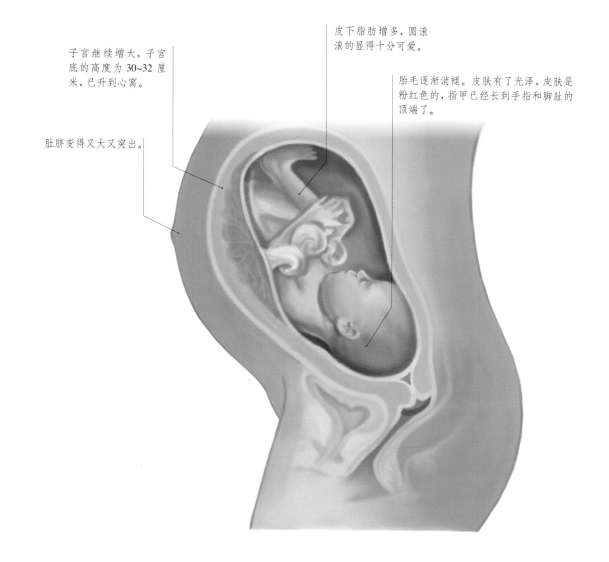

皮下脂肪增多，圆滚滚的显得十分可爱。

子宫继续增大，子宫底的高度为 30~32 厘米，已升到心窝。

胎毛逐渐消褪。皮肤有了光泽，皮肤是粉红色的，指甲已经长到手指和脚趾的顶端了。

肚脐变得又大又突出。

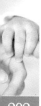

# 第246天 巧妙应对孕期腹泻

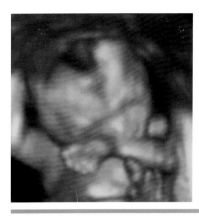

第36周第1天

### 🐟 头部开始向宫颈口转动

胎宝宝此时通过脐带吸收营养和排泄，这使胎宝宝缓慢发育的肠胃系统在出生前不能发挥更大的作用，直到宝宝长到三四岁时才完全发育成熟。与此同时，胎宝宝开始为自己的降生做准备。从这周起，他的头部开始慢慢向孕妈妈的宫颈口转动。

孕晚期腹泻对孕妈妈和胎宝宝来说可不是什么好事，因为这很有可能导致早产，所以即使到了孕晚期，孕妈妈也要注意保护自己，不要放纵口欲。

**腹泻的原因**

着凉容易引起肠胃不适而造成腹泻。所以孕妈妈一定要注意保暖，即使是在夏季，也不要贪图凉快而将空调调得太低。睡觉的时候，一定要盖条薄毯，至少要盖住腹部。

消化不良会导致胃酸分泌过度，肠胃蠕动速度加快，引起腹泻。因此，孕妈妈一定要吃一些清淡、软烂、易消化的食物。

病毒感染是孕妈妈腹泻最常见的原因，所以，孕妈妈一定要注意饮食卫生。

**应对措施**

孕妈妈如果一天大便三四次，也无发热、呕吐、腹痛等症状，可以喝点热粥，或者躺在床上休息一会儿。如果孕妈妈腹泻的次数较少，且伴有微微的腹痛感，但无发热等症状，则可能是消化不良。这时，孕妈妈最好暂时禁食，然后到医院检查一下。

如果孕妈妈腹痛剧烈，腹泻不

### 🐟 哪些坏习惯易引起腹泻

生活细节的忽略是引起腹泻的主要原因。虽然已经到了孕晚期，但是孕妈妈还是不能粗心大意。

✿ 身体或腹部受凉。衣着单薄或吹了冷风等最易引起腹泻。

✿ 饮食刺激性太大，会对胃肠造成刺激和负担，也易引发腹泻。

✿ 食用了变质的食物或饮水不卫生。食物和饮水中的细菌、病毒会引起腹泻，所以要吃新鲜的食物，吃水果和蔬菜前要充分洗净，不要喝生水。

止，不管有无发热症状，都要立即到医院就诊，因为这很可能是病毒感染，如果治疗不及时，不仅会造成孕妈妈脱水，而且可能会危及胎宝宝的健康。

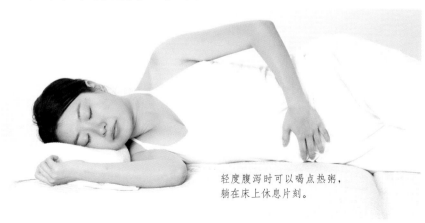

轻度腹泻时可以喝点热粥，躺在床上休息片刻。

# 第 247~248 天　加强运动，锻炼骨盆肌肉

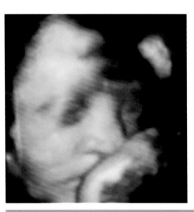

第 36 周 第 2~3 天

### 🐟 进入生长缓慢期

在胎宝宝发育的完成时期，脂肪累积在胎宝宝皮肤表层下面，不仅有助于胎宝宝保持恒定的体温，还能燃烧化作能量。胎宝宝进入生长缓慢期，这也是在为出生过程储存能量。到了现在，胎宝宝的小脑袋已经下降到妈妈的骨盆里了。

即便到了孕晚期，孕妈妈也不能每日只是静养。要知道运动有助于分娩，孕妈妈做一些针对分娩的小运动，能使宝宝顺利地诞生。

### 骨盆运动——有助分娩

1 平躺，头枕在双手上，将瑜伽球放于屈曲的两腿间。

2 借助双手的力量，头向上稍抬，根据身体情况，腹部稍用力。

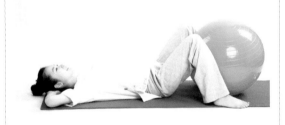

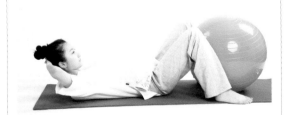

### 盘腿屈膝——扩张骨盆

1 盘腿而坐，背部挺直，双手置膝盖上，全身放松。

2 呼吸，双手向下按压。再呼吸，再向下按压。慢慢加大力度，使膝盖向地面靠近。

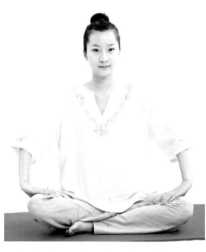

### 腰部运动——锻炼骨盆肌肉

1 孕妈妈站立，双腿分开略大于肩宽。双手抱头，向左转 90°，身体跟着向左转。

2 再向右转头、转身。

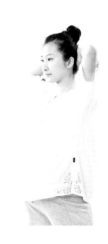

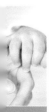

# 第249天 随时做好入院的准备

第36周第4天

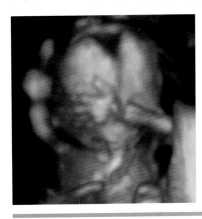

## 出现牙脊

胎宝宝的牙床出现牙脊，粗看之下，好像牙齿要冒出来了。现在对胎宝宝来说真的是很无聊的时光，"小房子"变得拥挤，胎宝宝动起来不方便了，所以孕妈妈会感觉胎动减少了。

胎宝宝全身的器官已经基本发育完善了，他很期望早日和爸爸妈妈见面。所以，孕妈妈要随时做好入院的准备。

### 每天洗澡

尽可能每天洗澡，清洁身体。淋浴或只擦擦身体也可以。特别要注意保持外阴部的清洁。头发也要整理好。绝对不要做对母体不利的动作，避免向高处伸手或压迫腹部的姿势。

### 吃好睡好

分娩时孕妈妈要有足够的体力和精力。充分摄取营养，充分睡眠、休息，以积蓄体力。初产妇从开始宫缩到分娩结束需要12~16个小时，因此孕妈妈要特别注意在临产前养精蓄锐。

### 不要走远了

不知道什么时候、什么地点就会开始宫缩，因此要避免一个人在外走得太远，最多买买菜、短途散步。如去较远的地方，要将地点、时间等向家人交代清楚，或留个条子再出去。

### 入院物品准备

准备好购买物品清单、孕妇入院物品清单、待产包详单、入院相关证件等。提前写好清单，购买相关物品，并了解医院会提供哪些物品，避免临产时手忙脚乱，临时抱佛脚。

洗头和洗澡后要注意擦干水，避免受凉而引起不适。 ▶

## 再次确认住院准备的落实情况

✿ 物品、车辆的安排，与丈夫和家里人的联系方法，不在家期间的事情等，是否都安排妥当了。此外，如果过了预产期仍无临产征兆，请遵守以上的注意事项，以沉着的心情等待。

✿ 提前预约好产科医生、保健医生、住院部、月嫂等。特别是月嫂，要提前联系好，万一到时候找不到合适的就很麻烦。

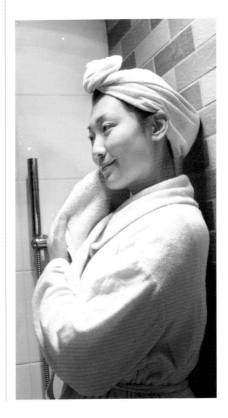

# 第250天 避免会阴侧切小妙方

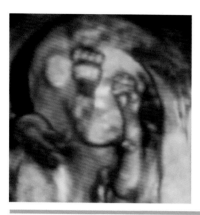

第36周第5天

### 🐟 圆乎乎的小皮球

因为现在没有足够的空间，胎宝宝的活动量变得越来越小，因此不断的营养供应让胎宝宝变得像个圆乎乎的小皮球。孕妈妈这时候要多跟胎宝宝说说话，为他排解无聊的情绪，让他快乐地度过在孕妈妈腹中的最后时光。

会阴侧切是为了让宝宝尽快降生，以免胎宝宝心跳减弱、回旋不能顺利进行等可能出现的情况，是避免胎宝宝出现危险的手段，可防止孕妈妈会阴撕裂、保护盆底肌肉。

## 避免会阴侧切的小妙方

怀孕期间只要稍加控制饮食、避免胎宝宝过大，并养成运动的好习惯，不但可以使产程较为顺利，也可以减少会阴侧切的概率。

孕中期要少吃淀粉食物，并增加蛋白质的摄取，可降低体重增加的速度，避免胎宝宝过大。

多散步、多爬楼梯，练习拉梅兹呼吸法等，都可以加强肌肉力量，帮助生产。

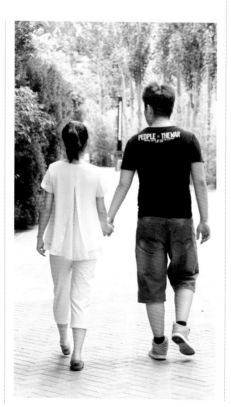

准爸爸要多陪陪孕妈妈，晚饭后可以在附近公园里散散步，增加运动量，帮助生产。

### 🐟 也许你还不知道

防止会阴侧切的一项重要措施就是防止胎宝宝过大。新生儿的体重在合适范围内才有利于顺产。

**新生儿标准体重**

❀ 新生儿的正常体重一般在2900~3300克，男孩比女孩略重。

❀ 体重大于4000克被称为巨大儿，属于病理性体重，容易发生产后低血糖等多种并发症，成人后继发肥胖、高血压、心脏病、糖尿病。所以，胎宝宝并不是越重越好。

### 🐟 以下症状要做会阴侧切

❀ 初产妇头位分娩时会阴较紧、组织硬韧或发育不良、炎症、水肿或遇急产时会阴未能充分扩张，估计胎头娩出时将发生Ⅱ度以上裂伤者。

❀ 各种原因所致头盆不称。

❀ 经产妇曾做过会阴切开缝合，或修补后瘢痕大，影响会阴扩展者。

❀ 产钳助产，胎头吸引器助产或初产臀位经阴道分娩者。

❀ 早产、胎宝宝宫内发育迟缓或胎宝宝宫内窘迫需减轻胎头受压并尽早娩出者。

# 第 251~252 天　准爸爸是临产时的最佳配角

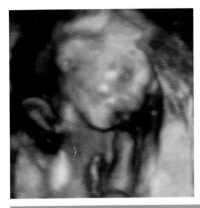

第 36 周 第 6~7 天

## 保护胎宝宝的脂肪层

胎宝宝体内白色脂在继续累积。这层保护性的脂肪层在胎宝宝出生后可替他保暖。虽然在这个时期胎动开始减少，但孕妈妈也要细心地检测胎动，有异常的时候马上咨询医生。

生产不是孕妈妈一个人的事，准爸爸要做好"后勤工作"，体贴地为孕妈妈准备好水、点心，还要鼓励孕妈妈，给她安慰和信心，让她觉得自己不是一个人。

### 缓解孕妈妈阵痛的"奇招"

招数一：好话说尽。坚持鼓励她，要表现出对她能够顺利生产的信心，要让她知道她将带给生活一个崭新的开始，要一再表达对她的爱和感激之情。

招数二：按摩高手。在整个生产过程中，要通过对孕妈妈不同身体部位的按摩，达到缓解疼痛的效果，比如背部按摩、腰部按摩，还有腹部两侧按摩。

招数三：制造轻松气氛。为鼓励她挺住，在阵痛间隙，可以和她一起畅想即将诞生的宝宝的模样，将来怎样培养他，调侃宝宝会像彼此的缺点，会如何调皮，如何可爱，生活会如何精彩等，也可以回忆以前可笑的生活事件，要竭尽全力制造轻松气氛。

招数四：不可有半点责备。孕妈妈在生产过程中可能会有过激或反常表现，比如大哭大叫，产房里的准爸爸常常会成为攻击对象。在这种情况下，准爸爸千万不可流露出任何责备。对一些生理的异常反应，要表现出极大的理解和容忍，这个时候准爸爸的表现甚至会影响以后的夫妻感情和家庭生活。所以，

### 阵痛间隙补能量

要准备好充足的水、点心或者孕妈妈平时最喜欢吃的小零食，最好还有巧克力，随时准备给她补充能量，这很重要。

孕妈妈在生产过程中，体力消耗巨大，汗水淋漓，虽然没有胃口吃什么东西，但是需要喝水。对于产程长的孕妈妈，准爸爸有时候需要强迫她进食，保证她在关键时刻有力气。

准爸爸这时一定要沉住气。在阵痛过程中，不要进行无关的或内容复杂的谈话，而是要尽量和孕妈妈一起用以上提到的各种方法挺过一阵阵的痛楚。

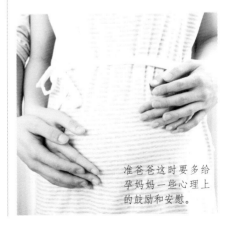

准爸爸这时要多给孕妈妈一些心理上的鼓励和安慰。

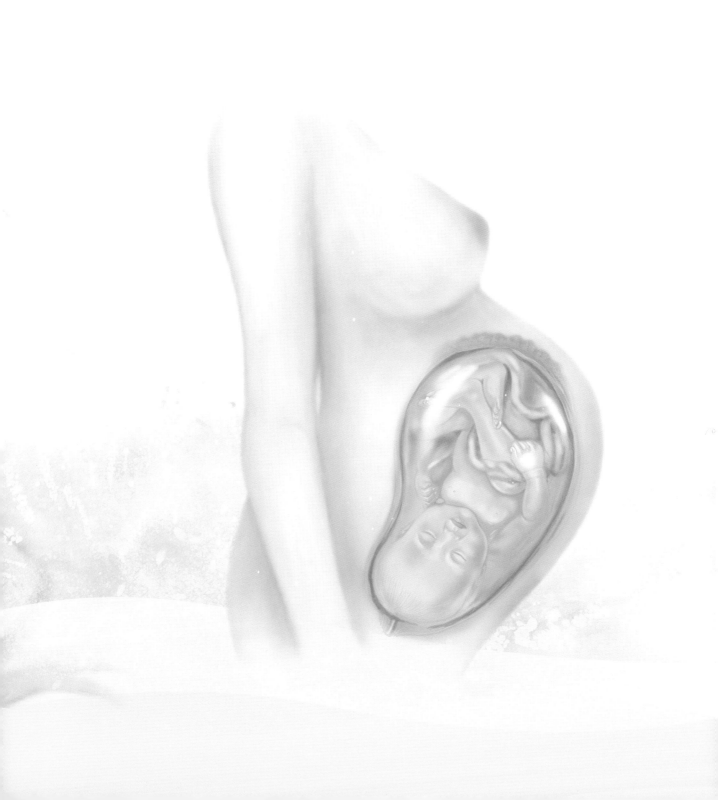

# 孕 10 月

## 等不及了

这个月一结束，宝宝就可以和爸爸妈妈见面了。虽然一颗激动的心无论如何也按捺不住，但孕妈妈还是要保持心态平和，每天要坚持散步，坚持均衡饮食。如果是已经在家休产假的孕妈妈，可以在空闲时间继续对胎宝宝进行胎教，这个时候胎宝宝已经是一个聪明的小家伙了。

# 第37周（253~259天）

**腹部压力越来越大，这是胎宝宝入盆的迹象！**

现在你会感觉下腹部的压力越来越大，突出的肚子逐渐下坠，这就是通常所说的胎宝宝入盆，即胎头降入骨盆，是在为分娩做准备。子宫底的位置逐渐下降，这样你的肺部和胃部都会觉得松快一些，呼吸和进食也比前一段时间舒畅了，食欲因此也有所好转。

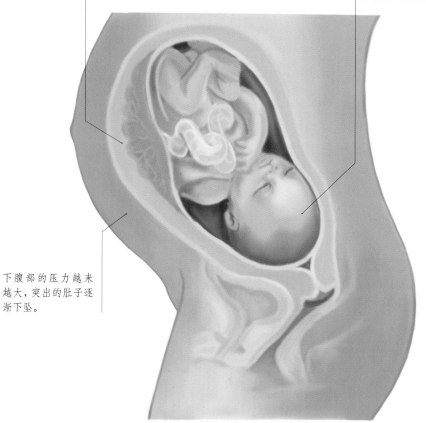

子宫底的位置逐渐下降，胎宝宝入盆，为分娩做准备。

胎宝宝的免疫系统继续发育，出生之后的初乳和母乳喂养可以继续给他提供免疫力，直至出生后6个月。

下腹部的压力越来越大，突出的肚子逐渐下坠。

# 第 253~254 天 做个快乐孕妈妈

第 37 周 第 1~2 天

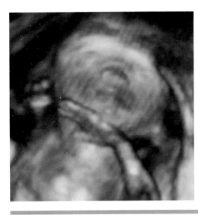

## 🐟 又圆又结实的小家伙

胎宝宝看起来又圆又结实，是因为皮下脂肪增多的缘故。随着这些脂肪的不断堆积，宝宝的手肘和膝盖开始内凹，这有助于宝宝将来做各种灵活的动作，比如在风中奔跑，和小伙伴一起打篮球，比赛跳高、跳远等。

孕妈妈的情绪会影响胎宝宝的情绪，所以孕妈妈要保持心情轻松愉快、情绪稳定，避精神紧张等不良情绪，和胎宝宝一起，快快乐乐地度过每一天。

## 孕期情绪与胎宝宝息息相关

孕妈妈的不良情绪不利于胎宝宝的健康和心智发展，因此孕妈妈要尽量保持一个好心情，这对孕妈妈和胎宝宝都十分有好处。经常保持良好情绪的孕妈妈，体内的有益物质会让孕妈妈的身体处于最佳状态，十分有益于胎盘的血液循环，促使胎宝宝稳定地生长发育，并且不易发生流产、早产及妊娠并发症。

孕妈妈的好心情还能使自己食欲增强，预防孕期抑郁，有利于安胎和养胎。

## 不必忧虑会变"丑"

很多孕妈妈会为脸上的蝴蝶斑、肚皮上的妊娠纹、变大的骨盆、变形的乳房、变肥的体态而烦恼。有这些担心是可以理解的，毕竟这关系到我们今后面对社会和家庭的自信心。不过，孕妈妈们大可不必为此忧虑。

据统计，大约 80% 的孕妈妈，只要稍加注意，都可以在产后 2 年内逐渐恢复到以前的体重。一般应做到自己给宝宝哺乳、产后及时进行恢复性训练、孕期注意控制体重超标。

## 正确面对不良情绪

虽说焦虑、愤怒、紧张等坏情绪对母子不利，但偶尔的不良情绪是正常的，对胎宝宝没有什么影响，不必大惊小怪。

有的孕妈妈因为看了枪战片到医院询问，电视里的枪声会不会震坏宝宝的耳朵；还有的孕妈妈吃了一顿麻辣香锅，总觉得胎动不正常，到医院又是好一通检查。

这种情况说轻了，是孕妈妈太不将怀孕当回事，说重了又太将怀孕当回事。教给孕妈妈一个至理箴言——从思想上轻视它，从行动上重视它，怀孕也是如此。

## 🐟 好方法给孕妈妈更多好心情

❀ 马上就要休产假了，孕妈妈可以安排一下自己的工作，也可以为在家赋闲的日子订一个作息计划，这样就不会觉得空虚，也不会胡思乱想了。

❀ 经常和同事、朋友聊聊天，她们的关心、爱护会让你心里暖暖的，也会增加你面对一切困难的勇气。

❀ 已经在家休息的孕妈妈，可以集中安排一些生产课程，系统了解分娩的经过，掌握一些生产方法和技巧，这样就能做到心中有底，进产房时也不会太紧张。

# 第255天 必要时选择剖宫产

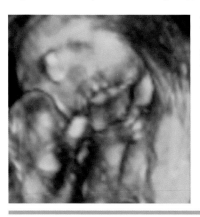

第37周第3天

### 努力为出生做准备

这一周，胎宝宝的身长几乎有50厘米了，体重也能达到3000克。这个胖乎乎的小家伙，当他活动时，他的手臂和腿的轮廓会使孕妈妈的肚子上呈现出移动的凸块。他每天都在努力着，正在为和妈妈见面做着最后的准备。

孕妈妈罹患某种病症：糖尿病、肾脏病等，对于母体和胎宝宝都会形成压力。

曾经接受剖宫产分娩手术者。

一些孕妈妈希望顺产，觉得这样对宝宝和自己的健康都有好处。这的确不错，但是在不能顺产的情况下，还是要听从医生的建议选择剖宫产。现代的医学很发达，剖宫产也能保证新妈妈和宝宝的健康。

## 什么情况需要剖宫产

如果孕妈妈和胎宝宝属于以下情况，那么孕妈妈最好接受医生的建议，及时选择剖宫产。

胎宝宝窘迫：这是由于胎宝宝缺乏氧气而陷于危险状态。

胎宝宝过大：胎宝宝体积过大无法经由骨盆腔生产。

骨盆过小：因骨盆过小，没有足够空间让胎宝宝经由骨盆腔生产。

胎位不正：臀位、肩位、横位都会给胎宝宝和孕妈妈带来不可预知的危险。

子痫前期：有高血压、蛋白尿、水肿症状的孕妈妈，胎宝宝将无法从胎盘获得足够的营养与氧气，也不能承受生产过程所带来的压力。

自然生产过程无法继续进展：因孕妈妈子宫收缩程度薄弱，子宫颈扩张不足，胎宝宝无法产出。

胎宝宝未成熟：未成熟的胎宝宝会较虚弱，通常胎宝宝小于36周，以及体重小于2.3千克，可能不能承受自然分娩的压力。

前置胎盘：又称低位胎盘，若是胎盘附着在子宫的部位过低，会导致出血以及阻挡胎宝宝出生的通道。

胎盘剥离：通常胎盘剥离是由高血压或创伤所引起而导致阴道出血的紧急状况。

## 剖宫产过程图

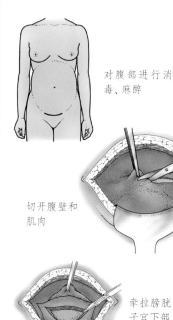

对腹部进行消毒、麻醉

切开腹壁和肌肉

牵拉膀胱，切开子宫下部

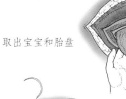

取出宝宝和胎盘

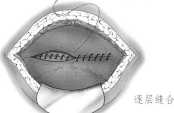

逐层缝合

# 第 256~257 天 突发情况如何应对

第 37 周第 4~5 天

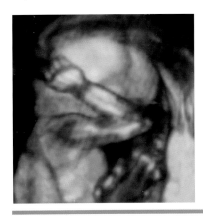

### 追随光线的小"向日葵"

现在胎宝宝对光线变得更加敏感，像向日葵总是朝着太阳一样，胎宝宝总喜欢面朝比较明亮的方向。现在已经临近预产期，宝宝也很着急见到妈妈，总是不停地踢蹬着，仿佛一只水中的青蛙想要跃出水面一样。

待产过程中可能会发生意想不到的状况，孕妈妈千万不要害怕。因为当了解了这些状况之后，你会明白不管是什么情况，准爸爸和医生都会让你的宝宝平安降生的，所以孕妈妈只要安心待产就可以了。

## 胎盘早期剥离

在待产过程中，如果孕妈妈的阵痛转变为持续性的腹痛，且伴有阴道出血，则可能为胎盘早期剥离。出现这种情况，孕妈妈要立即告诉医生，若确诊为胎盘早期剥离，医生须紧急为孕妈妈实施剖宫产。

## 胎宝宝窘迫

若胎宝宝心跳频率下降，可能是脐带受压迫、解胎便、胎头下降受到骨盆压迫等。此时，医生会先给孕妈妈吸氧气、打点滴。如果胎心音仍未恢复正常，就必须剖宫产。

## 胎头骨盆不对称

即胎头太大或孕妈妈骨盆腔过于狭窄，致使子宫颈无法开足，或是胎头不再下降。出现这种情况，医生多半建议采用剖宫产了。

## 脐带脱出

在孕妈妈出现破水的时候，如果是在送往医院的过程中，姿势不当，是会造成脐带脱出的。脱出的脐带会受到胎头压迫，中断胎宝宝的血液及养分供应，并危及胎宝宝的生命，因此，孕妈妈要注意了，若是在医院待产中出现此情况，要立即进行剖宫产。

### 遇到突发状况怎么办

❀ 孕妈妈首先要明白，待产过程中的突发状况是小概率事件，不要在待产过程中总是担心会发生意外，待产时孕妈妈保持平和的心态是关键。

❀ 即便发生意想不到的状况，孕妈妈也不要慌张，医生会根据实际情况采取急救措施，孕妈妈的任务就是尽量放平心态，要对自己和宝宝有信心。

❀ 听从医生的安排，全力配合，要对医生有信心，采取积极的行动协助医生对自己进行急救。

❀ 如果可以，向准爸爸寻求心理帮助，将你的情绪和担心明确地告诉给准爸爸，很多情绪倾诉出来就会得到化解。准爸爸的安慰和陪伴会让你镇静下来。

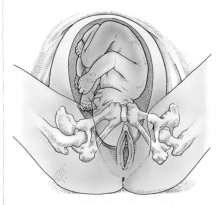

胎头和骨盆对应时，宝宝才能顺利娩出。

# 第 258 天 无痛分娩可减轻疼痛

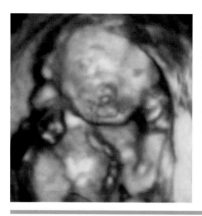

第 37 周第 6 天

## 🐾 生长速度变慢

从现在开始直到出生，胎宝宝的生长会慢很多。由于胎宝宝现在的活动空间太狭窄了。他的一些大力的动作，可能会在孕妈妈的肚皮上反应出来。如果能留下那个时刻的影像，对孕妈妈来说，真的是无比珍贵。

无痛分娩可使孕妈妈减轻疼痛感，从而减少对分娩的恐惧，也可减轻疲倦，让孕妈妈在最需要休息、时间最长的第一产程得到休息，当宫口开全想用力时，因积攒了体力而更有力量。

## 无痛分娩

无痛分娩其实是镇痛分娩，是在孕妈妈腰部的硬膜外腔注入一些镇痛药和麻醉药以减轻分娩疼痛的手段。

一般来说，硬膜外镇痛是比较安全的，效果理想，也不会影响产妇肌肉张力，产妇仍能主动配合，缩短产程，不增加产后出血量。对高血压病人还有降压作用，新生儿阿氏评分也无差异。对绝大多数孕妈妈也都是适宜的。

如果有以下情况之一，不适宜采用硬膜外麻醉：

▶产前出血。

▶低血压。

▶腰部感染。

▶患有脊柱畸形或神经系统疾病等或胎宝宝发生宫内缺氧。

孕妈妈采用无痛分娩之前，要进行相关检查，避免出现意外。

在整个过程中，麻醉药的浓度较低，相当于剖宫产麻醉时的 1/5 ～ 1/10，可控性强，安全性高，几乎不影响产妇的运动，产妇意识清醒，能主动配合、积极参与整个分娩过程。这种无痛分娩法是目前各大医院运用最广泛、效果比较理想的一种。

## 🐾 也许你还不知道

### 无痛分娩药物剂量不宜过大

一般剂量的药物，对胎宝宝呼吸和长期的神经行为无大影响。

但大剂量使用时，有可能造成麻醉药在胎宝宝体内聚积，导致新生儿出生后几天内暂时性活动迟缓。如果脊椎管内镇痛平面过高，有可能导致胎宝宝在子宫里缺血、缺氧。

## 🐾 无痛分娩的方法

在孕妈妈腰部的硬膜外腔里注入一些镇痛药和小剂量的麻醉药，并持续少量地释放。

只阻断较粗的感觉神经，不阻断运动神经，从而影响感觉神经对痛觉的传递，最大程度地减轻疼痛。使用过程中，孕妈妈可根据情况自行按钮给药，基本上感觉不到疼痛，是镇痛效果最好的一种方法。

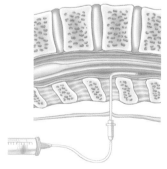

无痛分娩是在孕妈妈腰部的硬膜外腔里注入小剂量的镇痛药和麻醉药。

# 第259天 导乐，让分娩更轻松

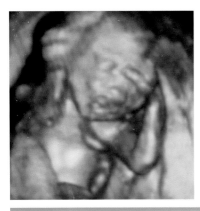

第37周第7天

### 🐟 肠内积聚胎粪

胎宝宝的肠内积聚了大量的胎粪，胎粪是由肠黏膜脱落的上皮细胞以及胎宝宝的肝、胰腺和胆囊产生的废物等所组成。正常情况下，这些胎粪会在宝宝出生后很快排泄。这可能导致宝宝出生后体重稍有下降。

"如果有个有分娩经验的人在分娩时陪伴我就好了。她能很好地安慰我、鼓励我，帮助我战胜恐惧！"——导乐就是那个能满足你这些需要的人！

如果孕妈妈自我感觉可以独立分娩，自信心够强，可以不用请导乐。

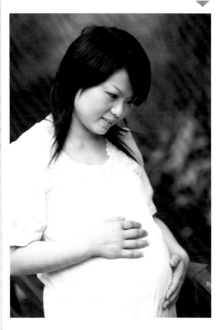

## 什么是导乐

导乐，是指一个有生育经验的女性给予产妇生理、心理及感情上的帮助，并且陪伴产妇分娩。"放轻松！深呼吸！""用力！"在分娩室中，导乐像是一位有丰富经验的教员，耐心地、果断地指导产妇的呼吸、用力，以及心理的调适。导乐分娩一般分为三个阶段：待产期、分娩期、产后观察期。

## 导乐都会做些啥

1 从入院待产开始，导乐就会向产妇提供"一对一"全过程、全方位的护理，并向产妇介绍分娩的生理特性，消除产妇恐惧心理并随时观察产妇出现的各种情况，及时通知医生。同时还要兼顾向产妇家属解释各种问题。

2 进入分娩期，导乐会先向主产医生介绍产妇的基本情况，协助医生做好各项准备工作；在产妇身边不断给予心理上的支持；在阵痛间隙时喂产妇喝水、进食，以帮助产妇保持体力。

3 导乐可以在整个产程中对产妇进行产程步骤的解释和引导，并协助指导产妇和家属参与到分娩过程中，有条不紊地期待宝宝的降生，使产妇平稳情绪，从而减少阵痛时间。

4 在整个待产过程中，导乐会向产妇通报产程进行的每个阶段、每一次呼吸、每一次用力，从细节上帮助产妇正确地配合分娩，有时还会授予一些技巧，帮助产妇树立信心，顺利分娩。

### 🐟 提前预约导乐

目前，国内只有为数不多的医院提供导乐分娩，孕妈妈如果需要可以提前咨询周围医院。
如果孕妈妈很想请导乐，可以问问周围的朋友、同事，让她们推荐哪里可以请到导乐，这样既方便又可靠。

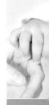

# 第38周（260~266天）

**孕妈妈会经历更多的假宫缩！**

由于胎宝宝不断下降，压迫膀胱，使得尿频的症状再次加重。此时大多数孕妈妈会经历几次假宫缩，假宫缩持续时间短（不超过 30 秒）且不恒定，间歇时间长且不规律，稍微活动一下疼痛的感觉就会消失，宫缩强度也不随时间增加。

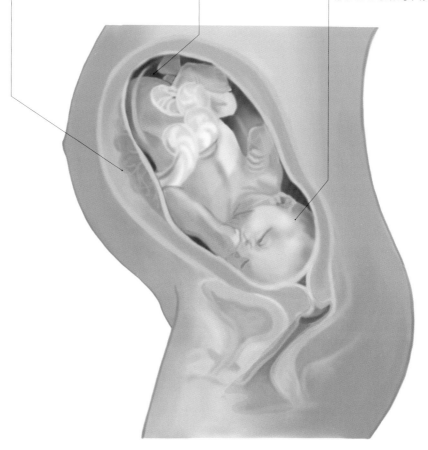

孕妈妈会经历几次假宫缩，不要紧张，这并不是真正的临产征兆。

现在的胎盘已经老化，一种黑色物质聚集在胎宝宝的肠道内，将在宝宝出生后第一次大便中排出。

胎宝宝已经看起来像个新生儿了。

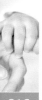

# 第 260~261 天 别忽视过期分娩

第 38 周 第 1~2 天

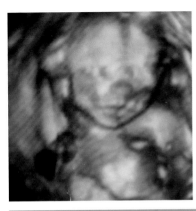

### 🐟 胎粪的排泄

胎宝宝肠内的胎粪会在出生后很快排泄，但如果分娩过程太久，有时会在出生前排泄。后一种情况下，出生时羊水里会有胎粪，此时应帮助胎宝宝尽早娩出，以免胎宝宝呛入被污染的羊水，引起肺部感染。

✿ 如果孕妈妈被诊断为过期妊娠，一定要遵照医嘱定期（一般为一两天）到医院做 B 超检查或胎心监护。

✿ 如果孕妈妈胎盘、羊水等各项指标良好，胎宝宝也无体重过重等情况，孕妈妈可遵医嘱选择使用催产素缩短自然分娩的过程。

✿ 如果一旦发现有胎宝宝宫内窘迫或羊水过少等情况，一定要及时采用剖宫产。

如果孕妈妈之前的月经规律正常，而妊娠期达到或超过 42 周还未分娩，则属于过期妊娠。过期妊娠对孕妈妈和胎宝宝来说都具有一定的危险，所以孕妈妈一定要重视这个问题。

## 过期妊娠对孕妈妈的影响

过期妊娠不仅会加重孕妈妈的心理焦虑，而且可能会因为巨大儿加大孕妈妈的分娩难度，延长产程。如果不及时处理或处理不当，则可能导致孕妈妈难产、大出血，直接威胁孕妈妈的生命。

## 过期妊娠对胎宝宝的影响

首先，过期妊娠可能造成胎宝宝骨骼过硬或体重过重，而加大分娩难度，造成胎宝宝因分娩时间过长而缺氧或窒息；其次，过期妊娠时，孕妈妈的胎盘功能可能老化，不能很好地为胎宝宝提供氧气和营养，而造成胎宝宝宫内窘迫；再次，过期妊娠一般会出现羊水变少或胎便污染等情况，对胎宝宝十分不利。

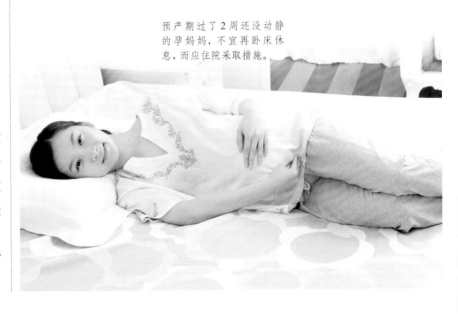

预产期过了 2 周还没动静的孕妈妈，不宜再卧床休息，而应住院采取措施。

孕 10 月 等不及了

217

# 第 262~263 天　自然分娩三个产程中怎样配合医生

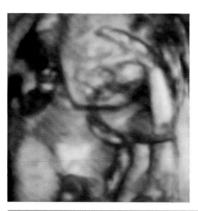

第 38 周 第 3~4 天

### 🐟 活动量变小

胎宝宝的四肢正如预料的那样弯曲着紧靠身体。由于子宫空间有限，胎宝宝的活动相当受限制。到了现在，宝宝随时可能降临，孕妈妈要做好身体和心理的双重准备，并和家人一起提前安排好生产和产后的事宜。

要想分娩更顺利，孕妈妈应听从医生的指挥，努力配合医生。产程中最关键的是孕妈妈的心态，要对自己和宝宝有信心，不能过分地恐惧，懂得让自己放松很重要。

## 第一产程的配合

在此阶段，宫口未开全，过早用力反而会使宫口肿胀、发紧，不易张开。此时孕妈妈应做到：

▶思想放松，精神愉快。做深、慢、均匀的腹式呼吸，即每次宫缩时深吸气，同时逐渐鼓高腹部，呼气时缓缓下降，可以减少痛苦。

▶注意休息，适当活动。利用宫缩间隙休息，节省体力。如果胎膜未破，可以下床活动，适当的活动能促进宫缩，有利于胎头下降。

▶采取最佳体位。除非是医生认为有必要，不要采取特定的体位。只要能使你感觉减轻阵痛，就是最佳体位。

▶趁机补充营养和水分，尽量吃些高热量的食物，如粥、牛奶、鸡蛋等，多饮汤水以保证有足够的精力来承担分娩重任。

## 第二产程的配合

第二产程时间最短。

宫口开全后，孕妈妈要注意随着宫缩用力。

当宫缩时，两手紧握床旁把手，先吸一口气憋住，接着向下用力。

宫缩间隙，要休息、放松、喝点水，准备下次用力。

当胎头即将娩出时，要密切配合接生人员，不要再用力，避免造成会阴严重裂伤。

## 第三产程的配合

在第三产程，要保持情绪平稳。

宝宝娩出后，宫缩会有短暂停歇，大约相隔 10 分钟，又会出现宫缩以排出胎盘，这个过程需要 5~15 分钟，一般不会超过 30 分钟。分娩结束后 2 小时内，应卧床休息，进食半流质食物补充消耗的能量。

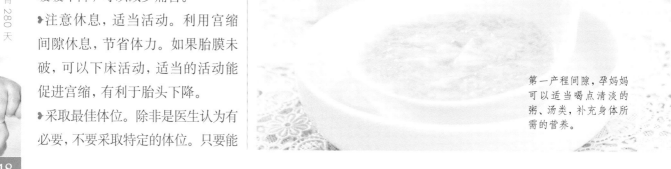

第一产程间隙，孕妈妈可以适当喝点清淡的粥、汤类，补充身体所需的营养。

# 第264天 了解分娩，消除恐惧

第38周第5天

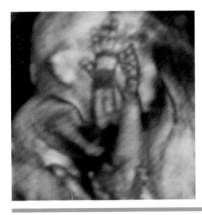

### 🐟 头围基本等于臀围

到今天为止，胎宝宝的头围和臀围基本相等。为了迎接宝宝的到来，孕妈妈可以趁着这个时间多检查下宝宝出生后要用的小衣服、小物品，如果有遗漏的可以马上补充进来，另外在做这些的时候，孕妈妈也能放松自己的心情，可谓一举多得。

越到临产孕妈妈越紧张，这是人之常情。分娩的确会有疼痛感，对于没有生产经验的孕妈妈而言，这是个大挑战。然而，分娩虽痛但也在身体可承受范围内，孕妈妈要学会面对恐惧。

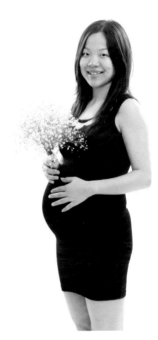

临产时，可以做自己喜欢的事，想象未来宝宝的样子，会像妈妈一样漂亮吗？

## 忘掉你的恐惧

"恐惧——紧张——疼痛"，三者是相连的。子宫肌肉是否有效运作就靠你的激素系统、循环系统、神经系统三大系统的通力合作，但是恐惧会扰乱这些系统。恐惧和不安会使你的身体产生过多应激激素，这些激素会抵消掉身体产生的另一种用来促进产程和减轻不适感的激素。这样一来，疼痛就会增加，产程也会拖更久。

所以，分娩时要尽量使自己放松，这样宫颈才会呈现柔软扩张的状态，利于分娩。

## 分娩之前消除你的恐惧

面对恐惧。对于分娩，你特别害怕的是什么？是怕痛呢，还是因为以前有过不好的经验？是担心剖宫产，还是会阴侧切手术？把你所有害怕的事都列出来，然后在每一项后面写上避免这种恐惧的方法。

吸收信息。你知道得越多就越不怕。虽然每一个妈妈的分娩情况都不一样，分娩经验也不同，但是大致上还是有一个共同的过程。如果你提前了解分娩的过程和你会有的感觉，以及为什么会有这样的感觉，到时候你就不会被吓到。

选择导乐。导乐有着丰富的分娩经验，她可以在分娩时，耐心、果断地指导你如何呼吸、用力，并在身边鼓励、安慰你，帮你战胜恐惧。多跟不怕分娩的亲友相处。恐惧是会传染的，千万别让那些被吓坏过的亲友进产房陪你，应该让不怕分娩的亲友鼓励你。

## 避免回想可怕的经验

分娩可能会引起先前难产经验等不愉快记忆，让你不由自主全身紧张起来。因此，在分娩之前，你一定要妥善处理过去重大创伤所引起的附加后果。你可以求助医生或者导乐来缓解你的紧张。

# 第 265 天 临产前七忌

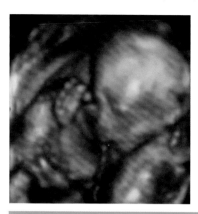

第 38 周第 6 天

### 🍬 随时和妈妈见面

胎宝宝如果是个女孩，小阴唇上的大阴唇在过去的 3 天已形成。胎宝宝已经发育得很成熟，随时有可能和妈妈见面。孕妈妈要密切关注胎宝宝和自己的身体状况，一旦有临产症状要及时入院。

临产阶段对很多孕妈妈来说都是既紧张又激动的，既盼着见到宝宝又对即将到来的分娩感到恐惧。如果多了解一些临产时的注意事项，对分娩有更多的知识储备，就能减轻恐惧感。

## 一忌怕

孕妈妈应该放松心情，正确对待阵痛等分娩过程，在现代医学条件下，只要认真进行产前检查，分娩的安全性几乎接近百分之百。

## 二忌累

到了孕晚期，活动量要适当减少，工作强度也应该适当降低，并根据自己情况进行休产假，特别是要注意休息好，睡眠充足。只有这样才能养精蓄锐，使分娩时精力充沛。

## 三忌急

有些孕妈妈在分娩上也是一个"急性子"，没到预产期就焦急地盼望能早日见到小宝贝；到了预产期，更是终日寝食不安。其实，预产期有一个正常范围，提前 10 天或错后 10 天左右都是正常现象。俗话说"瓜熟蒂落"，所以孕妈妈不必着急。

## 四忌饥饿

产妇分娩时会消耗很大的体力。因此产妇临产前一定要吃饱、吃好，即使阵痛时，也要坚持吃些东西，切忌什么东西都不吃就进产房。

## 五忌粗心

一些孕妈妈大大咧咧，到了预产日期仍不以为然，不去准备东西。这样，往往到临产时由于准备不充分，而弄得手忙脚乱，很容易出差错。所以孕妈妈一定要进行精心的准备，预防未知的情况发生。

## 六忌远行

一般在接近预产期的前半个月后，就不宜远行了。因为旅途中各种条件都受到限制，一旦分娩时出现难产将是很危险的事情，它有可能威胁到母子安全。

## 七忌滥用药物

分娩是正常的生理活动，一般不需要用药。更不要在没有医生指导的情况下滥用药物，更不可随便注射催产剂，以免造成严重后果。

### 🍬 别被"忌"吓到

虽然临产阶段有各种各样的"忌"，但孕妈妈也别太紧张了，只要平时注意就好，不要有过重的心理负担。

分娩是自然的生理现象，每个女性都具有孕育、生产的能力，孕妈妈要客观看待分娩这件事。

紧张和不知所措是正常的，毕竟这是人生中很重要的时刻，只要紧张的程度不是特别严重就没问题。感到不知所措的时候，可以向家人和准爸爸求助。

# 第 266 天 分娩征兆早知道

第 38 周 第 7 天

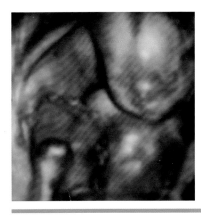

### 白白胖胖的小家伙

胎宝宝现在的平均体重约为 2800 克，这已经非常接近他出生时的体重。在接下来的几天，胎宝宝的皮肤会变厚一些，变白一些。等到他见到妈妈的时候，会是个肉肉乎乎、白白胖胖的小家伙。

多数孕妈妈清楚的知道预产期是哪一天，但却无法预测宝宝到底什么时间到来。一般来说，宫缩是分娩前的最常见的征兆。但是还有一些其他的分娩征兆很容易被孕妈妈忽视。

**腹部下坠感**

孕妈妈感觉好像胎宝宝要掉下来一样，这是由于胎宝宝头部已经下降至骨盆。这种情况多发生在分娩前的一周或数小时。

**阴道分泌物增加**

这是由于孕期黏稠的分泌物累积在子宫颈口，由于黏稠的原因，平时这些分泌物就像塞子一样，将宫颈口堵住。当临产时，子宫颈胀大，这个"塞子"就不起作用了，所以分泌物就会流出来。这种现象多在分娩前数日或在即将分娩时。

**破水**

水样液体如涓涓细流或呈喷射状自阴道流出，这叫破水。这种现象多发生在分娩前数小时或临近分娩时。有规律的痉挛或后背痛这是子宫交替收缩和松弛所致。随着分娩的临近，这种收缩会加剧。由于子宫颈的胀大，疼痛是必然的。这种现象只是发生在分娩开始时。

**见红**

随着子宫规律地收缩，子宫内口胎膜与宫壁的分离，会有少量出血。这种出血与子宫黏液栓混合，自阴道排出，称为见红。见红是分娩即将开始比较可靠的征兆。

胎宝宝已经足月了，调皮的他可能会突然降临，给准爸爸和孕妈妈一个惊喜。

近期只要孕妈妈有一点不适，准爸爸就必须想到是否是分娩前的征兆，并及时送孕妈妈到医院检查。待产包应准备齐全，放在一个容易找到的地方，万一要进医院可以拎包就走。

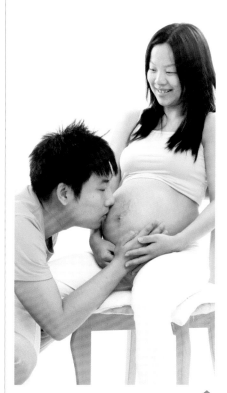

这个时候的准爸爸一定要陪在孕妈妈的身边，做好准备，随时迎接小生命的到来。

孕 10 月　等不及了

221

# 第39周（267~273天）

**身体已经为分娩做好准备，孕妈妈你做好心理准备了吗？**

身体已经做好了分娩的准备，子宫颈已经变软，透明或发白色、有黏性的阴道分泌物增多。如果出现茶色带血的分泌物，就该住院了。

皮肤表面的大部分胎脂已经褪去，可能只在皮肤褶皱处存有少量胎脂。

大部分胎毛也逐渐褪去，只有两肩及上下肢部位，仍覆盖着少量胎毛。

孕妈妈的身体已经做好了分娩的准备，子宫颈已经变软，如果出现茶色带血的分泌物，就该住院了。

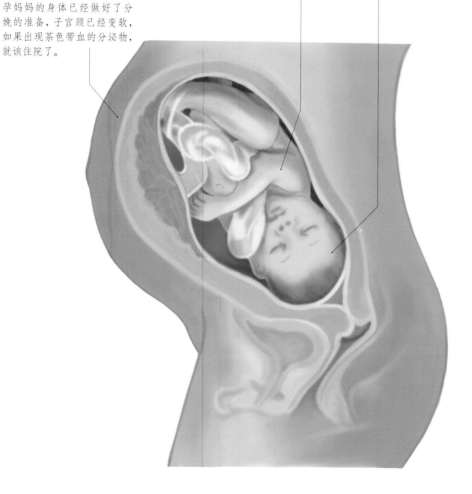

# 第267天 待产期间，科学进食

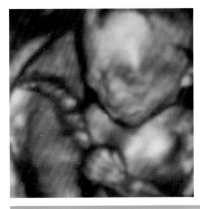

## 在为呼吸空气做准备啦

过了随后的两三天，胎宝宝肺部表面活化剂的产量开始增加，这种活化剂使肺泡张开。这是胎宝宝在为出生后呼吸空气做最后的准备。胎宝宝这个时候动得比以前少了，孕妈妈感受到他动的时候，要多跟他说说话，让他得到情感上的回应。

选择自然分娩的孕妈妈，在待产和生产过程中要消耗大量的体力，这时候就要通过饮食来补充能量。那么到底该如何吃？吃些什么呢？现在，就让我们一起来看看吧。

## 待产期间适当进食

分娩过程一般要经历 12~16 小时，体力消耗大，所以必须注意补充能量。这个时候的饮食要富有营养、易消化、清淡，比如奶类、面条、馄饨、鸡汤等。

也可以将巧克力等高热量的食物带进产房，以便随时补充体力。

家人需要提前准备好原料，按时做给孕妈妈吃，并尽量做得色香味俱全，帮助孕妈妈提高食欲。

### 第一产程，宜吃半流质食物

在第一产程中，由于时间比较长，为了确保有足够的精力完成分娩，食物以半流质或软烂的易消化食物为主，如粥、挂面、蛋糕、面包等。

### 第二产程，宜吃流质食物

快进入第二产程时，由于子宫收缩频繁，疼痛加剧，消耗增加，此时应尽量在宫缩间歇摄入一些果汁、藕粉、红糖水等流质食物，以补充体力，帮助胎宝宝娩出。

巧克力是很多营养学家和医生推崇的"助产大力士"，可以帮助孕妈妈补充体力，在第二产程时可以吃一两块。

## 剖宫产前要禁食

如果是有计划实施剖宫产，手术前要做一系列检查，以确定孕妈妈和胎宝宝的健康状况。

手术前一天，晚餐要清淡，晚上 10 点以后不要吃东西，以保证肠道清洁，减少术中感染。手术前 6~8 小时不要喝水，以免麻醉后呕吐，引起误吸。

手术前注意保持身体健康，避免患上呼吸道感染、感冒等发热疾病。

香菇鸡丝面是待产期间补充营养的不错选择，但是要注意，面条要煮得软烂些。

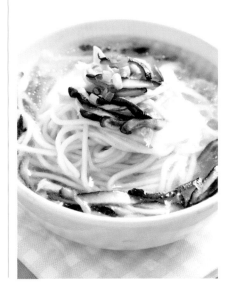

# 第 268~269 天 自然分娩益处多

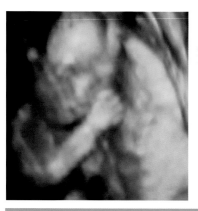

第 39 周第 2~3 天

### 🔴 胎头不断下降

从现在开始，胎宝宝在子宫里每待一天，就会获得 14 克的脂肪。胎宝宝仍然在为出生做准备，胎头不断下降，身体各项功能也在做相应的准备。孕妈妈此时的身体也会逐渐发生变化，这都是在为生产做准备。

自然分娩是宝宝送给妈妈最好的礼物。如果可以，最好选择自然分娩。

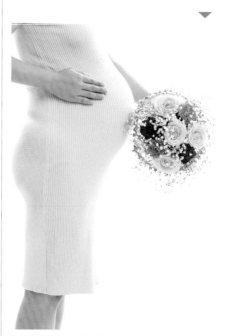

符合自然分娩条件的孕妈妈，最好选择自然分娩。因为自然分娩对妈妈和宝宝都有很大的好处，这是剖宫产无法比拟的。

## 自然分娩对母亲的好处

自然分娩是一种生理现象，孕妈妈经历了分娩的阵痛更能体会到母亲的伟大与崇高，更贴近了与宝宝的距离，同时也给了宝宝人生第一次锻炼的机会。自然分娩创伤小，较剖宫产安全，出血少，产后恢复快，对产后恢复体形有益，同时节省经济开支。

## 自然分娩对胎宝宝的好处

自然分娩是指胎宝宝通过阴道娩出的过程。它是一种自然的生理现象，也是胎宝宝来到这世上所度过的第一关。随着临产后子宫节律性收缩，胎宝宝胸廓接受到有节律的压迫，胎宝宝肺部迅速产生一种肺泡表面活性物质，使新生儿肺容易扩张，建立自主呼吸。

分娩时，胎宝宝受到产道的挤压，呼吸道的黏液被挤压出来，相对剖宫产的新生儿，吸入性肺炎发生率低。另外，皮肤神经末梢得到刺激，其神经、感觉系统发育较好，整个身体协调功能的发展也会比较好。

分娩时，胎宝宝受压，血液运行速度减慢，有利于血液充盈，兴奋呼吸中枢，建立正常的呼吸节律。

国内外资料报道：对于语言和社交行为方面，自然分娩儿要优于剖宫产儿。

## 不要害怕自然分娩

当然，很多妈妈会害怕自然分娩时的阵阵宫缩疼痛，但是你可以通过很多方法来减轻这种疼痛，如运动、冷热敷、呼吸法、芳香疗法、按摩、吸气麻醉（笑气）等。你也可以选择适合自己的体位分娩，以缩短产程。所以，如果你很健康，并且产检时确认骨盆大小正常、胎位正常、胎宝宝大小适中，没有各种不适宜分娩的合并症和并发症，也没有医疗上剖宫产的手术指征，都应该选择自然分娩。

# 第 270~271天 自然分娩的注意事项

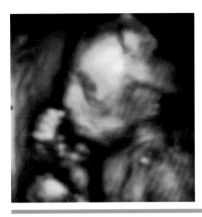

第 39 周第 4~5 天

### 🐟 胎毛正在消失

胎毛正在消失。如果有胎毛保存到出生，会在胎宝宝的肩部、前额和颈部。新生儿出生后两三周都没有泪腺功能。第一声的啼哭通常没有眼泪。

对女性来说，自然分娩虽然是女性的一种本能，可它却是一件重大的应激事件，第一次怀孕的孕妈妈非常容易出现复杂的心理变化。而详细了解自然分娩知识，熟悉自然分娩过程，能让孕妈妈做到心中有数。

## 正确用力促分娩

孕妈妈会不会用力，对分娩是否顺利很重要。孕妈妈应听从护士、助产士的指导，在宫缩时大口吸气，若此时子宫口开全，可在吸气后伴随宫缩用力。出现宫缩间歇时，孕妈妈应安静休息，以恢复体力。当胎头下降到很低，且宫口已全开时，腹部要用力；如果此时宫口未全开，即使能感觉到剧烈的下坠感，也不要用力。

## 分娩前要排净大小便

分娩时子宫会进行强有力的收缩，如果此时直肠中有粪便或膀胱中充满尿液，会影响子宫收缩程度，延长分娩时间，而且胎头长时间压迫膀胱、肛门括约肌，可能会导致孕妈妈分娩时将大便、尿液和胎宝宝一起娩出，增加产道、胎宝宝感染的概率。所以，临产前孕妈妈应定时大小便，使直肠、膀胱处于空虚状况。不过，若在分娩过程中出现了排便、排尿现象，孕妈妈也不必太在意。助产的医生、护士几乎见过分娩时发生的各种状况，而且具有专业知识，不会在意这种事情。

## 分娩时不要大声喊叫

孕妈妈在分娩时最好不要大声喊叫，因为大声喊叫对分娩毫无益处，孕妈妈还会因为喊叫而消耗体力，不利于子宫口扩张和胎宝宝下降。孕妈妈要对分娩有正确的认识，消除精神紧张，抓紧宫缩间歇休息，使身体有足够的能力和体力。如果阵痛确实难以忍受，可通过深呼吸、按摩等方式缓解疼痛，或者通过告诉自己疼痛是为了让宝宝更加健康，来提高对疼痛的耐受力。

## 忽略分娩时的异样感受

很多孕妈妈对分娩的担心，不仅来自于对分娩疼痛、过程的担心，还有很大一部分是来自于分娩时"害羞"的心理。对大多数孕妈妈来说，赤裸下身躺在产床上，分开两腿就会不自觉地觉得尴尬或害羞。其实，在产房没有什么可尴尬的，专业的医生注重的是医学技术，而且已经看习惯了。

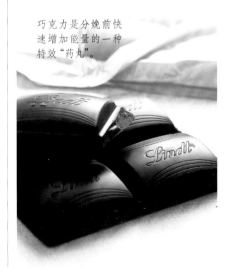

巧克力是分娩前快速增加能量的一种特效"药丸"。

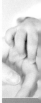

# 第272天 水中分娩能缓解疼痛

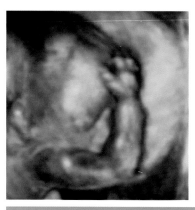

第39周第6天

## 🐛 脐带是输送营养的小火车

新生儿脐带的平均长度为610毫米。到出生时为止，脐带每天都能输送300毫升的液体。这个阶段，脐带正在努力完成着它最后的使命，为胎宝宝源源不断输送他在母体中所需的最后营养。

水中分娩，比正常分娩的产程明显缩短，阵痛也不十分明显，其原因在于水的浮力能使孕妈妈的身体肌肉和神经都处于放松的状态，更有利于分娩。如果孕妈妈附合水中分娩的条件，可以采用这种方法助分娩。

孕妈妈浸在温水里，能让身体放松，疼痛减轻，从而加快生产速度。分娩时，孕妈妈躺在分娩池中，室温应在26℃左右，水温应在36~37℃之间，必须是消毒的纯净水。水中分娩过程中，如果出现胎宝宝心跳异常、羊水异常等现象，孕妈妈要立即离开分娩池，由医生进行对症处理。水中分娩也有增加感染的风险，并且现在国内的很多医院还没有专门的水中分娩的设施，或者还不够完善。如果孕妈妈想尝试的话，需要先咨询生产的医院是否具备水中分娩的条件，综合考虑再做选择为好。

## 水中分娩的条件

▶孕妈妈骨盆要够大，年龄最好在30岁以下。

▶怀孕满38周，且胎宝宝身体健康。

▶胎宝宝没有胎位不正或脐带严重绕颈的情况。

▶胎宝宝胎心音正常，且没有胎便染色的状况。

▶胎宝宝的大小中等，最好在6~7斤之间。

▶孕妈妈没有羊水早破或妊娠高血压综合征等慢性病。

▶事先做好筛查，孕妈妈没有肝炎、梅毒、艾滋病等传染性疾病。

▶没有其他危险因素存在。

## 水中分娩的优缺点

优点：

▶水温和浮力有助于体位的自主调节，可以减少整个分娩过程中的疼痛感。

▶分娩时间缩短，宫口打开速度变快，宝宝下降快。

▶分娩池与子宫内的羊水环境类似，宝宝在离开孕妈妈的身体后会很快适应这一新环境。

▶分娩时出血量少，会阴也很少有破损，产后恢复也明显优于其他分娩形式。

缺点：

▶可能出现宝宝呛水的情况，在消毒及如何防止感染等方面还有难点。

水中分娩前，应进行严格的检查。

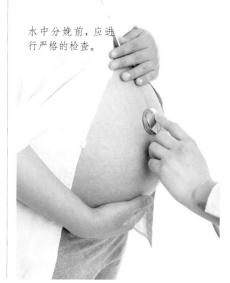

图解胎儿发育280天

# 第 273 天 助产运动练起来

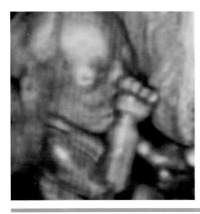

### 🐟 越来越白的小胖子

胎宝宝皮肤的颜色开始从红色或粉红色变成白色或蓝红色。胎宝宝肤色的改变是由于皮下脂肪层厚度的增加造成的。虽然马上就要出生了，但是小家伙每天都不断增加一点脂肪，这对他出生后的体温调节很有帮助。

从现在起，孕妈妈可以适当地练习一些助产运动，这会加强孕妈妈的骨盆底肌肉的扩张能力，有助于缩短自然分娩的产程，可减少孕妈妈的分娩之痛。

## 下肢运动

动作一：这个运动有助于强健背部肌肉，使下肢关节更为灵活，有助于分娩。盘腿坐在地上，背部挺直，双手放在膝盖上，使两脚脚底靠在一起。大腿外侧下压，数 5 下放松，重复 10 次。

动作二：靠墙坐在矮椅子上，双脚尽量分开，持续约 15 分钟。每天可进行 2~3 次。

动作三：手扶桌沿，双脚平稳站立，慢慢弯曲膝盖，骨盆下移。

动作一
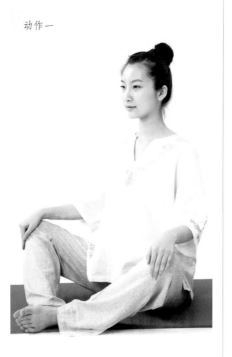

## 骨盆运动

动作一：坐在地上，两腿最大限度地张开，双臂分别向左右伸展。整个身体向前倾，然后向后仰。反复几次。

动作二：站立，双腿分开与肩同宽，膝盖自然弯曲，双手放在腰间。一边呼气一边左右扭动骨盆。也可以前后运动。

动作三：坐在地上，端正身体，一条腿向旁边伸直，另一条腿向内弯曲，手自然握住腿，上身慢慢向下弯，以能弯曲到最大程度为限。

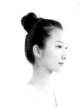

助产运动在准爸爸看来可能会有一点滑稽，但是千万不要为此笑话孕妈妈。相反，如果孕妈妈在做助产运动的时候，准爸爸能在一边为孕妈妈加油、计时、计数，那么孕妈妈的积极性也会有所提高。

孕 10 月　等不及了

227

# 第40周（274~280天）

**就要和小天使见面啦!**

有些孕妈妈可能提前生产。临近生产时，子宫颈部变得更加柔软，如果腹部一天有好几次发紧的感觉，当这种感觉转为有规律的下坠痛、腰部酸痛（通常为六七分钟 1 次）时，两三个小时后就应该去医院待产了。

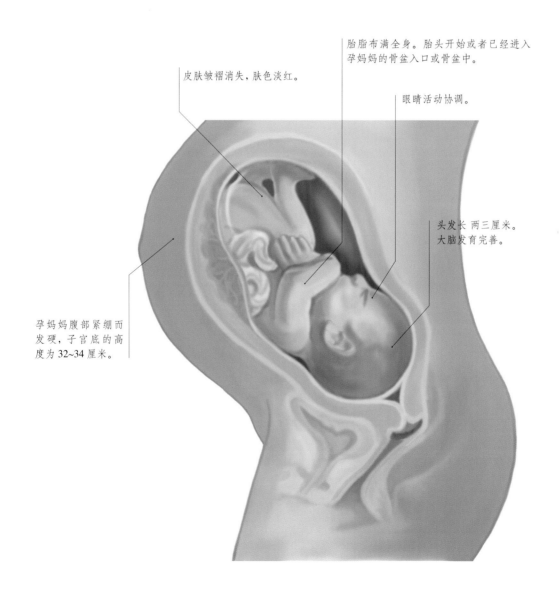

皮肤皱褶消失，肤色淡红。

胎脂布满全身。胎头开始或者已经进入孕妈妈的骨盆入口或骨盆中。

眼睛活动协调。

头发长 两三厘米。大脑发育完善。

孕妈妈腹部紧绷而发硬，子宫底的高度为 32~34 厘米。

# 第 274~275 天 分娩技巧早掌握

第 40 周 第 1~2 天

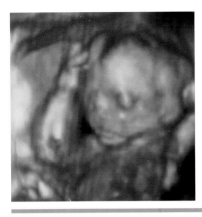

## 会"变形"的小脑袋

胎宝宝的头颅骨还没有完全固化。头颅骨是由五大块分开的骨盘组成,出生时骨盘会被挤压在一起。随后的 3 天,胎宝宝身上的胎脂开始逐渐消退。胎宝宝颅骨骨盘间的骨缝或空隙也叫作颅囟,宝宝出生后,能够在宝宝颅囟处感觉到血管的跳动。

正式临产前 1~2 天孕妈妈的阴道有少量血性黏液自阴道流出,称为见红。孕妈妈一旦见红,就必须要马上入院待产。当然,在这之前,孕妈妈可以提前学习一些分娩技巧。

## 分娩技巧

分散注意力:临产后由家人陪伴、助产士指导,分散注意力,一起聊一聊孕妈妈感兴趣的话题,并讲解分娩的过程,使孕妈妈掌握分娩知识,有效地缓解分娩过程中的不适,从而降低对宫缩的感受力。

调节呼吸的频率和节律:当运动或精神紧张时,呼吸频率就加剧,主动调整呼吸的频率和节律,可缓解由于分娩所产生的压力,增强孕妈妈的自我控制意识,当转移注意力的方法不能帮助孕妈妈缓解分娩的不适时,可选择拉梅兹呼吸法进行呼吸,呼吸的频率调整为正常的1/2,随着宫缩频率和强度的增加则可选择浅式呼吸,其频率为正常呼吸的 2 倍,不适达到最强的程度选用喘吹式呼吸:4 次短浅呼吸后吹一口气。

## 选择合适的分娩陪伴

医学研究显示,如果一位孕妈妈有一位有经验和她认识的看护陪,她会觉得放松和安全,所以准爸爸最好积极参加分娩培训班,阅读一些相关文章,在分娩过程中,很多医院都允许爱人陪伴待产。还有很多孕妇选择父母和姐妹或分娩导乐陪伴,一般地说,陪伴的人应该对分娩有比较丰富的知识。

## 其他小技巧

可以由家属或助产士触摸孕妈妈紧张部位,指导其放松,反复表扬、鼓励孕妈妈,并不断讲解分娩的进展情况,必要时可使用笑气镇痛。

当宫口开全时,孕妈妈疼痛有所缓解,并会产生大便感,助产士会指导孕妈妈屏气用力的正确方法,此时孕妈妈要调整自己的注意力和体力,积极配合,正确用力,以加速产程进展,否则无谓地消耗体力会使产程延长,进而增加胎宝宝发生宫内窒息及颅内出血的概率。

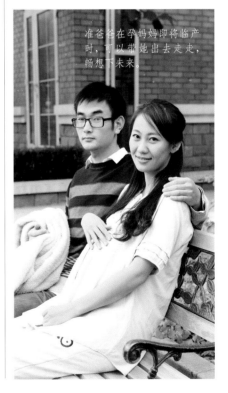

准爸爸在孕妈妈即将临产时,可以带她出去走走,畅想下未来。

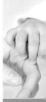

孕 10 月 等不及了

229

# 第 276~277 天　产前促进乳汁分泌的食谱

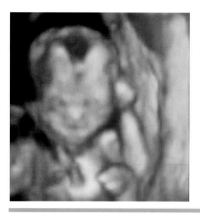

第 40 周 第 3~4 天

### 🐟 第一次呼吸很费劲

宝宝的第一次呼吸最费劲，第一次呼吸所花的力气是正常呼吸的 5 倍。因为吸入的空气要把成千上万个还没有充气的细小的肺泡扩大。这和吹气球所花的力气要大于正常呼吸的道理是一样的。

产前就应适当吃一些促进乳汁分泌的食物了，这样才能保证"粮袋"充足，使宝宝出生后就能吃得饱，喝得足。

### 🐟 通乳、催乳食物大盘点

❀ 虾的通乳作用较强，并且富含磷、钙，对促进乳汁分泌有良好功效。

❀ 猪蹄营养丰富，被人们称为"类似于熊掌的美味佳肴"，是人们最常用的催乳佳品。

❀ 从古至今，鲫鱼都是催乳的佳品。鲫鱼有中和补虚、渗湿利水、通乳的功效。

❀ 黄花菜具有很好的催乳作用，被称作"催乳圣品"。

❀ 莲藕有增强人体免疫力的作用，还能润燥养阴，行血化瘀，清热生乳，促进乳汁分泌。

## 菠菜鱼片汤

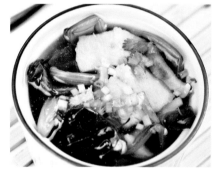

　　将鲤鱼处理干净，洗净后切薄片，用盐、料酒腌制半小时；菠菜洗净切段。锅上火放入油，下入姜片、葱段爆香再下鱼片略煎，加入适量清水、料酒，用大火煮沸；改用小火焖20分钟，投入菠菜段，熟后放适量盐，盛入汤碗即成。

## 奶油白菜

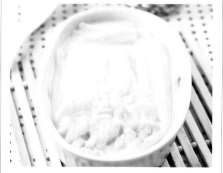

　　将白菜洗好，切成 4 厘米长的小段。锅中放油烧热，将白菜段倒入，再加些肉汤或水，烧至七八成熟，放入盐及味精；水淀粉中加入牛奶混匀，倒在白菜上成为乳白色汁液，再烧开即成。

## 黄豆猪蹄汤

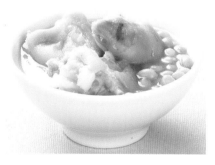

　　猪蹄刮洗干净，顺猪爪劈成两半；黄豆洗净，泡涨。砂锅上火，倒入清汤，放入猪蹄、黄豆、葱段、姜块。大火烧开，撇去浮沫，小火煨炖至猪蹄软烂，加入盐调味即可。

# 第 278~280 天 特殊妊娠的分娩

第 40 周 第 5~7 天

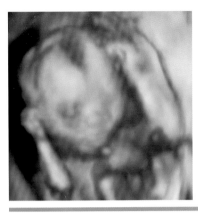

### 终于快要见到妈妈了

胎宝宝约 80% 的脂肪在皮肤表层下面，而其余的 20% 则在器官和肌肉组织上。到了胎宝宝的预产期，意味着出生前所有的生长发育已经完成。胎宝宝已经为你们的第一次相见做好了准备。

相对于正常情况下的分娩，双胞胎分娩、二次分娩和剖宫产后分娩等属于特殊分娩，这里另外有一些事项需要注意。

## 双胞胎分娩

一般情况下，只要双胎中的第一个胎儿为头位或都为头位时，就可采用自然分娩。美国目前的双胎剖宫产率是 44%。而三胎或三胎以上都应进行剖宫产，因为多胎妊娠在孕期易出现子宫收缩不良、妊娠高血压综合征、贫血等很多并发症。如有下面的剖宫产指征，为了母子的安全，也需要进行剖宫产。孕妈妈有重度子痫前期、前置胎盘，较重的心、肺、肝、肾等合并症者；估计胎宝宝体重小于 1500 克或大于 3000 克；胎位不正时，如第一胎为非头位时，以剖宫产为宜。具有单胎妊娠所具有的任何一项剖宫产指征，如头盆不称等都应采取剖宫产。

## 二次分娩

一般来说，头胎自然分娩的产妇经过了第一次的分娩，子宫颈口已经扩张了一次，第二次分娩时宫颈扩张比第一次更容易一些，分娩的时间相对要短，再次顺产要轻松一点。但这也不是绝对的，如果第二个宝宝是巨大儿或有其他不利于顺产的情况，也要遵照医生的意见采取其他分娩方式。

## 剖宫产后再次怀孕的分娩方式

头胎是剖宫产的妈妈再次分娩时，很多都采取剖宫产。其实只要孕妈妈和胎宝宝情况正常，完全可以选择自然分娩。但如果有胎位不正、宫缩乏力、脐带绕颈、大龄产妇等情况时，还是采用剖宫产比较安全。需要特别提醒的是，头胎剖宫产的妈妈再次怀孕至少也要在 2 年之后，否则容易发生胎盘植入、胎盘粘连、子宫破裂等问题。

### 也许你还不知道

经过剖宫产或做过子宫肌瘤切除术的孕妈妈子宫会留下手术瘢痕，称为瘢痕子宫。生育分娩时薄弱的瘢痕有破裂的可能，可否顺产需慎重估计其瘢痕牢度。医生会综合考虑各种因素后，如果认为瘢痕牢度差则会选择剖宫产，相反，若瘢痕牢度好则可以经阴道试产。

瘢痕子宫需要经过慎重估计才能选择分娩方式。▼

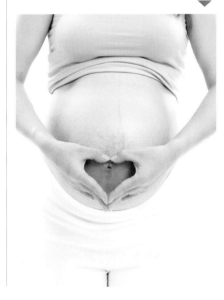

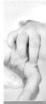

# 附录

## 顺利坐月子

新妈妈最好提前了解产后的注意事项，把握好对待传统坐月子禁忌的尺度，
科学地安排产后的生活细节，调理身心健康，坐一个愉快的月子。

### 宜及时排尿

排尿是新妈妈最容易忽视的一个问题，顺产的新妈妈分娩后 4 小时即可排尿。少数新妈妈排尿困难，发生尿潴留，其原因可能与膀胱长期受压及会阴部疼痛反射有关。应鼓励新妈妈尽量起床解小便，如果排不出，可以把水龙头打开，诱导尿感；或者用手轻按小腹下方；或使用温水袋敷小腹，一般就会有尿意。

### 宜及时补水

如果是顺产新妈妈，那么下了产床后可要适当喝些水。因为在生产过程中，胎头下降会压迫膀胱、尿道，使得膀胱麻痹以及产后腹壁肌肉松弛，而排不出尿。而膀胱过度充盈会影响子宫的收缩，也会导致产后出血。

此外，由于产程中失血，以及进食过少也会导致体液丢失，因此要注意喝水补充体液。

### 宜定时量体温

分娩之后的 24 小时内，要时刻监测自己的体温，如有发热，必须查清原因，适当处理。个别新妈妈乳胀也可能引起发热，但随着奶汁排出，体温会降下来。

病理性发热最常见的原因是产褥感染，也就是俗称的"产褥热"。引起"产褥热"的原因很多，有产道感染、泌尿系统感染、乳房感染等。如果治疗不及时，可能转为慢性盆腔炎，还可能引起危险的腹膜炎、败血症等。因此，如果高热，就得赶紧找医生处理了。

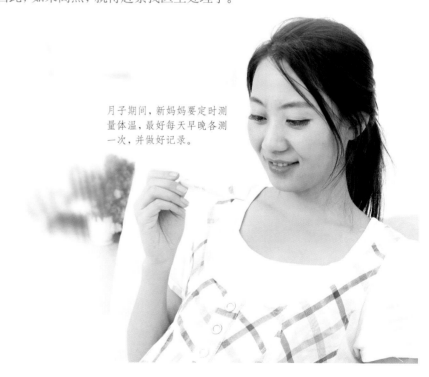

月子期间，新妈妈要定时测量体温，最好每天早晚各测一次，并做好记录。

图解胎儿发育 280 天

### 宜谨防产后忧郁

伤心、焦虑、情绪不稳定、易怒，这都是产后忧郁的常见表现，这与孕激素水平的变化有关。对于大部分新妈妈来说，这些症状经过一段时间将会自然消失。家人一旦发现新妈妈有紧张、疑虑、内疚、恐惧的现象，就要留意，多给予新妈妈关心和安慰。

### 宜适时下床活动

分娩时新妈妈因消耗了大量体力，感到非常疲劳，需要好好休息，但长期卧床不活动也有很多坏处。一般来说，顺产的新妈妈，在产后6~8小时就可第一次下床活动，每次5~10分钟。如果会阴撕裂、侧切，更应坚持6~8小时再开始第一次下床活动或排尿，但是要注意行走速度要慢、要轻柔，避免动作太激烈将缝合的伤口拉开。

第一次下床活动时必须有家人陪同，以防体虚摔倒，并注意不要站立太久。恢复不好或体质较差的新妈妈，可稍稍推迟下床活动的时间，不必刻意勉强自己。

### 宜定时开窗通风

很多新妈妈怕受风，整天门窗紧闭，这对新妈妈和宝宝的健康很不利。新妈妈的居室应坚持每天开窗通风两三次，每次20~30分钟，这样才能减少空气中病原微生物的密度，防止感冒病毒感染。通风时应先让新妈妈和宝宝暂时到其他房间，避免受对流风直吹而着凉。当然，如果遇到刮风或是雾霾天，就暂时不要开窗通风了。

### 宜做产后检查

一般情况下，产后42天左右，产褥期将结束，新妈妈应到医院做一次全面的产后检查，但很多人认为身体又没有什么不适，没有必要去检查了。实际上，如果不去做检查，就不能及时发现异常并及早进行处理，容易延误治疗或遗留病症。而产后第42天的这个体检，则有助于了解新妈妈全身和盆腔器官是否恢复到孕前状态，了解哺乳情况，万一有异常情况，也可以及时得到医生的指导和治疗。如有特殊不适，更应该提前去医院进行检查。

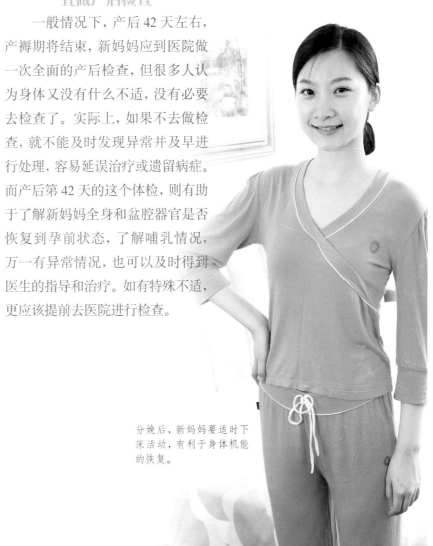

分娩后，新妈妈要适时下床活动，有利于身体机能的恢复。

### 不宜产后马上熟睡

经过分娩的过程，新妈妈消耗了大量的体力和精力。因此，当宝宝出生后，新妈妈就会大松一口气，很想痛痛快快地睡一觉。其实产后立即熟睡不利于子宫的恢复。医生建议，产后应先闭目养神，半坐卧，用手掌从上腹部向脐部按揉，在脐部停留，旋转按揉片刻，再按揉小腹，时间比脐部稍长。如此反复10余次，有利于恶露下行，减轻产后腹痛和产后出血，帮助子宫尽快恢复。

### 不宜碰冷水、吹冷风

新妈妈全身的骨骼松弛，如果冷风、冷水侵袭到骨头，很可能落下"月子病"。月子里不能碰冷水，即使在夏天，洗东西仍然要用温水。另外，开冰箱这样的事情，也请家人代劳吧。

### 不宜"捂月子"

坐月子已经延续数千年，一下子改变过来是很不现实的。但坐月子不等于"捂月子"，捂得多了汗出得更多，人会更虚弱，毛孔也会张得更大，所以只要避免不被风直接吹着就行了。开窗通风透气，保证室内空气新鲜，既利于身体的恢复，也能让宝宝多呼吸新鲜的空气。可以不把新生儿带到户外，但室内一定要空气流通，温度适宜，阳光照射充足。

### 不宜卧床休息一个月

新妈妈刚生完宝宝身体虚弱，需要充分的调养才能复原，所以，新妈妈要注意休息，但完全卧床休息一个月不活动，对新妈妈也不利。坐月子期间既不能卧床不动，也不宜过早、过量活动，要劳逸结合。

### 不宜挤压乳房

乳房受外力挤压，乳房内部软组织易受到挫伤，使内部引起增生等，且外部形状易改变，使上耸的双乳下塌、下垂等。新妈妈睡觉时最好采用仰卧和侧卧交替的睡姿，不要长期向一个方向侧卧，这样不但易挤压乳房，也容易引起两侧乳房发育不平衡。

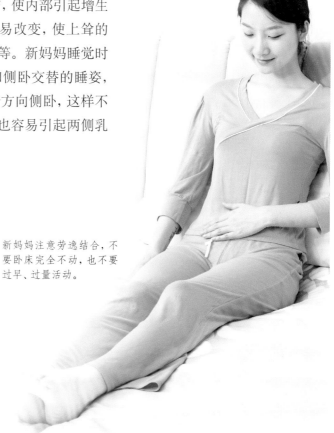

新妈妈注意劳逸结合，不要卧床完全不动，也不要过早、过量活动。

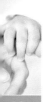

### 不宜猛站猛蹲

当新妈妈的韧带尚未恢复时，如果受到较强的外力作用，如负重下蹲、起坐过猛、过早做剧烈运动等，均易发生耻骨联合分离，从而产生疼痛。如果产后休息不当，过早长久站立和端坐，会使新妈妈松弛的骶髂韧带无法恢复，从而造成劳损。

另外，产后起居不慎，闪挫腰背，以及腰骶部先天性疾病，如隐性椎弓裂、骶椎裂、腰椎骶化等，都会诱发腰腿痛。同时，猛站猛蹲使人重心急剧升高降低，不利于血液的循环，蹲久了猛地站起来，大脑一时得不到充足的氧气和营养的供应，就会出现头晕、心跳加速的现象，这些对新妈妈都是不利的。

### 不宜24小时都围着宝宝转

很多刚刚分娩的新妈妈总是喜欢将宝宝放在自己身边。实际上这是不科学的，这种做法一方面影响了新妈妈的休息，另一方面也不利于宝宝的健康。当新妈妈在睡梦中不自觉地翻身时，可能会把宝宝压伤而发生意外。因此，新妈妈不要让宝宝和自己睡得太近，可以将宝宝放在婴儿床上，这样新妈妈在睡觉的时候就可以采取自由舒适的姿势了。

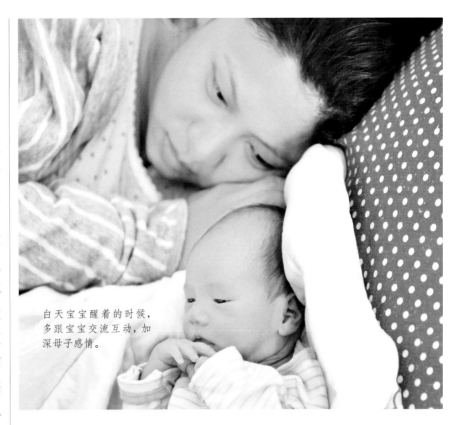

白天宝宝醒着的时候，多跟宝宝交流互动，加深母子感情。

当然，我们并不是让新妈妈和宝宝分离，在白天新妈妈和宝宝都醒着的时候，新妈妈要多跟宝宝说说话、逗逗宝宝，以加深母子感情。但如果新妈妈身体不适，需要休息时，就要尽量把宝宝放在婴儿床上，以免影响新妈妈睡眠。

### 不宜睡过软的床

坐月子睡什么样的床也要注意。专家建议，为了保护新妈妈的腰骨，避免腰痛，最好不要睡太软的床，尤其是剖宫产的新妈妈。还应选用棉质或麻质等轻柔透气的床品，每一两周换洗、暴晒1次。

### 不宜忽视房间温度、湿度

不少新妈妈很关注房间的温度，却忽视了湿度。新妈妈的房间温度最好保持在25~27℃。冬季应特别注意居室内的空气不能过于干燥，可在室内使用加湿器或放盆水，以提高空气湿度。室内空气的相对湿度应保持在55%~65%。

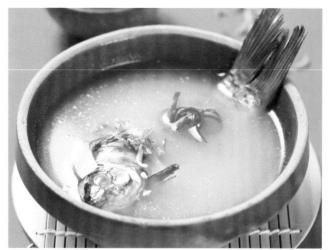

# 月子餐

## 当归鲫鱼汤

原料：当归 10 克，鲫鱼 1 条，盐、葱花各适量。

做法：①将鲫鱼洗净，去内脏和鱼鳞。②当归洗净，放进热水中浸泡 30 分钟，然后取出切片，浸泡的水不要倒掉。③将鲫鱼、当归放入锅内，加水炖煮至熟，加葱花、盐调味即可。

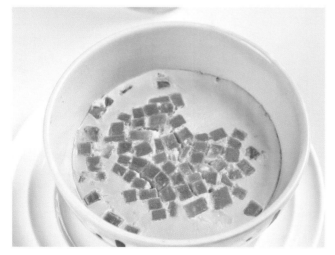

## 猪排炖黄豆芽汤

原料：猪排骨 250 克，黄豆芽 100 克，葱花、姜片、料酒、盐各适量。

做法：①排骨洗净、切段，用沸水焯去血沫。②排骨、料酒、葱花、姜片一同放入锅内，加水，小火炖 1 小时。③ 1 小时后，将黄豆芽放入，用大火煮沸，再用小火炖 15 分钟，加盐调味即可。

## 木瓜牛奶蒸蛋

原料：木瓜 50 克，鸡蛋 2 个，牛奶 200 毫升，红糖适量。

做法：①木瓜切块，平铺碗底；鸡蛋、红糖打散。②牛奶和蛋液的比例大概是 1:4，牛奶用微波炉稍微加温，加入蛋液内。③把牛奶、蛋液倒入装木瓜的碗里，放入锅内蒸，水开后蒸 10 分钟即可。

# 乌鸡滋补汤

原料: 乌鸡 1 只,山药 250 克,红枣 6 颗,枸杞子、姜片、盐各适量。

做法: ①将乌鸡洗净,去内脏,开水焯烫,捞出备用; 山药洗净,去皮,切片; 红枣洗净。②乌鸡、山药、红枣、枸杞子、姜片一同入锅,加适量水,小火炖至鸡肉烂熟,加盐调味即可。

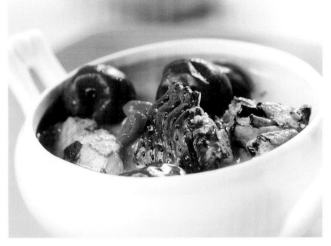

# 花生红豆汤

原料: 红豆 50 克,花生 20 克,糖桂花适量。

做法: ①将红豆与花生洗净,用清水泡 2 小时。②将泡好的红豆与花生连同清水一并放入锅内,开大火煮沸。③煮沸后改用小火煲 1 小时,出锅时加入糖桂花即可。

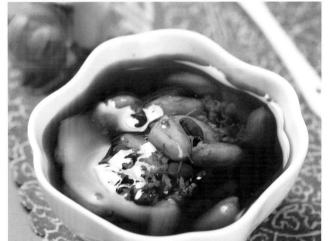

# 猪肝红枣粥

原料: 猪肝 100 克,红枣 6 颗,菠菜、大米各 50 克,盐适量。

做法: ①猪肝洗净,切片; 红枣洗净; 菠菜去根洗净,切段; 大米洗净,用水泡 30 分钟。②将大米连同泡过的清水一同放入锅内,大火煮沸,转小火再煮 20 分钟。③将猪肝、红枣、菠菜放入锅内,小火煮至大米、猪肝熟透,加盐调味即可。

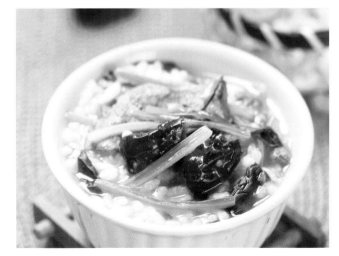

附录

图书在版编目 (CIP) 数据

图解胎儿发育 280 天 / 王琪主编 . -- 南京 : 江苏凤凰科学技术
出版社 , 2015.10
（汉竹·亲亲乐读系列）
ISBN 978-7-5537-5250-1

Ⅰ . ①图… Ⅱ . ①王… Ⅲ . ①胎儿－生长发育－图解 Ⅳ .
① R714.51-64

中国版本图书馆 CIP 数据核字 (2015) 第 190776 号

中国健康生活图书实力品牌

图解胎儿发育 280 天

| 主　　　　编 | 王　琪 |
| --- | --- |
| 编　　　　著 | 汉　竹 |
| 责 任 编 辑 | 刘玉锋　张晓凤 |
| 特 邀 编 辑 | 吴　丹　马立改　张　欢 |
| 责 任 校 对 | 郝慧华 |
| 责 任 监 制 | 曹叶平　方　晨 |

| 出 版 发 行 | 凤凰出版传媒股份有限公司 |
| --- | --- |
| | 江苏凤凰科学技术出版社 |
| 出版社地址 | 南京市湖南路 1 号 A 楼，邮编：210009 |
| 出版社网址 | http://www.pspress.cn |
| 经　　　销 | 凤凰出版传媒股份有限公司 |
| 印　　　刷 | 北京艺堂印刷有限公司 |

| 开　　　本 | 715mm×868mm　1/12 |
| --- | --- |
| 印　　　张 | 20 |
| 字　　　数 | 150 千字 |
| 版　　　次 | 2015 年 10 月第 1 版 |
| 印　　　次 | 2015 年 10 月第 1 次印刷 |

| 标 准 书 号 | ISBN 978-7-5537-5250-1 |
| --- | --- |
| 定　　　价 | 49.80 元 |

图书如有印装质量问题，可向我社出版科调换。